经穴特性及针灸效应研究精粹

主编◎黄光英

JINGXUE TEXING
JI ZHENJIU XIAOYING YANJIU JINGCUI

U0253604

长江出版传媒
湖北科学技术出版社

图书在版编目（CIP）数据

经穴特性及针灸效应研究精粹 / 黄光英主编 .
武汉 ： 湖北科学技术出版社，2024. 8. -- ISBN 978-7
-5706-3283-1

Ⅰ．R245

中国国家版本馆 CIP 数据核字第 20246DL509 号

策　　划：冯友仁　　　　　　　　　　　　责任校对：童桂清
责任编辑：张荔菲　　　　　　　　　　　　封面设计：喻　杨

出版发行：湖北科学技术出版社
地　　址：武汉市雄楚大街 268 号（湖北出版文化城 B 座 13—14 层）
电　　话：027-87679468　　　　　　　　　　邮　　编：430070

印　　刷：湖北大合印务有限公司　　　　　　邮　　编：433000

710×1000　　　　1/16　　　　　　　13 印张　　　　233 千字
2024 年 8 月第 1 版　　　　　　　　　2024 年 8 月第 1 次印刷
定　　价：68.00 元

前　言

　　针灸由于其独特的治疗方法和神奇的治疗效果，在中华民族繁衍生息、防病治病方面发挥了重要作用。在党和政府的大力关怀下，针灸学取得了举世瞩目的成绩，尤其是在中医现代化和国际化发展中已成为发展最快的学科之一，展现出广阔的发展前景。

　　在国内，针灸临床领域的研究不断拓展，针灸治疗病种的范围日益扩大。20 世纪 50 年代，针灸治疗病种有 200 余种，70 年代已达 300 种，90 年代已近800 种，其中 30% ～ 40% 病症的疗效确切。21 世纪以来，针灸临床研究在治疗一般痛证的基础上，逐渐扩展到针刺治疗冠心病、心绞痛、胆石症、胆绞痛、急性菌痢、急性黄疸型传染性肝炎等病症，且取得较好疗效。值得提及的是，针灸治疗神经系统疾病如脑血管意外、脊髓损伤等，以及免疫系统病症如类风湿性关节炎等的临床研究系统而深入，对人体亚健康状态的调整及其作为替代医学的重要组成部分的临床系统研究也已初具规模。

　　自 20 世纪 70 年代以来，针灸在世界范围内被广泛运用，世界卫生组织专门为针灸治疗方案制定了相关规范，使这一传统、绿色的治疗方法得以发挥越来越重要的治疗、保健作用。

　　然而，值得重视的是，针灸疗效在逐渐被认可并广泛传播的过程中，无论是针灸理论还是传统的治疗方法均存在被误解和扭曲的现象。国外部分研究者，一方面忽视针灸传统理论和文化背景，另一方面将针灸简单地理解为单一的物理疗法，对疗效的评估完全采用西方生物医学的评价体系。有些研究结果存在研究设计上的偏移，或否定针刺疗效，或认为针刺疗效的产生是所谓心理暗示作用导致的，分析其结果，不难发现这类研究存在忽略针刺手法和技巧、忽略患者对针刺的感应等问题，而传统的针灸理论尤其强调得气和针刺手法。

　　针灸的作用一定存在着物质基础，但是，现有的研究只能部分地呈现或解释针灸疗效的现象。由于针灸盲法、手法及剂量、频次的不一致，使针灸治疗很难在临床试验中取得被循证医学认可的数据。因此，在实验研究和临床研究中，既要结合针灸产生的背景，又要运用现代科学背景来探索针灸的作用机制，这既是挖掘针灸治病内涵的必要条件，也是针灸更好地造福人类健康的基石。

以韩济生院士、石学敏院士、程莘农国医大师、朱兵研究员等为代表的中国临床及科技工作者，在针灸临床研究、针灸疗效机制上均做出了卓有成效的工作，为针灸走向国际化做出了杰出的贡献。

自21世纪初开始，编者团队在黄光英教授的带领下进行针灸理化特性及临床效应机制的研究，并取得如下成果。①建立了研究经穴理化、生物学特性及针刺效应的新方法，发现了穴位、经络新的生物学基础，为建立新的针灸治疗模式提供了依据：首次应用光纤传感技术研制光纤传感针，明确了经穴理化特性；首次应用基因敲除、RNA干扰、正电子发射体层成像等先进技术明确了经穴、大脑、效应靶器官之间的对话关系，明确了缝隙连接是针刺信号传递的主要通道，大脑是针刺穴位治疗疾病的调控中心，为现代医学深入了解经穴、针刺效应及其发生机制奠定了基础；经皮穴位电刺激疗法可能与针刺疗法有相当的疗效，对惧怕针刺的患者可以采用经皮穴位刺激疗法，扩大了针灸的应用人群。②率先将针刺疗法引入辅助生殖技术：相关临床试验和动物实验表明，针刺可提高胚胎着床率和妊娠率，为辅助生殖医学广泛应用针刺提高妊娠成功率提供了强有力的客观依据，为国内外同行进一步应用针刺治疗新病种、扩大临床治疗范围提供了良好的借鉴。③首次客观评价了不同强度电针及针刺双向调节作用与功能状态的关系：通过对功能性便秘和腹泻的多中心、随机对照临床试验研究发现，不同强度的电针对功能性肠病具有良好的双向调节效应，既能治疗肠功能抑制导致的便秘，又能治疗肠功能亢进导致的腹泻，且有较好的持续效应；为电针治疗功能性肠病的刺激强度的选择提供了循证医学依据。④首次量化评估了得气和心理因素在针刺效应中的作用，建立了针刺得气古籍数据库，确定了得气是针刺发挥疗效的决定性因素，强有力地回应了国际上部分学者对针刺效应的质疑，为针刺疗法深度国际化奠定了基础。

由于在针灸领域所取得的成果，2018年湖北省科学技术厅及中国中西医结合学会授予黄光英教授湖北省科学技术进步奖一等奖及中国中西医结合学会科学技术奖一等奖。

祖国医学是打开中华文明的钥匙，针灸不仅是祖国医学的重要组成部分，而且是最具原创性、绿色、以激发人体自身恢复能力的治疗方法之一，尤其是"真气者，经气也""用针之要，无忘其神""医必以神，乃见无形；病必以神，血气乃行，故针以治神为首务"等关于针灸诊治的语句，既是祖国医学注重"形神兼备"理念的体现，也是当下针灸临床中必须关注的重点。针灸研究既要运用、注重现代科学研究，同时也应该尊重临床事实。因此，加强研究，尤其是方法学的创新显得尤为重要。

现将编者团队截至 2022 年的针灸研究及相关进展呈现给大家，旨在展现编者团队的探索过程，也愿与针灸临床工作者、科研工作者一道，在挖掘针灸宝库的道路上一路前行。"路漫漫其修远兮，吾将上下而求索"，愿通过这些研究，一起添砖加瓦，使针灸能更好地服务人类健康，并在人类文明的长河中熠熠闪光，成为那颗最璀璨的明珠。

（黄光英　张明敏）

目　　录

上篇　针灸的基础研究

第一章　经络的理化特性研究

《灵枢·经脉》曰："经脉十二者，伏行分肉之间，深而不见。诸脉之浮而常见者，皆络脉也。"《灵枢·本藏》曰："经脉者，所以行血气而营阴阳，濡筋骨、利关节者也。"古人对经络结构和功能的阐述蕴含了极其深奥的生物学含义，经络和腧穴作为机体联络、反应及调节功能单元，必然有其特定的理化特性及生物学特性。数十年来，国内外学者从解剖学、组织学、分子生物学、细胞信号转导、物理学等领域，从宏观到微观开展了大量的研究工作，提出并形成了多种假说，以期揭示经络及腧穴的生物学内涵，但迄今为止尚未形成一套相对系统、完善、被科学界所公认的、全面揭示经络生物学内涵的学说。现将关于经络理化特性的生物学研究内容概述如下。

第一节　经络的物理学特性研究

一、经络的电学特性

经络的电学特性是最早被针灸学和生理学家研究并认可的一种生理指标。早在20世纪50年代，就有德国学者利用交流电和示波器对皮肤的导电性能进行了测定，并对低阻抗的"反应"点进行了确定。日本的中谷义雄等通过双电极法发现了与经络基本对应的"良导点"即经穴的低电阻特性。国内的针灸经络研究单位也利用类似的探测装置证实了穴位存在低阻抗特性，如张人骥和杨威生等采用四电极阻抗测量法发现健康人下肢有6条相对低阻的连续线路。祝总骧等使用可调脉冲电测量发现十四经均存在连续的低阻抗线，在随后的研究中又陆续发现经脉线存在高振动声的特性，提出循经高振动声的物质基础为结缔组织束，低电阻特性的物质基础为较薄的角质层的观点，并据此构建了经脉多层次、多功能、多形态立体结构模式图。

腧穴的阻抗并非恒定值,在生理状态下,腧穴的低阻抗与季节及气血运行状态密切相关。徐冬梅等分别于春、夏、秋、冬季对两千余名健康人的胃经五腧穴体表阻抗进行测试,结果显示春、夏季胃经五腧穴体表腧穴阻抗值明显低于秋、冬季,正好符合春夏阳盛、秋冬阴盛的气血运行特点。在病理状态下,腧穴的阻抗亦会发生相应变化。赵雪梅等测试了胃脘痛患者不同辨证分型的腧穴电特性,发现不同证型胃脘痛患者均在胃经特定穴"足三里"出现电阻失衡现象,脾胃虚寒型患者在肝经特定穴无电阻失衡,肝气犯胃型患者则在肝经特定穴"太冲"出现明显电阻失衡。

人体是一个复杂的容积导体,这决定了其电阻特性并非是一条直线,而应该是非线性的。因此,2000年后,腧穴低电阻特性的研究逐渐被腧穴伏安特性曲线的研究所取代,包括伏安曲线的形态研究和伏安特性的定量研究。伏安曲线具有非线性、惯性两大特征:非线性特征反映了人体作为高等生物所具有的生理与行为的复杂性;惯性特征则与穴位能量代谢有关,其中低惯性特征较具普遍性。穴位伏安特性的定量分析包括伏安面积和惯性面积。与对照点比较,多数穴位伏安面积差异无统计学意义,而大部分穴位的惯性面积差异有统计学意义,即穴位惯性面积明显低于对照点;穴位伏安面积不具有明显的昼夜节律而大部分穴位的惯性面积则有显著的昼夜节律性。表明穴位惯性面积比伏安面积更能敏感地反映人体的生理变化。王捷生等对正常人、献血者和10具尸体冲阳穴伏安曲线进行检测,发现正常人冲阳穴伏安曲线具有非线性和惯性特征,尸体冲阳穴伏安曲线的惯性面积显著小于正常人及献血者,其非线性和惯性特征程度明显降低。周钰等观察了健康女性月经前后穴位伏安特性的变化规律,发现月经前、中、后腧穴伏安特性扫描中电阻变化的总体趋势是月经后>月经中>月经前。

沈雪勇等对病理状态下的腧穴伏安特性进行了系列研究,发现胃病患者腧穴及对照点的伏安曲线和正常人一样也具有非线性和惯性两大特征,但胃病患者腧穴伏安曲线的非线性和惯性程度较正常人更为明显。

二、经络的热学特性

人体作为热辐射体,其皮肤温度的变化可在一定程度上反映内在组织器官的生命信息。红外热成像技术是一种利用人体的热辐射测量人体表面温度分布状态的方法,对探讨生理、病理状态下腧穴的反应效应和规律具有重要意义。胡翔龙等通过观察肺经、督脉等体表循经红外辐射轨迹(IRRTM)现象,发现对经脉循行线上的穴位和非穴位加热均可诱发明显的 IRRTM，而用同样的方法在非经对照点加热却没有明显的方向性，并进一步检测相关组织的温度、氧分压和微循环状态，认为 IRRTM 与皮肤微循环密切相关。黄建华等通过观察不同证型乳腺增生患者任脉经穴膻中穴体表红外辐射的光谱特性，发现阳证、实证（肝郁痰凝型）经穴红外辐射强度较阴证、虚证（冲任失调型）高，从热学特性角度提示中医虚证、实证可能与人体能量代谢的改变有关。丁光宏等采用高灵敏度的红外光谱检测装置检测志愿者内关、劳宫、合谷等穴位与旁开对照点的红外辐射光谱，发现人体红外辐射强度的个体差异较大，但经过归一化处理后光谱特性比较一致；归一化光谱在个体间差异不大，但不同穴位间差异明显；穴位区与旁开对照点的归一化光谱在有的穴位差异明显，有的差异不明显，可能与样本量过少有关。

三、经络的声学特性

祝总骧等采用叩击法检查大肠经隐性循经感传线时，可以观察到叩击音发生音量和音调的显著变化，如果采用生理记录仪（SJ-4I 型）的心音装置测试，则可以观察到叩击隐性感传线上与线内外两侧对照点在音量上存在显著差别，表明经络具有发声和导声的特性。孙平生等采用专用的微电脑声测经络系统进行了系统研究，发现大肠经声的传导轨迹与古籍记载的体表经脉循行路线大体相仿。魏育林等运用音乐声波发射与接收系统，检测健康大学生手六经原穴（太渊穴、神门穴、大陵穴、合谷穴、阳池穴、腕骨穴）及手三阴经合穴（尺泽穴、曲泽穴、少海穴）对宫调音乐（复合乐音）的接收情况，发现手三阳经原穴音乐声波接收强度总体高于手三阴经原穴，女性手六经原穴及手三阴经合穴的宫调音乐声波接收强度普遍高于男性。

四、经络的光学特性

人体的体表经线、腧穴具有高发光的生物物理学特性。人体腧穴的发光强度高于周围非穴位的发光强度，在某一固定部位，发光强度相对恒定，且左右体表发光强度对称，而患病者的左右体表可测到一个或几个不对称的发光点，但在针刺治疗后明显向对称转化。林先哲等根据在高频高压电场作用下人体表面可产生电晕放电的原理，拍摄到同一人体同一部位在不同时间里有相似的循经亮线的图形，不同人体同名部位循经亮线的图形类似，证实了循经亮线上的发光点就是高导电点的腧穴，且直径为 0.5 ～ 3.5 mm。腧穴的光学特性在体表上的反映代表了腧穴与所属脏腑的特异性联系。体表发光受外界因素影响很大，几个相邻部位发光强度的差异在短时期内相对稳定，但在一个较长时期内可有变化。

五、经络的电磁学特性

关于经络及腧穴的电磁学特性，张海晨等认为经络是由环绕神经纤维、血管、肌肉纤维和筋膜、内脏等无限大空间形成的容积导体电磁场系统。通过容积导体电磁场效应可知，感传现象是一种正常的生理活动，而非病理现象。从现代生物物理学角度看，电磁场内的电荷做定向迁移，即某一穴位受刺激产生电磁波后，局部磁场强度最强，它就将带电粒子（H^+、Na^+、K^+、Ca^{2+}）顺着磁力线向远处"推移"，产生循经感传现象。经络实质是电磁振荡和电化学振荡的循行流，载体为人体物质系统。

太赫兹波是一种频率范围为 $0.1 \sim 10$ THz 的电磁波，介于微波与红外光波之间。由于许多化合物分子内振动模式的频率对应于太赫兹波范围，太赫兹波可能含有与其功能相关的各种生理、病理信息。刘建城等采用加装了热辐射检测计的远红外光谱仪对 37 名健康在校大学生中医内证体察前后腧穴的太赫兹波进行检测，发现中医内证体察可以提高手部 6 处不同经腧穴的太赫兹波辐射量，认为中医内证体察可强化人体经络的畅通性，提升手部不同经腧穴气的量度。

六、循经同位素迁移

孟竞壁等采用高锝酸钠注射对不同时间的穴位放射性示踪迁移轨迹进行观察，证实用闪烁照相方法可以观察到放射性示踪的迁移有稳定、清晰可见的特殊线状轨迹，并与古人描绘的经络循行轨迹大致相符。陈英茂等将正电子发射体层成像（PET）的透射扫描图像和发射扫描图像进行融合，对 ^{18}F-FDG 示踪剂的循经迁移线进行了空间定位，实现了循经迁移线的立体透视显示，初步证实拟测穴位的深度与经典穴位深度基本符合。

综上所述，经络实质研究是涉及中医学现代化的重大基础理论研究课题之一，其探索性强、难度大，虽然国内外学者对经络的物理学特性已开展了大量的研究工作，取得了一些重大研究成果，但距离构建能完整阐述经络的生物学内涵的科学学说仍任重而道远。未来的经络研究应从多学科交叉的角度深入展开，借助数学、物理学、化学、分子生物学等领域的先进科学技术手段和最新研究成果，大胆假设、小心求证，为揭示经络的生物学内涵提供更有力的科学依据。

（王琪）

第二节　经络的化学特性研究

中医学认为人是一个有机整体，经络是沟通人体表里上下、联络脏腑肢节的特有系统，在人体中具有运行气血、联络周身和调整阴阳的功能。现代医学应用各种先进的仪器设备和实验方法并没有发现经络线上有异于现有组织的特殊组织，因此，编者团队不得不思考经络线是否存在不同的结构。缝隙连接是介导细胞间通信的主要通道之一，在人体成纤维细胞、上皮细胞等都有广泛分布。经络能介导胞间的物质和信息交换，在细胞生长发育、多细胞器官间的协调方面都有重要的作用。基于缝隙连接的结构和功能，编者团队在黄光英教授的带领下，在前人研究的基础上开展了一系列有关经穴化学特异性、临床效应机制的探索研究。

一、经穴 Ca^{2+} 分布特性的实验研究

1. 实验背景

现代研究已证实，Ca^{2+} 是机体中最重要的一种生理调节因子，它不仅参与肌细胞的兴奋－收缩偶联，而且参与神经递质分泌等活动，作为第二信使在各种细胞内具有众多的生理功能。国内研究发现，针刺效应与调节病变部位及相关经络线的细胞内游离 Ca^{2+} 有关，用乙二胺四乙酸（EDTA）络合足三里 Ca^{2+} 可明显减弱针刺足三里的疗效，初步提示 Ca^{2+} 与经络现象之间具有某种联系。

截至当前，国内外进行了大量有关经络物质基础的研究，但都没有发现穴位区域具有独立于已知神经、血管、淋巴以外的特异性组织结构。因此，转而从细胞生物学、分子生物学、生物化学等微观层面进行进一步探索，是揭示经络现象的必然途径。

郭义等采用 Ca^{2+} 选择性针型电极对健康人体经穴 Ca^{2+} 浓度进行测定，发现经穴处存在 Ca^{2+} 富集现象。沈雪勇等采用质子 X 射线荧光分析（PIXE）扫描，发现人尸体标本下巨虚穴处的骨间膜上有钙元素富集现象。这些都初步提示 Ca^{2+} 与经络现象之间存在某种联系。

2. 实验过程及结果

编者团队的一项实验采用新研制的针型 Ca^{2+} 生物传感针，实时、动态观测 Ca^{2+} 在山羊膀胱经腧穴以及非经穴上的分布特性，取肝俞、大肠俞、关元俞及各

穴旁开 3 cm 处为测试点，共记录 3 min。结果发现，穴位点的 Ca^{2+} 电位值均明显高于旁开对照点，两者相比，差异具有统计学意义（$P < 0.05$ 或 $P < 0.01$），结果见表 1–1。

表 1–1　针刺时膀胱经经穴与旁开对照点 Ca^{2+} 电位值比较

单位：mV

组别	例数	Ca^{2+} 电位值	P 值
肝俞	10	-42.73 ± 7.83 [①]	0.0167
肝俞旁开	10	-51.45 ± 6.91	
大肠俞	10	-38.73 ± 8.16 [②]	0.0037
大肠俞旁开	10	-50.51 ± 7.62	
关元俞	10	-44.43 ± 8.19 [①]	0.0331
关元俞旁开	10	-53.36 ± 9.09	

注：①表示与旁开对照点比较，$P < 0.05$；②表示与旁开对照点比较，$P < 0.01$

3. 讨论

本实验中采用的 Ca^{2+} 传感针是以中医针灸针为基础，应用多种现代技术加工制作的，具有线性范围大、响应时间短、重复性较好、可在体测量的特点，既能实时传感出机体组织微区中 Ca^{2+} 变化，又有与针灸针同样的针刺和留针效应，与国内采用的离子选择性电极测试方法相比，排除了针刺外其他因素的干扰，更能真实地反映针刺时机体的 Ca^{2+} 状态。

实验结果表明，山羊膀胱经腧穴的 Ca^{2+} 电位值明显高于旁开对照点，提示循经脉线上有 Ca^{2+} 富集现象。但是，由于 Ca^{2+} 生物传感针同样具有针刺效应，穴位处的 Ca^{2+} 富集是针刺前腧穴的特性，还是针刺后的变化结果，尚无法判断。国内外研究结果已经证实，Ca^{2+} 是细胞内最普遍而重要的信号转导分子，这种 Ca^{2+} 在循经脉线上的富集现象提示 Ca^{2+} 在经络的信号转导中可能扮演重要的角色。近年来，随着国内外对钙波和钙振荡的深入研究，人们对钙信号的作用机制有了更进一步的认识。有国外学者发现，用机械方法刺激细胞时，细胞质中 Ca^{2+} 浓度激增，产生钙振荡，并通过细胞间的缝隙连接引起相邻的细胞产生钙振荡，由近向远传播，而且在不同的细胞间钙波也可通过缝隙连接传递。另有学者提出，钙振荡包含的生理信息被钙结合蛋白解码后作用于具有靶蛋白特点的转录因子，可调控相关基因表达，实现相应的生理功能。余安胜等通过对新鲜成人标本上三阴交穴的层次结构、断面结构、CT 断面结构观察，未发现三阴交与非穴位存在除神经、血管、淋巴、筋膜、肌肉等组织外的特殊结构，提出穴位不是由一种组织结构组成，而是由多种组织共同构成的一个多层次的空间结构。因此，编者团队推测，经穴之间的信号传递可能涉及一个多细胞、多组织参与的网状信息系统，而缝隙连接是这一信息网络中各细胞之间信号传导的桥梁。缝隙连接是细胞间能直接进行物质和信息交换的通道，在细胞间、多细胞器官间的协调和机体自我稳定控制方面具有重要作用，而针刺产生的信号在机体内传导，有可能通过缝隙连接通路进行。由此，编者团队从理论上推测，缝隙连接、钙振荡可能是经络的重要物质基础（缝隙连接可能是经络的形态学基础，钙振荡是经络传导现象重要的功能学基础），即针刺产生的物理刺激，引起细胞中 Ca^{2+} 变化（内钙释放及外钙内流），形成针刺信号，并通过缝隙连接向远处传播。由于缝隙连接在机体内广泛存在，而经脉线有其固定的循行路线，信号分子是否能沿经脉线缝隙连接通道优先传导，有待进一步研究。

循经脉线上的 Ca^{2+} 富集现象（无论是经络本身固有的还是针刺后聚集的）提示 Ca^{2+} 浓度的测定有可能作为鉴别腧穴的重要理化指标，但是由于本实验观察的例数及经穴数有限，循经脉线上 Ca^{2+} 富集现象是否在人体、在所有经脉线上具有普遍性，有待进一步证实。

本研究中的 Ca^{2+} 生物传感针只能检测胞外的 Ca^{2+} 浓度，如果进一步开发出能在体动态检测细胞质内 Ca^{2+} 浓度的超微型传感针，则可直接观察到钙振荡波在组织中的传递方向，对经络的循经感传现象研究可能具有重要意义。

二、经穴 pH 值的实验研究

1. 实验背景

腧穴是针刺治疗的激发点，因此对腧穴理化性质及结构的研究是揭开经络本质的关键。喻凤兰等检测到穴位处 H^+ 浓度比非经非穴位处高，王卫等在家兔心律失常模型中发现经络上的 pH 值在器官发生病变时会发生变化。这些结果初步提示经穴和 H^+ 有一定的关系，但是针刺对穴位 H^+ 的影响研究较少。

2. 实验过程及结果

编者团队在前人研究的基础上进一步改进了实验方法，应用合金型 pH 值传感针，实时、动态、在体检测针刺时穴位处 H^+ 浓度的变化，从物质代谢方面反映针刺时穴位处的理化改变，探讨局部 pH 值改变与经络现象之间的关系。研究结果发现，针刺肝俞及其旁开 3 cm 非穴点 pH 值从变化到稳定所需的时间为 10 min。单独针刺穴位和非穴点时，穴位 pH 值比非穴点下降更明显，二者比较差异有显著性意义（$P < 0.05$）；同时针刺穴位和非穴点后 pH 值仍然下降，但是二者之间比较差异无显著性意义。由于将电位值换算成 pH 值的过程极为复杂，因此所有数据直接用电位值表示，见表 1-2。

表 1-2　针刺时穴位和非穴点 pH 值下降的幅度比较（以电位值表示）

单位：mV

针刺部位	例数	单独针刺时电位值下降的幅度	同时针刺时电位值下降的幅度
肝俞	10	15.73±4.09[①]	11.49±4.20
肝俞旁 3cm	10	10.68±5.22	11.89±3.91
后三里	10	17.50±4.04[①]	13.09±5.59
后三里旁 2cm	10	13.11±2.82	12.14±2.83

注：①表示与相应非穴点下降幅度相比，$P < 0.05$

3. 讨论

中医认为经络具有沟通表里、联络脏腑器官、运行气血、感应传导及调节阴阳等功能。腧穴位于不同的经络上，反映各个脏腑与经络的功能状态，因此任何疾病的发生必然会反映到相关的经络与腧穴上。

本实验中采用的 pH 值传感针是以中医针灸针为基础，应用多种现代技术加工制作而成的，机械强度好，寿命长，可以重复使用，并且具有传感和治疗两种功能，既能实时传感出检测的 H^+ 浓度，又能进行微区的动态监测，同时还具有针灸针的针刺和留针效应。

pH 值是生物医学领域经常测量的指标之一，生物机体局部 pH 值与其所处的物质代谢密切相关。有氧代谢产生的 CO_2 与 H_2O 结合后生成的 H_2CO_3 以及无氧代谢产生的乳酸丙酮酸等都使局部 H^+ 浓度升高，当细胞代谢趋于平衡，代谢产物被血液循环带走后，H^+ 浓度又恢复到平衡状态。张维波等采用平补平泻的手法针刺心包经间使穴，检测到针刺后经脉线上和经脉线外，皮肤的 CO_2 呼出量都显著升高，并且在近心端经脉线上的升高幅度显著高于经脉线外。在本研究的前期实验中，应用激光多普勒检测到穴位处及经络线上皮下的 CO_2 分压比非穴点要高，提示针刺对经脉线组织的能量代谢有促进作用。本实验观察到针刺时穴位 pH 值降低幅度比非穴点的要大，这和前期实验结果相符合，推测产生这一现象可能有两方面的因素：一是穴位本身有高代谢的物质基础；二是穴位不仅有高代谢，针刺对其促进作用比非穴点更加明显。国内有学者报道大鼠背部膀胱经上缝隙连接蛋白比非经穴高，编者团队的前期实验中也发现大鼠后三里处缝隙连接蛋白高于非穴点并且针刺后有所增加，胞内 H^+ 浓度与缝隙连接的开关密切相关，且细胞内外的 H^+ 浓度又互相影响。因此编者团队推测缝隙连接与经络信号产生传导有一定相关性，这需要进一步实验证实。

生物有机体细胞要维持正常结构并执行正常功能，除了需要正常的化学环境，也需要正常的物理环境，包括细胞间的挤压或接触及细胞间质或其他组织给予的依附、支持。针刺无疑改变了细胞存在的局部物理环境，而这个变化又可能会影响细胞的代谢，如果留针或捻针则使刺激持续存在或加强，本实验中 pH 值恢复到初始值需要较长的时间可能和留针有关。穴位和非穴点同时针刺时 pH 值改变的差异消失，提示针刺时局部细胞代谢可以互相影响。由于实验条件的限制，不能确定影响的程度，但是这和临床上针灸治疗局部疾病的现象相一致，其具体的机制还需要进一步探讨。

三、络合 Ca^{2+} 对山羊膀胱经经穴氧分压的影响

1. 实验背景

自 20 世纪 80 年代中期匈牙利学者发现人体穴位的 CO_2 呼出量明显高出非穴位点后，从组织的物质和能量代谢方面探索经络的本质就成为国内外经络研究的热点，并取得了一些重要的研究成果。许小洋等采用氧分压传感针对经穴深部进行检测，发现针刺时相应经脉线下深部组织的氧利用率显著提高且有循经的特征，并且这一过程可被施加在经脉线上的机械压迫所阻断。由于氧分压传感针本身也具有针刺效应，传感针所测得的氧分压究竟反映的是局部组织初始氧分压，还是传感针针刺后所引起的变化，国内外尚无相关研究。编者团队在前期的研究中发现循经脉线 Ca^{2+} 富集现象，提示 Ca^{2+} 可能在经络信号传导中具有重要作用。

2. 实验方法及结果

采用新型组织氧分压传感针，检测 EDTA 络合 Ca^{2+} 后腧穴氧分压的变化，进一步探讨物质能量代谢与经络现象之间的关系。研究结果发现，膀胱经经穴的组织氧分压明显高于旁开对照点，两者相比，差异有显著性意义（$P < 0.01$）。当注射 EDTA-Na_2 后，经穴的氧分压较注射前及注射生理盐水均明显升高（$P < 0.01$）。旁开对照点注射 EDTA-Na_2 后，组织氧分压较注射前及注射生理盐水升高

（$P < 0.05$），但仍低于腧穴处（$P < 0.01$）。见表 1-3。（氧分压测试实验时，2 只母山羊发现妊娠，为避免影响实验结果，故剔除。）

表 1-3　膀胱经经穴与旁开对照点氧分压比较

单位：kPa

组别	例数	氧分压		
		注射前	注射生理盐水	注射 EDTA-Na$_2$
肝俞	8	5.96 ± 0.573 [①]	6.10 ± 0.573 [①]	7.85 ± 1.262 [①③]
肝俞旁开	8	3.93 ± 0.692	3.93 ± 0.723	5.31 ± 1.609 [②]
关元俞	8	5.81 ± 0.525 [①]	5.76 ± 0.510 [①]	7.80 ± 0.913 [①③]
关元俞旁开	8	3.70 ± 0.773	3.70 ± 0.844	4.74 ± 0.588 [②]

注：①表示与旁开对照点比较，$P < 0.01$；②表示与注射生理盐水及注射前比较，$P < 0.05$；③表示与注射生理盐水及注射前比较，$P < 0.01$

3. 讨论

能量代谢是一切生命活动的基础，氧是参与生物体能量代谢的最基本物质。古人在《灵枢·经脉》提道："经脉者，所以决死生，处百病，调虚实，不可不通。"从现代科学的观点来看，经络可能是涉及物质能量代谢和信息传递的独特通道。因而，从氧代谢方面着手探讨经络与物质能量代谢和信息传递之间的关系，可能对揭示经络的本质具有重要意义。国内有学者采用氧分压传感针对经穴与非穴位深部组织氧分压进行检测，发现针刺后经穴处氧分压明显升高，而非经穴处无明显变化。亦有学者研究表明，针刺后穴位处氧分压明显降低，认为与针刺后穴位处的氧消耗增加、局部代谢旺盛有关。然而，以上研究均忽视了氧分压传感针本身也具有针刺效应，传感针刺入本身就会导致氧分压的改变。由于本实验的传感针存在无法避免的零点漂移现象，在等待零点漂移稳定的过程中，针刺效应已经产生，氧分压也必然会产生相应变化。因此，针刺前的初始氧分压从理论上是无法检测的，也就无法判断针刺对氧分压的变化趋势的影响，从而导致对研究结果的疑义。

因此，采取阻断针刺效应的方法，间接观察针刺对氧分压的变化趋势的影响，是可行途径之一。编者团队推论采用络合局部的 Ca^{2+} 方法以阻断针刺效应，在理论上具有可行性。在此研究基础上，编者团队采用 EDTA-Na$_2$ 络合局部的 Ca^{2+} 以阻断针刺效应，观察氧分压的变化趋势。研究结果显示：①经脉循行线具有较高的组织氧分压；②针刺可降低经穴处氧分压；③ Ca^{2+} 在针刺效应产生过程中具有重要作用。

　　本实验采用 $EDTA-Na_2$ 络合 Ca^{2+} 阻断针刺效应后所测得的组织氧分压可近似地反映该测试点的初始氧分压，研究表明，经脉循行线上具有高组织氧分压以及循经特性。传感针所测定的是细胞间液中的氧分压，细胞间液是毛细血管与组织细胞之间各种物质和氧交换的场所，其氧分压的变化取决于该处的氧供给及氧消耗。常态下相邻组织细胞的耗氧量并不存在明显差异，氧分压的高低更多地与氧供给呈正相关。形态学研究表明，穴位区域并不具有任何特异性组织结构，但经穴组织的微观结构可能有异于其他部位，至少在数量上有所差异。已有研究表明，经脉穴位中含有大量的线粒体，较之非经线量多。线粒体是细胞内供能的主要场所，与细胞的呼吸作用密切相关，其数量的多少与该区域的代谢水平直接相关。这种结构差异的存在，表明了循经脉线具有高代谢的趋势。编者团队据此推论：该区域只有存在比旁开部位更高的氧供应，才能满足这种耗氧需求，这可能是经脉循行线上具有高组织氧分压特性的原因之一。针刺后氧分压降低的机制，编者团队推测可能与针刺对局部微循环的调节作用及加强代谢水平有关。研究表明，针刺初期表现为血管收缩，$2 \sim 5$ min 后则表现为血管舒张。早期表现为氧分压下降，后期虽然血管扩张，氧供给增多，但由于组织耗氧量明显增加，氧分压继续降低。前期实验发现：针刺后穴位处 pH 值下降，提示局部的代谢水平增高，耗氧量增加，同时提出缝隙连接可能是经络的形态学基础，钙振荡可能是经络传导现象重要的功能学基础。络合 Ca^{2+} 影响组织氧分压也进一步证明，Ca^{2+} 在针刺效应产生过程中具有重要作用。经络与物质能量代谢和信息传递之间的关系有待明确，围绕缝隙连接、钙信号传导进行进一步研究，可能对揭示经络物质基础具有重要作用。

四、针刺合谷对循经远端穴位经皮氧分压和二氧化碳分压的影响

1. 实验背景

　　针刺得气后，酸、麻、胀、痛的感觉从受刺激的穴位开始，沿经脉循行路线传导的现象，称为循经感传现象，提示针刺作用与经络路线有某种相关性。因此，研究针刺后经络路线上的生理、生化变化是揭示这一现象的有效途径。十二皮部居于人体最外层，是经络系统的重要组成部分，是十二经脉功能活动反映于体表的部位，也是络脉之气散布之所在，皮部与经络气血相通。因此，观察经络

皮部的气血变化对揭示经络的本质有非常重要的意义。有学者认为，经络运行的"气"与代表能量代谢的组织氧和二氧化碳有关。因此，对循经线上穴位及其周围组织中经皮氧分压（$tcPaO_2$）和经皮二氧化碳分压（$tcPaCO_2$）的对比研究，有助于探讨经络实质。

2. 实验过程及结果

编者团队采用激光多普勒微循环仪，针刺合谷穴和旁开非穴点，观察其对循经远端曲池穴和非穴点 $tcPaO_2$ 和 $tcPaCO_2$ 的影响，为经络的循经感传现象提供证据。

实验结果发现：针刺前及针刺后 1 min，各组 $tcPaO_2$ 差异均无统计学意义（$P > 0.05$）。针刺后 5 min，合谷 - 曲池组、合谷 - 非曲池组 $tcPaO_2$ 均较本组治疗前及同时间点非合谷 - 曲池组显著升高（$P < 0.01$）；非合谷 - 曲池组较针刺前无变化（$P > 0.05$）。针刺后 10 min，合谷 - 曲池组 $tcPaO_2$ 仍然保持稳定，与针刺 5min 值差异无统计学意义（$P > 0.05$），并较本组针刺前及同时间点非合谷 - 曲池组升高（$P < 0.01$）；合谷 - 非曲池组 $tcPaO_2$ 下降并低于针刺 5 min（$P < 0.05$），但仍高于本组针刺前及同时间点非合谷 - 曲池组（$P < 0.01$）；非合谷 - 曲池组无变化（$P > 0.05$）。见表 1-4。

表 1-4　各组针刺前后 $tcPaO_2$ 比较

单位：mmHg

组别	例数	针刺前	针刺后 1 min	针刺后 5 min	针刺后 10 min
合谷 - 曲池组	20	86.04±12.69	86.41±12.03	90.34±9.01 [1][3]	89.20±12.10 [1][3]
合谷 - 非曲池组	20	86.46±10.30	86.45±9.22	88.22±9.31 [1][3]	87.32±10.75 [1][2][3]
非合谷 - 曲池组	20	85.49±10.91	85.37±10.60	85.52±11.21	86.06±10.90

注：[1]表示与本组针刺前比较，$P < 0.01$；[2]表示与本组针刺后 5min 比较，$P < 0.05$；[3]表示与同时间点非合谷 - 曲池组比较，$P < 0.01$

此外，针刺前及针刺后 1 min，各组 $tcPaCO_2$ 值差异均无统计学意义（$P > 0.05$）。针刺后 5min，合谷 - 曲池组、合谷 - 非曲池组 $tcPaCO_2$ 均较本组治疗前及同时间点非合谷 - 曲池组降低（$P < 0.05$），非合谷 - 曲池组则较针刺前无变化（$P > 0.05$）。针刺后 10min，合谷 - 曲池组 $tcPaCO_2$ 升高并与本组针刺前、针刺后 5min 及同时间点合谷 - 非曲池组比较差异均有统计学意义（$P < 0.05$ 或 $P < 0.01$）；合谷 - 非曲池组 $tcPaCO_2$ 则较针刺后 5 min 升高（$P < 0.01$）；非合谷 - 曲池组仍无变化（$P > 0.05$）。见表 1-5。

表 1-5　各组针刺前后 $tcPaCO_2$ 值比较

单位：mmHg

组别	例数	针刺前	针刺后 1 min	针刺后 5 min	针刺后 10 min
合谷-曲池组	20	35.05±9.35	35.56±9.27	34.01±9.56[①⑤]	37.02±10.95[②③④]
合谷-非曲池组	20	34.34±12.95	34.39±12.98	33.53±12.57[①⑤]	34.97±13.28[③]
非合谷-曲池组	20	36.18±11.13	36.09±10.61	36.45±10.97	36.58±11.20

注：①表示与本组针刺前比较，$P < 0.05$；②表示与本组针刺前比较，$P < 0.01$；③表示与本组针刺后 5min 比较，$P < 0.01$；④表示与同时间点合谷-非曲池组比较，$P < 0.01$；⑤表示与同时间点非合谷-曲池组比较，$P < 0.01$

3. 讨论

有研究显示，针刺刺激后深层组织经穴氧分压明显升高，在经非穴氧分压有所升高，非穴氧分压无明显变化。此外，穴位处氧分压明显高于非穴位处，电针引起相应的经脉循行线上各测试点的组织氧分压明显降低。针刺对氧分压的影响是不确定的，原因在于研究者使用的实验仪器都要刺进穴位，这本身就对穴位有刺激，因此，用这些仪器来研究穴位局部的氧分压是合理的，而用来研究循经感传现象则值得商榷。对于穴位处 CO_2 的研究也存在同样的问题，对于穴位 O_2 和 CO_2 的研究，由于检测部位不同，使用的仪器不同，统计的时间不同，得出的结论也各不相同，但有一点共识是，针刺可引起局部能量代谢的增加。以上研究都是对穴位和非穴位点的观察，没有涉及循经感传现象。编者团队在实验中使用的激光多普勒微循环仪，能敏感检测皮肤表面的 $tcPaO_2$ 和 $tcPaCO_2$，并连续记录数值，同时对皮肤无刺激和创伤，为研究经络循经感传现象提供了更为有力的工具。$tcPaO_2$ 反映了皮肤血氧输送及皮肤细胞代谢消耗的相对速度，在一定程度上反映了组织（特别是皮肤组织）的能量代谢率。激光多普勒微循环仪对 $tcPaO_2$ 和 $tcPaCO_2$ 测定是将加热的电极置于拟测定局部来测定局部组织的氧分压及二氧化碳分压的。电极加热至 $43 \sim 45$℃时，皮下毛细血管达到最大限度的扩张，处于血流饱和状态，皮下毛细血管血流速度最快，血流量最大，血流量的增加导致毛细血管传输时间的缩短，此时测得的 $tcPaO_2$ 和 $tcPaCO_2$ 应与动脉血 O_2 和 CO_2 含量相一致。

本研究发现，针刺合谷 5 min 后引起循经曲池穴位和旁开非穴点处 $tcPaO_2$ 明显升高，$tcPaCO_2$ 明显降低，此时的 $tcPaO_2$ 明显升高可能是由组织血流增加引起的，血流加快，带走局部 CO_2，引起组织的 $tcPaCO_2$ 降低。10 min 后，只有穴

位处 $tcPaO_2$ 和 $tcPaCO_2$ 明显增加，而非穴点处 $tcPaO_2$ 和 $tcPaCO_2$ 与针刺前无明显变化，远处穴位处 $tcPaO_2$ 和 $tcPaCO_2$ 升高，除了与血流增加有关，可能还与局部组织代谢增强有关。一方面，血流增加，组织供氧增加；另一方面，组织代谢增强，排出更多 CO_2，局部产生 CO_2 的速度高于血流增加带走 CO_2 的速度，故而局部 $tcPaCO_2$ 增加。10 min 后，穴位处 $tcPaO_2$ 增加和 $tcPaCO_2$ 降低后又明显增加，而非穴点处 $tcPaO_2$ 和 $tcPaCO_2$ 针刺 5 min 变化后又与针刺前无明显变化，这不仅说明了针刺的循经感传效应，也说明针刺的循经传导效应具有持续性。综上，针刺穴位能引起远端穴位和非穴点 $tcPaO_2$ 和 $tcPaCO_2$ 变化，这种变化可能与局部的血流增强和代谢增强有关，并且这种变化在循经经络线上的穴位持续的时间更长。

（王琪 蒋红芝 龚萍）

第三节 经络的微循环学特性研究

一、实验背景

近年来利用微循环理论研究经络的实质，探讨同一经线不同部位、同一断面不同经线及经线与非经线区皮内微血管活动情况的工作日益增多。郑洪新等采用激光多普勒技术观察了 73 例胃脘痛肝郁脾虚证患者相关穴位的皮肤微循环流量，发现足三里穴在相关穴位皮肤微循环血流量改变中具有相对特异性且最为敏感，认为足三里穴微循环血流状态可能与其胃肠道途径有关。于泉丽用激光多普勒技术探测病毒性肝炎患者右手第二掌骨侧全息穴位上的相对血流量，发现肝区微区血流量降低；慢性肝炎患者肝穴的微区血流量明显低于急性肝炎；急性肝炎的恢复期血流量有所改善，而慢性肝炎改善不明显。经络"内属脏腑，外络肢节"，通过激光多普勒技术对穴位皮肤微循环血流量进行检测，反映了内脏微循环变化的信息，表明了穴位与内脏微循环之间有其内在的联系。

许金森等应用三通道激光多普勒技术，同步测试 9 名健康成年人督脉线下（命门、脊中、至阳、身柱）及左右两侧旁开 1 cm 非经非穴的对照点血流量。实验结果显示，督脉循行线下深部组织的血流灌注量要高于左右两侧旁开对照点（$P < 0.05$），深度在皮肤至皮下 2 cm 之间。赵红等报道，针刺足三里

时，足阳明胃经循经线上穴位和非穴位各点的微循环血流量较针刺前均显著增高（$P < 0.05$），而经线外的测试点变化没有显著统计学意义。郑利岩等也用激光多普勒技术检测到肺经、大肠经经脉线上的皮肤微循环血流量明显增加（$P < 0.05$），具有循经性，而非经脉线皮肤微循环血流量变化无统计学意义。穆祥等观察到经线上穴位皮肤的血流量相对较大，血流速度相对较慢，且微血管具有同步收缩的特性，不同穴位间的频率存在极显著的差异。经线不同部位、左右侧同名经皮内微血管网络的舒缩活动具有基本一致的频率。

这些都从微循环的角度证实了中医经络的存在及其网络关系，说明了针刺穴位可以通过神经－微循环途径对经络起调节作用。

二、实验过程及结果

本实验以十二经脉作为研究对象，以微循环血流量作为观察指标，采用激光多普勒血流仪对十二经脉上的在经非穴和经穴以及与之同一层面的经穴旁开进行检测，观察三者在针刺前后的血流量变化以及针刺是否具有时效性、循经性特点等，探讨祖国医学的经络与现代医学循环系统之间的关系。经过30人、720次的重复检测，对所得5760个数据进行统计处理，利用专业软件计算血流量单位（PU值），结果显示：针刺前，十二经脉循经线上经穴的血流量高于经穴旁开（$P < 0.05$ 或 $P < 0.01$）。针刺得气后，循经线上经穴的血流量较得气前增加。其中最为明显的是胆经，1 min时较感传前PU值增加了23.36%，5 min时增加了23.80%，10 min时增加了26.96%。经穴旁开的血流量较针刺前变化不明显。针刺时血流量随时间递增的经脉有胆经、脾经、小肠经、肺经、膀胱经，约占十二经脉的41.67%。见表1-6。

表1-6 经穴和经穴旁开针刺前后微循环血流量变化

十二经脉	血流量测定点	针刺前	针刺中		
			1 min	5 min	10 min
肺经	尺泽	16.24±10.34①	18.15±10.74②③	19.09±12.78②④	19.62±13.10②④
	旁开	12.05±5.81	11.85±5.64	11.93±6.46	11.18±6.64
大肠经	曲池	17.82±26.56①	19.74±27.76②③	20.37±27.36②④	20.15±30.05①③
	旁开	8.69±6.09	10.62±14.04	10.45±14.5	8.78±7.81
胃经	上巨虚	12.62±16.39①	14.13±17.18①③	14.43±17.78②④	14.13±17.02①③
	旁开	9.42±9.84	10.37±10.37	10.03±9.86	9.35±7.87

十二经脉	血流量测定点	针刺前	针刺中		
			1 min	5 min	10 min
脾经	阴陵泉	16.70±17.74[①]	19.09±20.80[①③]	19.39±20.49[①③]	19.87±16.46[②④]
	旁开	10.38±7.36	10.22±7.56	10.32±7.55	9.76±7.26
心经	少海	18.36±12.23[①]	20.74±14.72[③]	20.65±14.80[③]	20.69±14.90[③]
	旁开	12.23±13.29	14.58±24.56	14.05±23.86	13.84±23.18
小肠经	支正	12.05±8.42[①]	12.05±9.27[①]	13.24±13.52[②]	14.87±16.46[①③]
	旁开	9.57±5.84	9.92±6.96	10.02±9.12	9.82±7.08
膀胱经	跗阳	11.37±10.31[①]	13.05±12.16[①③]	13.55±12.62[②④]	13.82±13.68[②④]
	旁开	8.20±6.14	8.27±6.34	8.11±6.84	8.23±7.19
肾经	阴谷	22.15±15.00[②]	23.34±17.34[②]	22.80±17.99[②]	22.42±18.08[②]
	旁开	13.28±5.70	12.97±5.88	12.75±5.91	12.53±5.80
心包经	曲泽	24.79±14.68[②]	29.44±20.86[②③]	30.30±21.92[②④]	30.18±26.19[②③]
	旁开	13.13±6.14	13.26±6.74	13.03±7.23	12.68±7.42
三焦经	支沟	11.91±6.27[②]	13.7±10.81[②③]	13.58±10.17[②]	14.04±10.11[②③]
	旁开	8.31±3.55	8.37±4.03	8.33±4.38	8.27±4.21
胆经	悬钟	12.68±6.83[②]	15.64±14.66[②③]	15.70±15.78[②③]	16.10±16.51[②③]
	旁开	6.36±2.83	6.23±2.76	6.35±2.99	6.24±2.84
肝经	中封	29.13±41.36[①]	32.76±42.84[②④]	32.09±41.48[②③]	32.15±39.53[②③]
	旁开	13.52±12.14	14.61±12.13	14.29±12.19	14.17±12.52

注：①表示与同一时间、同一经脉内的经穴旁开比较，$P < 0.05$；②表示与同一时间、同一经脉内的经穴旁开比较，$P < 0.01$；③表示与针刺前比较，$P < 0.05$；④表示与针刺前比较，$P < 0.01$

　　此外，针刺前，十二经脉循行线上经穴与在经非穴的血流量相比，经穴的血流量高于在经非穴（$P < 0.05$ 或 $P < 0.01$）。针刺得气后，经穴的血流量显著增加，其中最为明显的是 1 min 时胃经较针刺前 PU 值增加了 21.75%，5 min 时心经增加了 22.70%，10 min 时心经增加了 23.78%。在经非穴的血流量与得气前相比，除肝经的在经非穴的差异有统计学意义（$P < 0.05$）外，其他经脉的差异无统计学意义。针刺时微循环血流量随时间递增的经脉有肺经、膀胱经、大肠经、心包经、心经、脾经，约占十二经脉的 50%。见表 1–7。

表 1-7　经穴与在经非穴针刺前后微循环血流量变化

十二经脉	血流量测定点	针刺前	针刺中		
			1 min	5 min	10 min
肺经	在经非穴	11.67±11.02	12.48±10.99	12.62±10.83	13.17±12.14④
	尺泽	17.06±15.01②	18.33±15.59②④	18.94±15.51②④	19.03±15.54②④
大肠经	在经非穴	10.94±7.05	11.64±7.06	11.62±7.72	11.87±7.59③
	曲池	14.19±7.04①	15.84±7.93①③	16.21±8.68①④	16.47±9.65①④
胃经	在经非穴	11.28±10.12	12.28±10.63	12.14±10.83	11.55±9.80
	上巨虚	14.21±13.46①	17.29±17.39①④	16.71±16.27①④	16.58±16.09①④
脾经	在经非穴	9.27±6.77	10.48±10.24	11.18±10.81③	11.73±12.02④
	阴陵泉	15.03±17.87①	16.79±21.56①③	17.07±20.79①③	17.56±22.37④
心经	在经非穴	10.75±11.97	12.20±18.20	12.09±17.21	12.79±17.68③
	少海	17.82±18.46①	20.29±20.36	21.87±21.34③	22.06±21.99②③
小肠经	在经非穴	8.92±5.42	10.23±6.53	10.22±6.46	10.19±5.77
	支正	17.07±12.46②	18.63±16.76①	18.37±14.15①	19.56±12.76②
膀胱经	在经非穴	9.74±5.20	10.77±6.36	11.06±6.61③	10.76±6.67
	跗阳	13.61±8.85①	15.44±9.73①③	15.68±11.09①③	16.48±12.31①
肾经	在经非穴	8.80±4.25	9.21±4.68	8.90±4.50	8.85±4.08
	阴谷	18.99±15.48②	21.15±16.93②③	21.49±16.28②③	21.29±16.64②③
心包经	在经非穴	13.39±12.95	14.56±14.80	14.90±17.96	16.33±20.36③
	曲泽	21.76±19.95②	23.20±20.59②	23.72±19.90②④	24.48±19.82②④
三焦经	在经非穴	8.49±4.65	9.30±4.93	9.30±4.72	9.18±4.37
	支沟	12.93±8.12②	14.74±8.30②	14.08±8.24②	14.54±10.28②
胆经	在经非穴	8.18±4.05	8.56±4.56	9.22±5.74	9.79±7.72③
	悬钟	13.59±11.46①	15.68±12.38②③	15.89±12.17②④	15.69±12.58②③
肝经	在经非穴	13.82±7.21	18.80±11.92③	19.58±15.87④	19.53±17.71④
	中封	20.91±11.13②	24.06±10.74④	23.92±11.25④	23.44±12.01③

注：①表示与同一时间、同一经脉的在经非穴比较，$P < 0.05$；②表示与同一时间、同一经脉的在经非穴比较，$P < 0.01$；③表示与针刺前比较，$P < 0.05$；④表示与针刺前比较，$P < 0.01$

三、讨论

经络作为气血津液运行的通道，具有行气血、营阴阳、濡筋骨、利关节的功能，而微循环直接参与组织、细胞的物质、信息、能量传递，两者的生理作用极其相似。近年来随着对微循环认识的深入，不少研究发现微循环与经络现象存在相关性，提出小血管壁、淋巴管壁及其周围的自主神经是循经感传的物质基础。因此，深入观察人体经络（经穴与非穴位）的微循环特性，对进一步研究经络实质与循经感传的规律意义重大。

本研究检测了 30 例健康人十二经脉针刺前后微循环血流量的变化，发现在正常状态下经穴的血流量显著高于经穴旁开和在经非穴（$P < 0.05$ 或 $P < 0.01$），提示经穴高血流量的生理学特点，说明穴位是微血管开放的集中点。

编者团队在针刺过程中观察到随着激发时间的延长，十二经脉的微循环血流量相应增加，且具有循经趋势。感传显著者诉有明显的胀、麻、酸、重之感沿经上下循走，并可观察到出汗、面部潮红、针感过处发热等现象。这是神经系统对微血管活动过程中不同状态的反应：胀由微血管扩张所致；麻由微血管收缩导致血流量减少所致；酸是微血管收缩后期组织内的 CO_2、乳酸等代谢产物增加所致；热是微血管开放增加后血流量增多所致。针刺后经穴血流量随激发时间递增还表明循经感传效果可能需要一定的积累才能使感传效果达到最佳，提示临床针灸治疗必须关注时间效应。

本实验结果还显示，经线上的经穴与非经穴的功能作用存在差异。针刺后循经线上经穴的 PU 值增加比在经非穴明显，而经穴旁开的 PU 值变化不明显。说明针刺提高经穴的功能作用明显优于非经穴。产生这种结果的原因可能是针刺穴位通过神经体液 – 微循环途径刺激皮肤感受器引起轴索反射，分泌出针刺物质，引起微动脉、微静脉和毛细血管周期性收缩和扩张，毛细血管滤出液增多，针刺物质随着这些组织液一起运动，并在毛细血管密集的穴位处获得加速，导致微循环血流量增加。

由于本研究的样本数仅 30 例，有些经脉的差异性可能没有显示出统计学意义，但以上的实验结果从一定程度上反映了用多普勒技术客观检测循经感传现象是可行的，并提供了祖国医学的经络系统与现代微循环系统密切相关的科学依据。

（刘芳）

第二章　经络的生物学特性研究

《黄帝内经》记载："经脉者，人之所以生，病之所以成，人之所以治，病之所以起。"可见经络在人体生理、病理、诊断、治疗等方面有着重要意义。针灸治疗是以腧穴为刺激点，以经络为依据的一种独特的医疗方法。由于适应证广泛、治疗效果显著、操作方便简单、没有或极少副作用等特点，针灸疗法始终是我国医学中的一项重要医疗手段，对保障中华民族的健康事业有着卓越的贡献。

但是，穴位、经络的物质基础是什么？针刺效应是如何产生的？经穴信号到底是如何传导的？经穴之间是否存在特殊的、未经认识的通信方式和路径，其细胞生物学基础又是什么？这些问题至今仍然是世界难题，众说纷纭，但也奥妙无穷，值得进一步探讨研究。现将关于经络的生物学特性研究内容概述如下。

第一节　经络的生物学基础——缝隙连接研究

自20世纪50年代以来，我国便将经络的研究列为全国自然科学发展规划的重点项目，并有组织地进行了大量的临床观察、形态学研究和实验研究。形态解剖学上的研究工作初步表明，经络是一个多层次、多形态、多功能的立体结构，其组织结构与神经、血管、淋巴管、肥大细胞、结缔组织及表皮缝隙连接等有关，其在生物物理特性及信息传递方面与缝隙连接的关系可能尤为密切。国外学者发现，人体合谷与曲池之间的导电性显著高于合谷与非穴位之间的导电性。另有学者发现针刺内关前，曲泽的阻抗明显比穴旁对照点低，针刺过程中曲泽处的阻抗明显下降，而对照点阻抗无明显变化，针刺后10 min阻抗恢复到针刺前水平。动物实验研究表明，在大鼠、猴子、狗、马、羊、猪等体表也存在很多高电导点（低电阻点），有报道说这些低电阻点与缝隙连接的高密度分布有关。这些线索提示缝隙连接通信可能参与经穴的信号传导。

缝隙连接是动物细胞间最普遍存在的亲水性低电阻通道。由缝隙连接介导的胞间通信是细胞间直接传递信号的重要方式之一。缝隙连接蛋白是构成缝隙连接通道的基本结构和功能蛋白，6个跨膜的缝隙连接蛋白分子围成一个半连接子，中间是直径为2 nm的亲水小管。在相邻细胞膜上有半连接子（半通道）一一对应，且中心有小管对接，构成一个连接子，形成了两个细胞间的直接通道，即缝隙连接。缝隙连接使相邻细胞直接偶联成一个功能单位，缝隙连接处电阻很低，有利于细胞间电冲动的传递，负责分子量小于1000 D或直径小于1.5 nm的水溶性小分子和离子在细胞间直接传递，使相邻细胞可以共享一些具有特殊功能的小分子物质，从而能够快速和可逆地促进相邻细胞对外界信号的协同反应。细胞间信号传递是多细胞生物产生协同生化功能的先决条件。研究表明，心肌的同步收缩需要心肌细胞间缝隙连接结构和功能的完整性；神经元间的缝隙连接即是电突触，电突触传递明显快于化学突触传递，因而使中枢神经系统内的一些神经元得以同步活动。机械性刺激信号的传递也归功于缝隙连接胞间通信。

缝隙连接蛋白是一个多基因家族，其成员有20多个。研究表明，大鼠皮肤中存在Cx26、Cx31.1、Cx37、Cx43等缝隙连接蛋白，其中以Cx26、Cx43表达最多，表皮、皮脂腺、汗腺、毛囊均表达Cx43，Cx26仅在汗腺、毛囊中有表达。

因此，根据上述资料和前期工作基础，编者团队提出了如下假说：具有低电阻特性的皮肤、皮下组织细胞间缝隙连接是经穴之间信号传导的主要通道，由缝隙连接介导的胞间通信为经穴信号传递的主要方式，细胞间液、组织间液为通道缓冲系统。经穴一旦接受刺激，缝隙连接和缝隙连接胞间通信将被激活，在神经 - 体液因素的共同作用下信号将沿着体表低电阻区域细胞间的缝隙连接直接传递，而大脑对经穴接受的刺激信号具有整合作用，经穴、大脑、效应靶器官之间可能产生对话。

基于以上假说，编者团队着重研究了皮肤中主要的缝隙连接蛋白Cx43在大鼠穴位、经脉上的表达及针刺对该表达的影响，探讨了穴位、经脉的缝隙连接基础；确定了穴位、经脉存在丰富的缝隙连接蛋白Cx43的表达并存在一定的循经特异性后，应用基因敲除、化学阻断剂等技术阻断缝隙连接通道后，观察对针刺效应的影响。现将研究结果展示如下。

一、经脉线上缝隙连接蛋白的表达

免疫组化结果显示，大鼠背部及足底表皮较厚，层次清楚，可分为基底层、棘细胞层、颗粒层、角质层。在经脉线上表皮角质形成细胞的细胞质和细胞膜中，缝隙连接蛋白Cx43成强阳性棕黄色颗粒样表达，以胞膜更为明显，其中棘细胞层表达最多，颗粒层表达较少，基底层更次之。邻近对照线上表皮Cx43的表达程度较经脉线上弱。

在经脉线上皮肤真皮质中，在成纤维细胞的细胞质和细胞膜中亦存在Cx43的表达，但与表皮上皮细胞相比呈弱阳性。邻近对照线上真皮成纤维细胞表达更弱或无。

在浅筋膜层部分细胞的细胞质和细胞膜上，Cx43的表达呈强阳性，且经脉线下可以看到较明显的Cx43免疫阳性细胞聚集现象，邻近对照线下只能见到稀疏散在的Cx43免疫阳性细胞的分布。

免疫印迹实验结果显示，膀胱经背部段、肾经足底段皮肤组织中Cx43的表达高于邻近对照线，两者相比差异有统计学意义（$P < 0.05$）。

以上研究结果说明，缝隙连接蛋白Cx43广泛表达于表皮棘细胞层角质形成细胞、真皮及浅筋膜层部分细胞的细胞质和细胞膜中，并且在经脉线下浅筋膜层可以看到更明显的Cx43免疫阳性细胞聚集现象，提示缝隙连接蛋白Cx43与经脉存在一定的相关性，由缝隙连接介导的胞间通信可能在经络活动中起重要作用。

既往研究表明，肥大细胞可能与经络功能密切相关。编者团队前期研究工作也表明，循经电针刺激可使大鼠肥大细胞在胃经穴区皮下云集和脱颗粒，肥大细胞可能参与电针治疗炎性痛时"气至病所"的信息传递过程。有学者报道体外培养的肥大细胞表达Cx43和Cx32，提示肥大细胞可能与周围其他细胞如成纤维细胞通过缝隙连接进行胞间通信。在本研究中，编者团队发现经脉线下真皮及浅筋膜层有更明显的Cx43免疫阳性细胞聚集现象，根据其细胞形态及出现的部位推测这些阳性细胞为肥大细胞，但还需要进一步证实。

二、针刺前后穴位上缝隙连接蛋白的表达

免疫组化结果显示，大鼠皮肤组织中Cx43主要在表皮棘细胞层角质形成细胞，在真皮、浅筋膜层部分细胞的细胞质和细胞膜中表达，且浅筋膜层Cx43免疫阳性细胞在穴位处呈聚集趋势，针刺组足三里处聚集现象更明显，而对照点穴旁浅筋膜层虽也有部分细胞表达Cx43，但很稀少，无明显聚集现象，且针刺后未见明显变化。

RT-PCR结果显示，非针刺组中足三里处 Cx43 mRNA水平高于穴旁，两者相比差异有极显著意义（$P < 0.01$）。针刺组足三里处 Cx43 mRNA水平高于非针刺

组足三里，两者相比差异有显著性意义（$P < 0.05$）。针刺组穴旁处 $Cx43$ mRNA 水平与非针刺组穴旁相比，差异无统计学意义。

应用激光扫描仪对蛋白电泳条带进行光密度扫描并经统计学分析，结果显示，非针刺组中足三里处 Cx43 蛋白水平高于穴旁，两者相比差异有极显著性意义（$P < 0.01$）。针刺组足三里处 Cx43 蛋白水平高于非针刺组足三里，两者相比差异有显著性意义（$P < 0.05$）。针刺组穴旁处 Cx43 蛋白水平与非针刺组穴旁相比，差异无统计学意义。

针刺穴位时会传递给组织一个机械性信号。有学者认为这种信号是细胞水平上的信息介质，在体内可被转换为生物电信号或化学信号。这些信号能引起机体一系列的变化，如肌动蛋白的聚合、细胞外基质组成的调整、信号转导通路的激活、基因的表达、蛋白质的合成等。有学者推测这种由机械性刺激引起的细胞外基质组成的变化可能是不同类型细胞间进行交流的一种形式。另有体外研究发现，在共聚焦显微镜监测下，用玻璃微电极机械刺激细胞时，可致细胞内 Ca^{2+} 浓度增加，并同时引起相邻细胞内的钙振荡和细胞间钙波的传导。这种钙波的传播可被肝素（IP_3 受体拮抗剂）所阻断，提示钙波的形成取决于 IP_3 通过缝隙连接在细胞间传递。结合本研究结果，以上信息提示针刺可能激活缝隙连接通道的开放，从而有利于 Ca^{2+}、IP_3 等信息物质的流通和细胞间的缝隙连接通信。

近年来，有关半通道的研究逐渐增多。如前所述，半通道即尚未形成缝隙连接的细胞膜上的半连接子。通常情况下认为没有形成缝隙连接的半通道是关闭状态的，若开放则可能因细胞质内代谢产物的大量丢失和 Ca^{2+} 内流导致细胞死亡。但越来越多的证据表明，细胞上的半通道在一些生理、病理情况下是开放状态的，这种开放是有益还是有害取决于其所处的环境。因此，未形成缝隙连接的单个细胞上的缝隙连接蛋白可能还存在其他功能。研究发现并未形成缝隙连接的 Cx43 通过其胞内羧基端可直接影响细胞的生长。另有学者发现功能性的半通道更容易引起或增强缝隙连接的形成，实验研究证明分别由 Cx43、Cx46 构成的半通道对机械性刺激都很敏感。这有利于针刺给予机体的机械性刺激信号在体内转变为生物化学性或生物电信号。这一结果在本研究中得到了进一步的支持：Cx43 不仅表达在排列紧密的表皮角质形成细胞，也存在于真皮、浅筋膜层部分散在细胞；针刺后表达 Cx43 的免疫阳性细胞呈聚集趋势，Cx43 蛋白水平及 mRNA 表达均增加。这些结果提示针刺可能增加了穴位 Cx43 蛋白的合成并激活了由 Cx43 构成的半通道，而缝隙连接蛋白、半通道、缝隙连接之间既相互有密切联系，又可能有完全不同的功能区别。

综上，大鼠皮肤组织中存在 Cx43 的表达，且主要表达在表皮棘细胞层角质形成细胞；穴位、经脉处存在有较穴旁对照点、邻近对照线更为丰富的 Cx43 表达，针刺能增加穴位处 Cx43 蛋白水平及 mRNA 表达的增加，初步提示 Cx43 与穴位、经脉及针刺之间存在着一定的相关性。

（郑翠红）

第二节　敲除 *Cx43* 基因对针刺镇痛效应的影响

疼痛是一种与组织损伤或潜在损伤相关的不愉快的主观感觉和情感体验，是临床多种疾病的常见症状之一。针灸用于疼痛的治疗历史悠久，疗效显著。编者团队前期的研究工作表明，Cx43 在经脉线及穴位处的表达显著高于非经脉线及非经非穴处，且针刺能明显增加 Cx43 在穴位处的表达。为了进一步研究 Cx43 与经络及针刺效应的相关性，编者团队拟通过热板、扭体法致痛模型，观察针刺对 *Cx43* 基因敲除杂合子（HT）和野生型（WT）小鼠的不同镇痛效应，探讨 *Cx43* 基因敲除对针刺镇痛作用的影响，并进一步观察对镇痛物质下丘脑 β- 内啡肽（β-EP）、致痛物质外周血前列腺素 E_2（PGE_2）含量及疼痛信号转导通路细胞外信号调节激酶（ERK）/cAMP 反应元件结合蛋白（CREB）/c-fos 蛋白水平和 mRNA 表达的影响，从中枢、外周以及信号转导的角度初步探讨敲除 *Cx43* 基因影响针刺镇痛效应的可能机制。

本研究对 *Cx43* 基因敲除小鼠后代的基因型进行了鉴定，发现 *Cx43* HT 小鼠在 519bp 和 280bp 有阳性条带，*Cx43* WT 小鼠仅在 519bp 有阳性条带。

敲除 *Cx43* 基因对热板致痛小鼠针刺镇痛作用的影响研究结果显示，与针刺前相比，各组在针刺后即时（0 min）、15 min、30 min、45 min、60 min 各时间点的痛阈值均较针刺前提高，尤以在针刺后即时提高最显著。其中，WT 组针刺后即时的痛阈值差异有非常显著性意义，15 min 时差异有显著性意义，30 min、45 min 和 60 min 时差异无显著性意义；HT 组针刺后即时差异有显著性意义，15 min、30 min、45 min 和 60 min 时差异均无显著性意义。与 WT 针刺组相比，HT 组针刺后即时、15 min 的痛阈值差异有显著性意义。

敲除 *Cx43* 基因对扭体致痛小鼠针刺镇痛作用的影响研究结果显示，与对照组相比，WT 针刺组能明显延长首次扭体潜伏期、减少扭体反应次数，差异有极显著性意义（$P < 0.01$）。HT 针刺组虽然也能延长首次扭体潜伏期、减少扭体反应次数，但与对照组相比，差异无统计学意义。HT 针刺组和 WT 针刺组相比，两组间差异有显著性意义（$P < 0.05$）。

针刺对内脏痛（腹腔注射醋酸）小鼠下丘脑 β-EP、外周血 PGE_2 含量的影响研究结果显示，HT 和 WT 对照组小鼠下丘脑 β-EP、外周血 PGE_2 含量均较低，两组间差异无统计学意义（$P > 0.05$）。腹腔注射醋酸后，与对照组相比，WT 和 HT 内脏痛模型组小鼠下丘脑 β-EP、外周血 PGE_2 含量显著升高（$P < 0.05$）；两内脏痛模型组组间差异无统计学意义（$P > 0.05$）。与模型组比较，WT 针刺组小鼠下丘脑 β-EP 含量明显升高、外周血 PGE_2 含量明显降低（均 $P < 0.05$）。HT 针刺组下丘脑 β-EP、外周血 PGE_2 含量与 HT 内脏痛模型组相比，差异无显著性意义（$P > 0.05$）。HT 针刺组下丘脑 β-EP 含量明显低于 WT 针刺组，外周血 PGE_2 含量明显高于 WT 针刺组（$P < 0.05$）。

免疫组化结果显示，HT 和 WT 对照组小鼠脊髓背角仅有少量 Fos、pERK、pCREB 免疫反应阳性细胞表达，两组间比较差异无统计学意义（$P > 0.05$）。HT 和 WT 内脏痛模型组小鼠脊髓背角浅层有大量 Fos、pERK、pCREB 免疫阳性细胞被激活，主要分布于 Ⅰ、Ⅱ 层，与对照组比较差异均有极显著性意义（$P < 0.01$）；两内脏痛模型组组间差异无统计学意义（$P > 0.05$）。针刺后，WT 小鼠 Fos、pERK、pCREB 免疫阳性细胞数明显减少，差异有极显著性意义（$P < 0.01$）；HT 小鼠 Fos、pERK、pCREB 免疫阳性细胞数虽然也有下降趋势，但与 HT 内脏痛模型组比较差异无显著性意义（$P > 0.05$）。HT 和 WT 针刺组两组间差异分别有显著或极显著性意义（$P < 0.05$，$P < 0.01$）。

RT-PCR 和免疫印迹结果显示，HT 和 WT 对照组小鼠脊髓背角 pERK、pCREB、c-fos 蛋白水平和 mRNA 表达低，两组间比较差异无统计学意义（$P > 0.05$）。给予伤害性刺激后，HT 和 WT 内脏痛模型组小鼠 pERK、pCREB、c-fos 蛋白水平和 mRNA 表达较对照组明显升高，差异均有极显著性意义（$P < 0.01$）；两内脏痛模型组组间差异无统计学意义（$P > 0.05$）。与内脏痛模型组比较，WT 针刺组小鼠脊髓背角 pERK、pCREB、c-fos 蛋白水平和 mRNA 表达明显降低，差异均有极显著性意义（$P < 0.01$）；HT 针刺组小鼠 pERK、pCREB、c-fos 蛋白水平和 mRNA 表达虽然亦有下降趋势，但与 HT 内脏痛模型组比较差异无统计学意

义（ $P > 0.05$ ）。HT 和 WT 针刺组两组间差异分别有显著性或极显著性意义（ $P < 0.05$ ， $P < 0.01$ ）。

针刺镇痛已被大量的行为医学实验和临床疗效所证实，在本研究所选择的经典物理和化学刺激致痛模型中也得到了很好的印证。小鼠腹腔注射醋酸形成内脏痛，首次扭体潜伏期明显缩短、扭体反应次数明显增加，说明小鼠痛敏状态的存在。针刺可使 WT 小鼠首次扭体潜伏期明显延长、扭体反应次数明显减少，表明针刺有显著缓解腹腔内脏痛的作用，但敲除 *Cx43* 基因可部分抑制针刺镇痛效应，提示 Cx43 及以连接蛋白为结构基础的缝隙连接胞间通信可能参与了针刺的镇痛过程。

大量的研究表明，针刺主要是通过激活以阿片样肽为主的内源性痛觉调制系统发挥镇痛效应的。β-EP 是内源性阿片样肽系统中主要的镇痛物质，一方面可直接作用于感觉神经末梢阿片受体，抑制伤害性感受器兴奋而镇痛；另一方面可通过抑制与伤害性刺激有关的神经递质的释放，从而引起去甲肾上腺素（NE）释放，提高机体痛阈，间接发挥镇痛作用。β-EP 是内啡肽家族前体前阿黑皮素原（POMC）中唯一存在的阿片样肽序列，含有 β-EP 的神经纤维可投射到脑中的各个部分，在下丘脑含量较高。研究表明，针刺可通过促进中枢和外周 β-EP 的释放，参与痛觉调制。同时，外周注射 β-EP 抗血清可显著拮抗针刺镇痛作用。本研究也证实，针刺后 WT 小鼠下丘脑 β-EP 含量明显升高，说明针刺可能通过提高下丘脑 β-EP 含量来发挥镇痛效应。同时，内脏痛小鼠下丘脑 β-EP 含量也显著高于对照组，提示炎症痛本身可能激活中枢内源性阿片样肽系统，以制约痛反应及痛觉过敏；针刺刺激则进一步提高 β-EP 含量，增加机体抗痛能力，从而提高痛阈。PGE_2 是在致炎因子的作用下，局部组织产生和释放的重要致炎致痛递质。它能致敏或兴奋伤害性感受器产生痛觉过敏，从而发动和传递痛觉信号。本实验中，针刺可显著降低 WT 内脏痛小鼠外周血 PGE_2 含量，其机制可能是针刺刺激通过抑制外周 PGE_2 的合成，降低痛觉感受器对疼痛刺激的敏感性，抑制痛觉信号传递，从而提高痛阈，达到镇痛的目的。本研究结果表明，针刺缓解醋酸致腹腔内脏痛的作用可能是通过促使中枢和外周镇痛物质 β-EP 增加，致痛物质 PGE_2 减少而实现的。同时，针刺能显著升高 WT 小鼠下丘脑 β-EP 含量，降低外周血 PGE_2 含量，但对 HT 小鼠，此效应明显不如前者，这在一定程度上进一步验证了前期实验结果，同时表明敲除 *Cx43* 基因影响针刺镇痛作用的机制可能与中枢和外周 β-EP、PGE_2 有关。

脊髓背角是痛觉信息传入的中继站，既能直接调制痛觉，又能接受上位中枢的下行抑制信号，是疼痛刺激调节的关键部位。中枢敏化是突触可塑性的一种表现形式，在疼痛的持续状态形成中发挥重要作用。中枢敏化是指在周围神经伤害性刺激、组织或神经损伤后，脊髓背角感觉神经元内突触效能的增加。ERK 是丝裂原激活的蛋白激酶（MAPK）家族中的一员，是胞外信号从细胞表面传导至细胞核内的重要传递者。ERK 不仅可以磷酸化其他激酶、受体和离子通道产生短时程的功能上的变化，还可通过活化转录因子如 CREB 参与细胞增殖分化和神经元的可塑性调节，如长时程增强效应和学习记忆等。磷酸化的 CREB 结合在 cAMP 效应元件（CRE）的 DNA 启动子区域，激活下游转录基因，调节靶基因的转录。CREB 作为一种核内转录因子，参与多种生物分子基因表达的调控，如 c-fos、脑源性神经营养因子等，这些由 CREB 介导的基因表达在各种伤害性刺激引起的脊髓神经元长时程可塑性变化中发挥重要作用。近年来许多研究表明，ERK/CREB/c-fos 信号转导通路的激活在炎性痛敏的产生和维持中发挥了关键作用。本研究中，小鼠腹腔注射醋酸引起炎性伤害性刺激，诱导脊髓背角 pERK 蛋白表达显著增高，提示脊髓水平 ERK 激活和核转位参与介导了痛敏的形成和维持。激活后的 ERK 转位至胞核在 133 位丝氨酸位点磷酸化相应的转录因子 CREB，pCREB 与靶基因上的特定序列 CRE 结合，进而调节 c-fos 基因表达。小鼠注射醋酸后引起炎性内脏痛，诱导 pCREB、c-fos 蛋白和 mRNA 在脊髓背角大量表达，而针刺可显著下调其表达，表明脊髓神经元内 CREB 的磷酸化和 c-fos 参与介导了 ERK 在炎性痛敏及针刺镇痛过程中的作用。对于 Cx43 功能部分丧失的 HT 小鼠，针刺明显抑制伤害性刺激引起的 ERK/CREB/c-fos 通路激活效应减弱，说明 Cx43 的表达低下可能抑制了缝隙连接通道的激活，从而影响了针刺的镇痛作用。本研究结果提示 Cx43、缝隙连接及其介导的缝隙连接胞间通信可能在针刺镇痛效应的产生中发挥重要作用。

小结：针刺有明显的镇痛作用，敲除 Cx43 基因可显著降低这一效应。Cx43 基因敲除可能通过调节 β-EP、PGE$_2$ 的含量及疼痛的 ERK/CREB/c-fos 信号转导通路影响针刺镇痛效应，提示 Cx43 在针刺镇痛作用中发挥着重要作用。

（郑翠红　余炜昶）

第三节　化学阻断剂阻断缝隙连接对针刺抗脑缺血效应的影响

缺血性脑血管疾病发病率很高，在我国高达 70%，国外高达 80% 以上。针刺是中医治疗脑缺血的重要方法，疗效显著。为了进一步验证经络、针刺与缝隙连接及缝隙连接胞间通信间的关系，编者团队通过建立大鼠大脑中动脉缺血（MCAO）模型，观察针刺对 MCAO 大鼠大脑皮质 HIF-1α、VEGF、MMP-2 蛋白水平及 mRNA 表达的影响，并应用化学阻断剂 1- 庚醇阻断缝隙连接后观察对针刺抗脑缺血效应的影响。

研究结果显示，模型组及治疗各组可见不同程度的神经功能缺损：对侧前肢无力，行走时明显向对侧转圈或倾倒，提尾倒立时对侧前肢内收屈曲，对来自同侧推力的抵抗力下降，提尾向对侧偏转及自发活动少；针刺组及生理盐水 + 针刺组大鼠的神经功能缺乏体征明显轻于模型组（$P < 0.05$），而 1- 庚醇 + 针刺组与模型组相比无明显差异（$P > 0.05$）。

RT-PCR 结果显示，正常组见到少量 *HIF-1α*、*VEGF*、*MMP-2* 表达，其他各组脑缺血侧皮质 *HIF-1α*、*VEGF*、*MMP-2* mRNA 明显增多（$P < 0.01$）。与模型组比较，针刺组和生理盐水 + 针刺组 *HIF-1α*、*VEGF* mRNA 明显增高（$P < 0.05$），*MMP-2* mRNA 明显降低（$P < 0.01$），1- 庚醇 + 针刺组均无明显变化（$P > 0.05$）。与针刺组相比，1- 庚醇 + 针刺组 *HIF-1α*、*VEGF* mRNA 显著性降低（$P < 0.05$），生理盐水 + 针刺组无明显变化（$P > 0.05$）。

免疫组化结果显示，正常组仅见极少量 HIF-1α、VEGF、MMP-2 阳性细胞，其余各组缺血周围区皮质阳性细胞表达明显增多，阳性细胞染色深，呈棕黄色，表达在细胞核和（或）细胞质。对缺血周围区皮质阳性细胞灰度值进行分析发现：与模型组比较，针刺组和生理盐水 + 针刺组 HIF-1α、VEGF 灰度值明显降低（$P < 0.05$），MMP-2 灰度值明显升高（$P < 0.05$），1- 庚醇 + 针刺组均无明显变化（$P > 0.05$）。与针刺组相比，1- 庚醇 + 针刺组 HIF-1α、VEGF 灰度值显著性增高（$P < 0.01$），MMP-2 灰度值明显降低，生理盐水 + 针刺组均无明显变化（$P > 0.05$）。HIF-1α 阳性细胞以胞核染色为主，VEGF、MMP-2 阳性细胞以细胞质为主。

缺氧诱导因子 1（HIF-1）是迄今为止发现的最重要的低氧转录调节因子之

一，由 α、β 两个亚基组成。HIF-1β 为基础表达蛋白，HIF-1α 为氧调节蛋白。HIF-1α 经泛素 – 蛋白酶小体途径迅速降解，在正常生理条件下一般检测不到。在缺氧条件下，HIF-1α 降解受阻，细胞质内 HIF-1α 积聚增多并发生核转位，在细胞核中与 HIF-1β 结合形成 HIF-1，HIF-1 与目的基因的缺氧反应元件结合从而激活目的基因的转录过程。

VEGF 是 HIF-1 的下游基因，是特异性促血管内皮细胞生长因子。*VEGF* 家族至少包括 *VEGF-A*、*VEGF-B*、*VEGF-C*、*VEGF-D*、*VEGF-E* 和胎盘生长因子。它们特异性地作用于血管内皮细胞，诱导血管生成。*VEGF* 不仅能促进血管生成，而且对脑缺血损伤具有神经保护作用。

近年来研究发现，除介导缺氧应答外，HIF-1α 在脑缺血损伤和保护机制中起到重要作用。脑缺血可诱导半暗带 HIF-1 表达增加。大鼠永久性 MCAO 后 HIF-1α 及其编码的靶基因如 *VEGF* 等在空间和时间上均有同步表达。当组织缺氧时，HIF-1α 促进 *VEGF* mRNA 表达增加，*VEGF* 能诱导大量新生血管形成，促进血管增生，增加受累组织的血流灌注和供氧量，减少神经元的凋亡和死亡，从而减轻脑损伤程度。

已有研究发现针刺能增强 *VEGF* 的表达，促进血管生成。有学者发现，电针刺激内关穴可增强 *VEGF* 及其受体的表达，减小梗死灶的体积，有助于卒中后神经功能的恢复。韩肖华等也发现，运用电针干预可以上调梗死灶周围 *VEGF* 和 *Flk-1* 的表达，从而促进血管新生。前期实验也发现了针刺能增强 *VEGF* 的表达，促进侧支循环的建立。本研究发现，针刺后不仅 *VEGF* mRNA 和蛋白水平增高，而且其上游转录活化因子 HIF-1α 的表达也同时增高，表明针刺可能通过增高 HIF-1α 及其下游的基因 *VEGF* 的表达，从而促进血管生成，参与对神经系统的保护。

基质金属蛋白酶（MMP）是一组含 Zn^{2+} 的能降解细胞外基质（ECM）的蛋白酶，通常在中性条件下发挥活性，有 Ca^{2+} 参与时活性最大。ECM 由细胞间的多种蛋白质和非蛋白质组成，构成细胞生长的微环境，具有支持、连接、营养和防御等生理作用。近年来，研究显示 MMP 活性增加与脑微血管通透性、血 – 脑屏障（BBB）通透性、BBB 崩溃、炎细胞侵入和脑水肿明显相关。MMP 通过降解 ECM 使 BBB 受损，通透性增加，使毛细血管内的水分与血浆蛋白外渗，致细胞间隙水分增多，即形成脑水肿。

MMP-2（72kD，A 型胶原酶）是 MMP 家族的一员，能分解基底膜的主要成分——血浆纤维连接蛋白和层黏蛋白，它以酶原的形式分泌到细胞外，经活化后才有活性。陈红兵等发现大鼠局灶性脑缺血再灌注后 24 h 可见 MMP-2 开始出现，3 ~ 7 d 时达高峰，至 14 d 时仍有表达持续。本研究也发现，脑缺血 6 d 后 MMP-2 表达增高明显，加重缺血性脑损伤。作为一种传统的康复治疗方法，针刺用于治疗脑缺血疗效肯定，能明显降低肿胀脑组织的含水量。本实验以针刺水沟、曲池、内关、足三里等穴干预局部脑缺血模型，结果提示针刺可明显降低 MMP-2 蛋白水平及 mRNA 表达。其机制可能是针刺通过降低 MMP-2 的表达，减少脑水肿的程度，从而达到保护脑组织的目的。

　　庚醇是较公认有效的缝隙连接通道阻断剂，它能可逆地阻断细胞间的缝隙连接通道，从而可逆地阻断缝隙连接胞间通信。本研究表明，针刺可以增强 HIF-1α、VEGF 及降低 MMP-2 的表达，改善急性脑缺血大鼠的脑水肿，促进血管生成，参与神经保护。针刺前穴位注射缝隙连接阻断剂 1- 庚醇后，这些针刺效应减弱甚至消失，提示穴位缝隙连接及缝隙连接胞间通信与针刺效应有关。

（郑翠红　熊伟）

第三章 针灸的中枢效应机制研究

针灸是祖国医学的瑰宝，其作用和价值已经逐渐被国际社会公认，但迄今为止，针灸疗法的作用机制尚不完全清楚，单纯应用中医理论亦难以解释诸多针灸现象。因此，如何利用现代医学理论与技术研究说明针灸疗法已成为近年来国际热门课题之一。自 1998 年第一篇针刺影像学研究发表后，影像学技术作为现代医疗手段广泛应用于针灸学研究领域。其中，PET、功能性磁共振成像（fMRI）、单光子发射计算机断层成像、脑磁图等影像学技术均与针刺治疗紧密结合，针刺的中枢效应机制逐渐成为研究热点。fMRI 是研究脑功能活动最常见的技术之一，可通过血氧水平依赖信号的变化实时反映针刺刺激引起的脑血流动力学变化与脑区的活动状态。现将编者团队关于针灸中枢效应机制的研究内容展示如下。

第一节 针刺镇痛的中枢响应特征研究

一、实验背景

针刺镇痛在 20 世纪已得到国际认可，并在世界范围内广泛应用。世界卫生组织推荐针灸治疗的疾病中有腰痛、头痛、坐骨神经痛和术后疼痛等 30 余种痛症，且大量临床随机对照试验证明针刺镇痛效果确切。

痛经是妇科常见病，传统针灸治疗具有显著疗效。针灸治疗痛经时三阴交是应用最多的穴位之一。传统中医理论认为，三阴交穴属足太阴脾经，又与肝、肾二经交会，是足三阴经交会穴，可疏通足太阴脾经、足厥阴肝经、足少阴肾经三条阴经，调理足三阴经之疾病。痛经与肝、脾、肾三脏功能失调有关，通过三阴交穴调气行血，使肝、脾、肾三脏气血调和，经络之气运行通畅，可达到通则不痛的目的。因此，三阴交一直作为传统治疗痛经的主要穴位，临床观察单穴对缓解痛经也具有良好效果，但其机制尚不明确。

二、实验过程及结果

对6例痛经患者行经疼痛时行右侧三阴交假针刺和针刺,用数字疼痛强度分级法比较刺激前后的疼痛情况,并在假针刺和针刺时利用PET对痛经患者行 ^{18}F-FDG 脑功能成像,用 SPM 软件分析,获得针刺激活的脑解剖功能区。实验主要结果如下。

1.疼痛值变化

将患者假针刺和针刺前后自测疼痛值进行比较,结果见表3-1。假针刺前与假针刺后疼痛值相比,两者值差异无显著性意义($P > 0.05$);将针刺后同针刺前患者疼痛值进行比较,针刺后疼痛值比针刺前明显降低($P < 0.01$);针刺后针刺组疼痛值比针刺后假针刺组明显降低($P < 0.05$)。

表3-1　两组患者疼痛值比较

组别	例数	针刺前	针刺后	P 值
假针刺组	6	6.66±0.51	5.67±0.94	> 0.05
针刺组	6	6.66±0.81	4.17±1.47[①]	< 0.01

注：①表示与假针刺组比较,$P < 0.05$

2.脑区变化

将6例痛经患者针刺与假针刺的 PET 数据用 SPM 软件进行单边配对 t 检验,得到针刺引起痛经患者脑的葡萄糖代谢增高和降低区域。

葡萄糖代谢增高区域:针刺引起多个脑区的葡萄糖代谢增加,表3-2为经过 SPM 统计处理得到针刺引起的脑葡萄糖代谢增加解剖部位、塔莱拉什坐标和 t 检验最后得到的 Z 值。葡萄糖增加区域主要见于同侧豆状核(苍白球、壳)、同侧小脑、同侧岛叶、双侧背侧丘脑、同侧中央旁小叶、双侧杏仁体、对侧中脑黑质、双侧第二躯体感觉区、同侧海马回、同侧扣带回前部、对侧下丘脑乳头体。其中苍白球增强最显著,并同周围结构壳、杏仁体、海马回连在一起被激活。

表3-2　SPM 分析针刺引起脑葡萄糖代谢增强区域

脑区	左侧大脑				右侧大脑			
	x 轴	y 轴	z 轴	Z 值	x 轴	y 轴	z 轴	Z 值
豆状核、苍白球	—	—	—	—	26	−11	−6	4.35
小脑、齿状核	—	—	—	—	19	−56	−24	3.78
岛叶、BA13	—	—	—	—	34	−21	22	3.65

脑区	左侧大脑				右侧大脑			
	x 轴	y 轴	z 轴	Z 值	x 轴	y 轴	z 轴	Z 值
小脑、锥体	—	—	—	—	38	− 79	− 31	3.46
背侧丘脑、丘脑枕	− 12	− 9	5	3.39	19	− 23	14	3.18
中央旁小叶、BA31	—	—	—	—	4	− 14	45	3.35
杏仁核	− 20	− 13	− 9	3.09	29	− 9	− 10	2.86
中脑黑质	− 10	− 13	− 10	3.08	—	—	—	—
第二躯体感觉区	− 38	− 25	28	2.85	38	− 23	28	2.99
海马回	—	—	—	—	24	− 13	− 13	2.80
扣带回前部、BA33	—	—	—	—	3	12	20	2.55
豆状核、壳	—	—	—	—	24	− 1	− 7	2.53
乳头体	− 3	− 11	− 14	2.52	—	—	—	—

注：—为无代谢变化区，x、y、z轴值为塔莱拉什坐标

葡萄糖代谢降低区域：表3-3为经过SPM统计处理得到针刺相对于假针刺脑葡萄糖降低的解剖部位、塔莱拉什坐标和t检验最后得到的Z值。葡萄糖降低区域主要见于同侧楔前叶、额上回，对侧额中回、角回、额回、颞中回。

表3-3　SPM分析针刺引起脑葡萄糖代谢降低区域

脑区	左侧大脑				右侧大脑			
	x 轴	y 轴	z 轴	Z 值	x 轴	y 轴	z 轴	Z 值
楔前叶、BA7	—	—	—	—	4	− 52	60	3.59
额上回、BA10	—	—	—	—	33	55	10	3.48
额中回、BA6	− 31	− 3	59	3.40	—	—	—	—
角回、BA19	− 41	− 73	33	3.06	—	—	—	—
额回、BA11	− 22	45	− 5	2.86	—	—	—	—
颞中回、BA19	− 36	− 81	22	2.71	—	—	—	—

注：—为无代谢变化区，x、y、z轴值为塔莱拉什坐标

三、讨论

本研究结果显示，针刺三阴交能够明显减轻痛经患者的疼痛。针刺引起痛经患者的部分大脑皮质葡萄糖代谢增强，部分大脑皮质葡萄糖代谢降低。脑葡萄糖

代谢增强部位还有皮质下边缘系统，包括豆状核（苍白球、壳）、杏仁体、海马回、背侧丘脑、中脑、下丘脑乳头体，以及小脑的这些区域。大脑皮质作为中枢神经系统的最高中枢，感受痛觉信息，参与痛觉调制。当人类经历疼痛时最常被激活的皮质是第一、二躯体感觉区（SⅠ、SⅡ）。经旧脊髓丘脑束传递的伤害性信息到达丘脑内侧部后，发出的纤维一部分投射到边缘系统，一部分投射到SⅡ。电解SⅡ区可使电针效应减弱，刺激SⅡ区可抑制疼痛。本研究中针刺右侧三阴交引起双侧SⅡ葡萄糖代谢增高，SⅡ的激活可能参与了针刺对痛经的镇痛作用。

本研究发现，针刺引起皮质下边缘系统多个部位代谢增强，针刺引起同侧豆状核（壳、苍白球）、杏仁体、海马回连在一起被激活，提示这部分脑区的兴奋可能与痛觉传导及镇痛作用密切相关。有研究认为基底核（包括豆状核、尾状核和杏仁体等）参与识别疼痛的范围、疼痛的感觉强度、疼痛的认知强度，参与调节伤害性信息，是伤害性信息传入高级运动区域的通道。因而基底核参与处理伤害性和非伤害性信息的处理，对调节疼痛起重要作用。海马的解剖学研究表明其内含有多种神经肽及活性物质，海马可能通过其含有的阿片样肽参与镇痛。本研究中也发现针刺后引起同侧扣带回前部葡萄糖代谢增强，有报道表明扣带回前部参与痛觉的情绪反应、刺激定位和强度编码、痛觉的认知和注意等多种功能的整合。因此，扣带回前部在针刺对痛经的镇痛中也可能起重要作用。

丘脑是伤害性信息传入大脑皮质引起痛觉和痛反应的重要换元站。有研究表明腹后内侧核与疼痛的传导有密切关系，在灵长类动物中发现丘脑枕接受伤害性刺激并投射到躯体感觉皮质和顶叶皮质。丘脑枕被认为参与了躯体感觉信息的合成和参与各种情感的综合，并且发现电刺激丘脑枕可以治疗人的慢性疼痛。本研究发现针刺后对侧丘脑腹后内侧核和同侧丘脑枕葡萄糖代谢增强，认为针刺信息可能在丘脑水平与伤害性信息发生相互作用，阻止伤害性信息上传至大脑，从而产生镇痛作用。研究中编者团队也发现中脑黑质被激活，中脑黑质与大脑、间脑、脑干有广泛联系，不仅调节机体的随意运动，黑质还通过多巴胺递质参与痛觉的调节，因此认为黑质在针刺产生的镇痛作用中也起作用。

人脑中促性腺激素释放激素（GnRH）分布广泛，以下丘脑漏斗部、乳头体、丘脑等部位含量最高，下丘脑 GnRH 控制垂体的 GnRH 释放，GnRH 能控制卵巢激素的分泌。研究发现乳头体被激活，可能是针刺对下丘脑 – 垂体 – 卵巢轴起作用，从而调节卵巢甾体激素水平，表明针刺对痛经患者的作用除了镇痛作用外，还能通过调节激素水平来治疗痛经。这也为三阴交治疗生殖疾病提供了理论依据。

　　小脑与脊髓、脑干和大脑都有广泛联系，除接受来自与运动有关的各种感觉信息，也接受伤害性信息。有动物实验报道，C 纤维通过同侧背索将伤害性信息传达到小脑，小脑接收抗伤害性信息则可能是通过脑干的下行抑制传导通路完成的。许多针刺的脑功能研究都显示小脑部分区域被激活，本研究也发现对侧小脑葡萄糖代谢增强，这与以前研究结果一致，提示小脑也参加了痛觉调制过程。

　　运用 PET 脑功能成像技术观察在痛经状态下针刺镇痛对患者脑功能的影响，发现针刺一侧穴位能引起大脑皮质、皮质下边缘系统及小脑的代谢增加，这些区域大多是与疼痛相关的脑区；同时乳头体也被激活，编者团队认为针刺可能也激活了神经内分泌系统。综上所述，针刺三阴交主要激活与疼痛相关的脑区，能够明显减轻痛经患者的疼痛，其镇痛作用可能主要通过平衡与疼痛有关的中枢网络，神经内分泌调节也可能在治疗中起作用。

第二节　针刺得气的中枢响应特征研究

一、实验背景

　　得气是针灸理论的重要概念，最早见于《黄帝内经》"刺之要，气至而有效"，强调了得气对针刺疗效的重要性。针刺治疗应当以获得一定程度的得气感为准，已有大量临床研究证实得气与针刺疗效密切相关。研究针刺得气引起的脑功能连接变化有助于揭示针刺发挥效应的机制，体现得气与针刺疗效的重要关系。

二、实验过程及结果

　　本试验观察针刺足三里后穴位得气与不得气时脑相关功能区 fMRI 的差异，并初探针刺足三里的机制。对 20 例健康右利手受试者根据针刺方案的不同分成 A 组和 B 组：A 组先行得气操作，1 周后行不得气操作；B 组则先行不得气操作，于 1 周后行得气操作。两组受试者均针刺左侧足三里，实施得气与不得气两种状态，并进行即时 fMRI。实验过程包括静息期和刺激期，通过 fMRI 获得刺激期与静息期的脑功能图像，并进行分析。

　　将不符合入组标准的试验数据剔除后，其余受试者数据均纳入统计。SPM 分析显示，脑区的激活或负激活几乎与针刺的进行同时发生，针刺左侧足三里得气后，除双侧顶下小叶和少许同侧皮质区被激活外，大部分对侧脑功能激活或抑制（表3-4、表3-5）。

表3-4　相对于不得气，得气后针刺引发的脑激活区

单位：mm

脑区	布罗德曼皮质区	塔莱拉什坐标			Z值
		x轴	y轴	z轴	
右顶下小叶	40	60	−38	42	3.93
左顶下小叶	40	−46	−58	52	2.86
		−52	46	54	2.57
左楔前叶	7	−24	−80	44	3.22
		−12	−76	46	3.06
左额叶眶回	10	−40	40	24	2.59
左中枕回	19	−30	−76	48	2.74
左缘上回	40	−38	−52	34	2.42
右颞上回	22	30	12	−22	2.91
右额中下回	47	36	22	−6	2.37
	—	48	36	10	2.74
右前额叶	46	44	38	18	2.68
右楔叶	19	16	−80	20	2.62
右中央前回	3	18	68	60	2.55
右中脑	—	4	−38	−20	2.44

注：—表示数据未获得，x、y、z轴参数为激活区体素在三维坐标中的最大值，Z值为$P<0.01$体素的统计值

表3-5　相对于不得气，得气后针刺引发的脑负激活区

单位：mm

脑区	布罗德曼皮质区	塔莱拉什坐标			Z值
		x轴	y轴	z轴	
双侧中央后回	2	−16	−42	68	5.63
	—	52	−24	18	5.33

脑区	布罗德曼皮质区	塔莱拉什坐标			Z 值
		x 轴	y 轴	z 轴	
右侧颞上回	22	58	2	0	5.29
	—	58	10	−4	4.78
双侧壳核	—	−28	2	6	5.26
	—	−26	−8	8	5.04
	—	22	2	−2	3.99
左岛叶	—	−45	22	18	4.55
	—	−36	−18	12	4.06
双侧顶下小叶	40	−50	−34	22	5.14
	—	58	−42	22	4.03
	—	50	−44	24	4.00
双侧小脑山顶	—	8	−56	−8	4.72
	—	−2	−46	−10	4.27
	—	2	−34	22	3.36
双侧小脑山坡	—	−2	−60	−18	3.51
	—	36	−70	−28	4.51
	—	26	−82	−28	4.06
	—	16	−86	−28	3.85
左侧额中下回	6	−2	−24	64	4.75
右侧额中下回	9	48	6	30	3.99
	—	56	18	26	3.56
右小脑齿状核	—	14	−58	−34	4.56
左中脑	—	−10	−26	−8	4.45
双侧丘脑	—	−4	−12	2	3.63
	—	14	−28	0	3.32
双侧扣带回	24	4	0	28	4.08
	—	−12	0	34	3.86
右颞中回	21	54	−60	6	4.10

续表

脑区	布罗德曼皮质区	塔莱拉什坐标			Z 值
		x 轴	y 轴	z 轴	
双侧枕叶	18	— 52	— 70	4	3.78
	—	34	— 82	12	3.50
左丘脑底核	—	— 8	— 14	— 8	3.44

注：—表示数据未获得，x、y、z 轴参数为激活区体素在三维坐标中的最大值，Z 值为 $P < 0.01$ 体素的统计值

三、讨论

得气又称经气感应，是医患双方的同步感应，是针刺效应在患者机体局部反应的主观感受，也是针刺实施者对针刺效应的判断尺度之一。研究显示，相对于不得气，针刺左侧足三里得气后可引发部分脑区出现激活／负激活反应。

研究观察到针刺足三里能够激活额叶、颞叶、顶叶、枕叶等多处脑区，这些区域与认知、情绪、语言、感觉、运动等功能相关。上述区域针刺后被激活，表明针刺后血流量增加，而血流量的增加有利于该区域神经组织的营养供应及损伤后结构和功能的修复。这与临床上所观察到的对于中风后失语及有运动功能、认知、情感功能障碍的患者，针刺足三里有积极的治疗作用的现象是一致的。同时也可以看到，脑区的激活或负激活，几乎与针刺的进行同时发生。因此，可认为针刺所导致的脑功能的即时改变，更多源自血管神经性、反射性调节，有别于VEGF 表达上调的血管重建机制，这在一定程度上说明了针刺效应的多元性及其发挥效应途径的多样性。

针刺左侧足三里得气后，除双侧顶下小叶和少许同侧皮质区被激活外，大部分引起的是对侧脑功能的激活或抑制，说明针刺感受器后的机械刺激经上行传导通路传导后，在大脑中枢进行信息整合，从而影响和调节人体功能。从活化的脑区分布可以看到，这种上传通路与经典的神经信号上传通路是基本吻合的，提示经典的神经信号上行传导通路在针灸刺激信号的传导中可能发挥了作用，可能是其信号传导的物质基础之一。这种现象在寻找针灸信号传导途径的物质基础方面具有一定的指导和指示性意义。

顶叶主要与一般躯体感觉有关，是大脑的感觉中枢；顶下小叶主要响应疼痛、触摸、品尝、温度、压力的感觉，而且与空间感知功能相关。本研究结果显

示双侧顶下小叶激活，说明针灸的经络传导效应对双侧脑区都能发挥作用。

另外，本研究中出现了同侧相同脑区既有激活又有负激活（如中央后回、右颞上回和顶下小叶），可能是刺激条件下血流的反应性调整，即同一个血供部位的某一个区域的血流增加，代谢增强，从而抑制了另外一些功能区的血流和代谢。这种现象也符合神经网络学说的主张，即脑的各个区域之间是相互联系、相互影响的，一个脑区的功能改变可以引起与之功能相关的其他脑区的功能变化。针刺后脑区活性的增加区与降低区之间的内在联系与规律有待阐明，本研究的结果从功能影像学角度体现了穴位调节作用的广泛性、双向性。

本研究将传统的中医临床观察经验与人体特定的实质器官活动动态地联系起来，在一定程度上支持并体现了针刺效应的物质基础，为针刺得气治疗的合理性、真实性提供了实证支持，也为针刺作用机制的进一步深入研究提供了指导。

第三节　不同电流强度电针的中枢响应特征研究

一、实验背景

针刺效应除了与腧穴特异性密切相关外，不同针刺手法、针法，以及针刺刺激的时间、频率、刺激量与不同针刺过程状态等均影响针刺效应。与手针相比，电针涉及的技术参数（如频率、波形、电流强度、脉冲宽度、刺激时间等）更多。电针参数是影响电针效应的重要因素，因此，各种关于电针参数的研究已成为针刺量化研究的热点。近年来关于电流强度的研究也逐渐增多，有研究认为高强度电流刺激比低强度电流刺激疗效更好，也有研究认为不同强度电流刺激的疗效差异不显著，因此，本研究通过 fMRI 探讨不同电流强度的电针刺激对脑功能活动的影响。

二、实验过程及结果

12 名受试者分别接受不同强度电针刺激上巨虚，采用 block 模式扫描，并记录行针时的针感。电针为连续波，2 ～ 50 Hz，脉冲宽度 0.2 ～ 0.6 ms，低强度电针组电流量以受试者感受穴位有微弱电流刺激为度，高强度电针组以受试者感觉穴位有强烈电流刺激而不痛为度。采用配对样本 t 检验分析针感和 fMRI 数据。

主要实验结果如下。

1. 电流强度结果

低强度电针组的电流量为（0.65±0.32）mA，高强度电针组的电流量为（1.61±0.38）mA。与低强度电针组的电流量相比，高强度电针组的电流量显著增加（配对 t 检验，$P < 0.05$）。

2. 视觉模拟评分结果

受试者在行电针刺激时视觉模拟评分（VAS）结果：酸（低强度电针组1.88±1.85，高强度电针组3.27±3.20）、麻（低强度电针组2.05±1.82，高强度电针组2.05±3.63）、胀（低强度电针组4.64±1.48，高强度电针组5.64±2.41）、重（低强度电针组2.00±2.05，高强度电针组2.00±2.82）、疼痛感（低强度电针组0.36±0.50，高强度电针组0.36±3.38）、跳动感（低强度电针组1.73±2.23，高强度电针组4.82±3.18）。低强度电针组与高强度电针组比较，跳动感差异有统计学意义（配对 t 检验，$P < 0.05$），酸、麻、胀、重、疼痛感等感觉差异无统计学意义。

3. 不同针刺感觉所占比例

不同强度的电针刺激导致受试者针刺感觉不同，各种针刺感觉出现的比例：感受到酸（低强度电针组为64%，高强度电针组为73%），感受到麻（低强度电针组为64%，高强度电针组为73%），感受到胀（低强度电针组为100%，高强度电针组为100%），感受到重（低强度电针组为43%，高强度电针组为73%），感受到疼痛（低强度电针组为43%，高强度电针组为55%），感受到跳动（低强度电针组为64%，高强度电针组为91%）。

4. 血氧水平依赖脑功能成像结果

低强度电针刺激和高强度电针刺激造成了不同程度的脑区激活和负激活，见表3-6。低强度电针刺激显著激活了左侧岛叶皮质（BA48）和负激活右侧中央前回（BA6）。高强度电针刺激显著激活了双侧颞叶（BA21）、右侧岛叶皮质（BA48）、右侧顶下小叶（BA48），显著负激活了双侧内侧前额叶皮质（BA10、BA11）、右侧中央前回（BA4）、左侧中央后回（BA4）、左侧顶叶（BA40）、右侧颞下回（BA20）。

表 3-6　不同强度的电针刺激影响脑区的比较

类型	脑区	L/R	布罗德曼皮质区	MNI 坐标			t 值
				x 轴	y 轴	z 轴	
低强度电针刺激	岛叶皮质	L	48	− 42	− 17	1	4.57
	中央前回	R	6	39	2	30	− 3.39
高强度电针刺激	颞中回	L	21	− 65	− 46	13	3.51
		R	21	65	− 49	14	4.08
	岛叶皮质	R	48	39	2	− 10	4.52
	顶下小叶	R	48	59	−31	24	4.03
	内侧前额叶皮质	L	10	9	52	− 8	− 2.07
		R	11	− 27	49	− 10	− 2.34
	中央前回	R	4	45	− 15	42	1.76
	中央后回	L	4	− 33	− 26	65	1.83
	顶叶	L	40	− 27	− 42	33	− 2.87
	颞下回	R	20	33	− 7	−30	− 2.92

注：MNI 坐标为蒙特利尔神经研究所系统坐标

三、讨论

本研究结果表明，同一受试者对不同强度电针刺激在酸、麻、胀、重、疼痛的感觉上无明显不同，仅跳动感有显著差异。可能是因为针灸针是经医生施以手法促使患者得气之后，才与电针仪连接的；跳动感出现显著差异，可能是电流强度的差异导致的。不同电流强度的电针刺激受试者上巨虚穴，均激活了岛叶。

研究表明，内脏感觉信息会传达至岛叶，岛叶可以集成内感受器传入信息。电刺激大鼠岛叶后，大鼠血压、心率、呼吸频率、胃和小肠的能动性都会出现相应改变；电刺激患者岛叶后，患者的胃和腹部会出现感觉。岛叶激活可能与上巨虚治疗胃肠疾病的穴位特异性有关。胃肠道和大脑关系密切，脑肠轴是中枢神经系统与胃肠道功能之间相互作用的双向调节轴。本研究结果在一定程度上支持脑肠轴理论，可为胃肠功能与中枢神经系统相互作用提供依据。不同电流强度电针刺激受试者的上巨虚，均负激活了中央前回，高强度电针刺激同时负激活中央后回和顶叶。中央前回又称初级运动区，是接受对侧躯体皮肤和深部结构的传入冲动的重要脑区。中央后回是躯体感觉投射区，对多种刺激信息敏感。中央前回、中央后回出现负激活，属于针刺经穴后均会出现的激活 / 负激活脑区，与电针刺激影响机体的感觉运动中枢有关。顶叶为处理各类感觉信息的中枢，主要将触觉、视觉、听觉、运动觉等进行整合，负激活可能与顶叶处理、整合电针刺激影响机体的感觉有关。高强度电针刺激同时负激活内侧前额叶皮质、颞下回。研究表明，内侧前额叶可以通过调节迷走神经反射来影响和调节胃肠蠕动。内侧前额叶皮质和岛叶等大脑边缘系统是调节内脏活动的重要中枢，还与认知、注意、情绪、记忆等功能有关。颞下回与语义理解、认知学习、记忆相关，颞下回损伤患者对词语、声音、图片、气味、动作等多种语义形式识别障碍，颞下回负激活可能与认知功能相关。

高强度电针刺激同时激活颞中回、顶下小叶。颞中回除了进行语义处理和复杂声音处理外，还可以通过调节注意网络和情感表达来调节疼痛感觉。顶下小叶与疼痛、温度等感觉相关，也与躯体定位、空间认知功能相关。颞中回、顶下小叶激活可能与受试者认知功能和疼痛处理有关。

综上所述，不同强度电针刺激导致的脑功能活动不完全相同，高强度电针刺激比低强度电针刺激影响的脑区更为广泛。低强度电针刺激和高强度电针刺激都可以影响岛叶皮质和中央前回，这与上巨虚的穴位特异性和电针刺激可以影响机体的感觉运动功能相关；高强度电针刺激同时使受试者的认知功能、注意功能和疼痛处理功能被激活。

第四节　针刺不同时间点的中枢效应特征研究

一、实验背景

针刺效应的时间特性是指针刺过程中不同时间点对疗效有不同的影响，不同时间点脑功能活动信号的客观变化可反映针刺效应的特异性作用。临床研究已有针刺具有持续效应的报道，但其中枢响应机制尚不明确。相关研究发现，针刺过程中与针刺后有显著不同的中枢响应特征。电针参数是影响疗效的重要因素，比如不同频率电针可导致不同的脑区激活模式，产生不同临床疗效。由于电针包含频率、波形、电流强度、刺激时间等多种技术参数，为电针参数量化和优化研究带来较大困难。近年关于电流强度与临床疗效的研究逐渐增多，本研究通过观察针刺后续效应，探讨不同电流强度电针导致脑功能活动的变化情况。

二、实验过程及结果

将 22 名受试者随机分为低强度电针组（L-EAS）和高强度电针组（H-EAS），2 组均针刺左侧上巨虚，辅助针在距离上巨虚 0.3 ～ 0.5 cm 近心端浅刺。电针为疏密波，2 ～ 50 Hz，脉冲宽度 0.2 ～ 0.6 ms，低强度电针组电流量以受试者感受穴位有微弱电流刺激为度，高强度电针组以受试者感觉穴位有强烈电流刺激而不痛为度。采集电针刺激前静息态和电针刺激后静息态的数据，比较不同强度电针刺激前后具有显著差异的脑区及血氧水平依赖脑功能成像（BOLD-fMRI）信号时间域振幅变化情况。主要实验结果如下。

1. 两组电流强度比较

L-EAS 电流量为（0.50±0.02）mA，H-EAS 电流量为（1.10±0.10）mA。与 L-EAS 比较，H-EAS 电流量明显升高（$P < 0.01$）。

2. 两组针感评分比较

两组针感 VAS 结果，酸、麻、重、疼痛、跳动感的比较差异有统计学意义（$P < 0.05$）。见表 3-7。

表 3-7　电针上巨虚两组针感 VAS 结果比较

单位：分

针感	L-EAS（11 例）	H-EAS（11 例）
酸	2.50±0.47	2.50±0.28[①]
麻	2.82±0.38	2.82±0.56[②]
胀	4.64±0.45	4.64±0.55
重	2.09±0.39	2.09±0.81[②]
疼痛	1.36±0.43	1.36±0.58[②]
麻刺	2.09±0.58	2.09±0.75
灼热	0.73±0.51	0.73±0.49
跳动	2.82±0.46	2.82±0.70[②]
刺痛	1.18±0.52	1.18±0.75

注：①表示与 L-EAS 比较，$P < 0.01$；②表示与 L-EAS 比较，$P < 0.05$

3. 两组具有显著差异的脑区结果

Post 1 为针刺后第 1 个静息态和针刺前静息态的差异（Post 1 ＝ Post-Rest 1 － Rest）；Post 2 为针刺后第 2 个静息态和针刺前静息态的差异（Post 2 ＝ Post-Rest 2 － Rest）。L-EAS 的 Post 1、Post 2 和 H-EAS 的 Post 1、Post 2，4 组数据间

具有显著差异的脑区为：颞上回，颞中回，颞下回，中央前回；顶上小叶，顶下小叶，中央后回；舌回，梭状回，楔叶，距状裂周围皮质；额中回，眶额叶皮质；岛叶，丘脑，前扣带回，后扣带回（单因素方差分析，$P < 0.001$，聚集规模 > 100 体素）。见表 3-8。

表 3-8　4 组具有显著差异的脑区分布

脑区	布罗德曼皮质区	体素/个	峰值点 F 值	MNI 坐标		
				x 轴	y 轴	z 轴
中央后回	4/6	8249	60.73	8	— 52	70
中央前回	—	—	56.47	— 16	— 36	70
	—	—	53.78	28	— 28	72
枕中回	19/37	2811	48.11	— 34	— 92	10
舌回	—	—	45.03	— 34	— 74	— 24
梭状回	—	—	45.02	— 40	— 64	— 28
颞下回	37/19	2068	46.80	44	— 48	— 36
颞中回，梭状回	—	—	38.31	54	— 56	— 22
	—	—	36.27	28	— 62	— 14
枕叶	18/19	1214	45.19	16	— 88	14
楔叶，舌回	—	—	40.47	16	— 100	— 6
	—	—	34.69	14	— 102	4
颞上回	22/21	1725	40.30	52	— 28	14
岛叶	—	—	37.51	58	— 4	— 4
	—	—	37.38	60	— 32	4
顶上小叶	6	214	39.90	32	— 18	44
顶下小叶	—	—	23.17	52	— 26	32
	—	—	22.94	38	— 4	46
丘脑		217	35.01	4	— 22	4
	—	—	26.10	4	— 8	4
	—	—	24.92	6	— 14	12
颞上回，颞中回	22	342	34.14	— 50	— 24	— 8
	—	—	27.61	— 66	— 24	10
	—	—	25.36	— 56	— 38	0

脑区	布罗德曼皮质区	体素/个	峰值点 F 值	MNI 坐标		
				x 轴	y 轴	z 轴
颞中回，颞上回，岛叶	21	254	29.59	− 44	0	− 4
	—	—	29.14	− 56	8	− 18
	—	—	27.78	− 58	− 10	− 12
额中回	11	158	28.42	24	42	− 16
眶额叶皮质	—	—	24.41	36	42	− 8
			24.30	32	38	− 16
后扣带回	30	190	26.38	− 24	− 56	14
距状裂周围皮质	—	—	25.26	− 14	− 64	2
			25.23	− 28	− 64	6
前扣带回	32	108	25.60	− 8	40	22
	—	—	23.84	− 14	36	14
岛叶	13	290	25.26	− 38	− 16	− 2
	—	—	25.03	− 30	− 12	2
	—	—	21.61	− 38	− 16	18

注：—表示数据未获得，MNI 坐标为蒙特利尔神经研究所系统坐标

4. 两组 BOLD-fMRI 信号时间域振幅比较

L-EAS 大多数脑区的信号活动强度减弱，脑区 9、11 除外；H-EAS 所有脑区信号活动强度增强。P1 = Post 1/Rest，P2 = Post 2/Rest。与 L-EAS P1 比较，除脑区 7、9、11、13，H-EAS 其他脑区的信号活动强度增强（$P < 0.005$）；与 L-EAS P2 比较，H-EAS 所有脑区信号活动强度均增强（$P < 0.001$）。

三、讨论

编者团队既往研究表明，不同强度电针刺激上巨虚可治疗功能性便秘，但相比低强度电针刺激，高强度电针刺激能显著改善排便困难程度。本研究观察了不同强度电针引起的脑功能变化，进一步分析了不同强度电针调节胃肠运动作用的相关脑区。本研究显示，不同强度电针组电流强度存在明显差异，导致酸、麻、重、疼痛、跳动感不同。通过对比不同强度电针刺激前后的 BOLD-fMRI 图像，发现不同强度电针刺激上巨虚后产生不同模式的后续效应。

中央前回、中央后回与躯体感觉运动功能有关，中央前回、中央后回的激活可能是躯体感觉运动中枢对针刺感觉和作用的整体反应。顶上小叶具有躯体定位功能和物体识别功能，对外界刺激敏感，能准确辨别刺激信息。颞中回参与复杂声音处理，负责联系初级与次级听觉皮质，且能通过调节注意力网络和情感表达调节疼痛感觉。颞下回主要与语义理解及认知学习、记忆相关，颞下回损伤后会出现词语、声音、图片、气味、动作等识别障碍，颞下回激活可能与受试者认知功能相关。不同强度电针刺激后存在差异的脑区，主要与躯体感觉运动功能、认知、疼痛调节处理功能有关。

岛叶、前扣带回、后扣带回、内侧前额叶皮质和丘脑等边缘－旁边缘结构，在调节认知和内脏相关感觉中发挥重要作用。岛叶在接受电刺激后，血压、心跳、呼吸频率、胃和小肠的能动性出现相应改变。前扣带回在处理内脏感觉和调节胃肠感觉信号时发挥重要作用。此外，前扣带回与处理疼痛的认知有关，和调节疼痛感觉的通路有关。眶额叶皮质是内侧前额叶一部分，内侧前额叶可以通过调节迷走神经反射传输，影响和调节胃肠蠕动。后扣带回与学习、空间记忆、认知及整合前扣带回情感过程有关。此外，健康受试者和功能性胃肠病患者在接收内脏刺激后丘脑均有功能活动变化，表明丘脑在内脏活动中发挥重要作用。脑功能成像技术研究针刺经穴的脑响应过程有助于阐释针刺调节脑－肠互动的机制，本研究也再次为脑－肠互动提供可视化依据。

舌回、梭状回、楔叶和距状裂周围皮质都属于视觉联合皮质。研究表明，在刺激与视力相关的穴位光明和阳陵泉后，视觉联合皮质可被激活。采用微弱电针、假针刺和正常电针三种方式分别刺激阳陵泉，视觉皮质同样可被激活，视觉皮质激活与穴位特异性无关联。针刺与视觉相关穴位光明和非视觉相关穴位涌泉时，均能引起相似的视觉皮质激活。

与针刺前静息态比较，接受电针刺激后，L-EAS信号活动强度大多减弱，H-EAS信号活动强度大多增强。随着针刺效应持续，不同强度电针组信号活动强度差异逐渐增大。这种随着时间推移差异逐渐扩大的趋势，很可能会导致不同强度电针远期疗效的差异。所以，电流强度可能是影响电针疗效的重要因素，今后在临床应用选择电流强度时须慎重考虑。

通过以上研究，不仅揭示了针刺具有多靶点、多途径、多层次和整体性发挥效应的中枢作用机制，也为进一步提高临床疗效提供了较为丰富的实质性证据。

（熊繁　龚萍　刘恒炼）

第四章　针灸得气效应的探讨

从古至今，在构成针灸效应的众多因素中，针刺或艾灸所产生的得气感被认为是针灸产生疗效的必要条件。当针刺入穴位后，针灸师须通过提插、捻转等手法刺激使穴位获得经气感传，或通过连接电针刺激仪以维持经气感传，才能发挥治病防病的疗效。现有的许多针灸临床研究在科研设计上强调治疗组针刺得气效应的产生且随着研究的深入，实现了对针灸得气感觉的量化评估，逐渐阐明了针灸得气效应的物质基础和脑效应机制。

一、得气概论

（一）得气的概念和内涵

得气是中医针灸学中一个非常重要的概念。针灸临床尤其强调和重视得气，"气至而有效"，得气与否直接影响针灸治疗的效果。得气的概念丰富而内涵，其精髓在历代医家流传下来的学术著作中有非常详尽的描述。得气的概念和内涵总体可概括为以下五个方面。

（1）得气感是衡量得气的重要指标，分为医者针感和患者针感，包括抽象和具体的针刺感觉两个部分。

（2）得气感是针灸产生疗效的必要条件。针刺后使穴位获得经气感传，才能发挥治疗效应。

（3）古人在重视得气的基础上，更强调对得气的深层次理解，阐述得气是通过针刺补泻手法使人达到补虚泻实，谷气至"气机调和，阴阳平衡"的最佳状态。

（4）得气之气，有正气和病气之分，选择合适的针刺时间，运用正确的针刺手法，获得"正气"，摒除"病气"非常重要，如"排阳得针，邪气得泻""有病肾风者，虚不当刺，不当刺而刺，后五日其气必至"，这里所说"气必至"，指诱发病气，是针刺之大忌。

（5）得气重在"气至病所"，得气后要将经气感传导引至病变部位，再施以补泻手法。"著针勿斥，移气于不足，神气乃得复"。医者将所得之气调至疾病所在的部位，才能得到更好的治疗效果。

（二）得气的历史溯源

得气理论最早源于中医经典《黄帝内经》，《黄帝内经·素问·离合真邪论》中提道："吸则内针，无令气忤。静以久留，无令邪布。吸则转针，以得气为故。"这段文字首次提出得气概念，并强调得气是针刺的目的。之后，《黄帝内经·灵枢·九针十二原》进一步明确指出："刺之而气不至，无问其数。刺之而气至，乃去之，勿复针……刺之要，气至而有效，效之信，若风之吹云，明乎若见苍天，刺之道毕矣。"明确指出"气至"是针刺获得疗效的关键，针刺疗效的可靠性，好像风吹云散之后，看到明朗的青天一样清晰真切。《标幽赋》进一步阐述得气快慢与疗效的关系，"气速至而速效，气迟至而不治"，《针灸大成》对此处明确注解："言下针若得气来速，则病易痊，而效亦速也。气若来迟，则病难愈，而有不治之忧。"

编者团队认为，上述经典所描述的气至并不是指今天所言之酸、麻、重、胀等针感，而是指针刺前后脉象的变化。古人"凡将用针，必先诊脉，视气之剧易，乃可以治之"。《黄帝内经》很多篇章都强调针刺前要辨脉象之虚实，"气之逆顺者，所以应天地、阴阳、四时、五行也；脉之盛衰者，所以候血气之虚实有余不足也。刺之大约者，必明知病之可刺，与其未可刺，与其已不可刺也……无刺混混之脉，无刺病与脉相逆者"，说明审脉是判断气血虚实盛衰和针刺与否的前提。同时，古人选方用药、针刺补泻皆应脉象而定。"盛则泻之，虚则补之，热则疾之，寒则留之，陷下则灸之，不盛不虚，以经取之"，故为针者不可不知脉。

针刺前后脉象的变化是判断针效和疾病预后的客观指标，《黄帝内经·灵枢·终始》曰："所谓气至而有效者，泻则益虚，虚者脉大如其故而不坚也。坚如其故者，适虽言故，病未去也；补则益实，实者脉大如其故而益坚也，夫如其故而不坚者，适虽言快，病未去也。故补则实，泻则虚，痛虽不随针，病必衰去。"黄龙翔解释这里强调以脉象为客观指标来判定针刺疗效，即经过针刺治疗，原本"盛""虚"及脉象不相应等异常脉象皆趋于正常，即表明已经"气至"，此时即使病痛没有立刻明显减轻，病必衰去；相反，如果经针刺，异常的脉象没有变化，表明尚未"气至"，这时即使病症减轻，病也未去。因此，虚弱之脉者，针刺须使其充实；坚实之脉者，针刺须使其平缓，才是真正的"气至而有效"。

（三）古今对得气的理解

得气感分为医者针感和患者针感两部分，即患者穴位局部和针灸师施针的手指可感知各种针刺得气反应。《素问·宝命全形论》对得气的感觉有生动描述："是谓冥冥，莫知其形，见其乌乌，见其稷稷，从见其飞，不知其谁，伏如横弩，起如发机。"描述针刺时要冷静观察气至后的变化，气至的感觉既如鸟鸣之流畅，又如鸟飞之迅疾；针刺后当气未至时，应留针候气，这时有如横弓待发，当气至时，又如射出的箭一样快速。这些细微的变化需要细心的观察才能体会得到。《标幽赋》也从施针者的角度对得气现象进行了细致描述——"轻滑慢而未来，沉涩紧而已至""气之至也，如鱼吞钓饵之浮沉；气未至也，如闲处幽堂之深邃"，说明针刺诱导得气后，医生施针的手指下会有沉、涩、紧的感觉。

现代人容易将得气感归结为酸、麻、胀、重等针感，关于酸、麻、胀、重的溯源，黄涛认为，直到清末一部署名江上外史的凌氏传人所作《针灸内篇》中记述凌云的学术思想才有了针后酸麻胀等雏形："针灸之道，治有三法，风病则痛，寒病则酸，湿病则肿，如酸麻相兼，风寒两有之疾。凡针入穴，宜渐次从容而进，进病者，知酸知麻知痛，或似酸似麻似痛之不可忍者即止。"现代对针感的描述不局限于酸、麻、胀、重，根据对针刺的敏感度和个体差异，患者会有不同的感觉和反应，轻者针刺部位有酸、麻、胀、重等感觉，重者会产生循经性或沿着一定的方向和部位传导与扩散现象，有些患者还会出现热、凉、痒、痛、抽搐、蚁行等特殊感觉。医者的针感主要表现为刺手手指下体会到的针下沉紧、涩滞或针体颤动等感觉。

还有人指出，得气是一组现象的总称，表达了经络被刺激后机体内气血变化的一种状态，针感只是针刺得气后可体察的现象之一。从中医的整体观来看，腧穴是形神统一的整体，皮肉筋骨等正常组织构成腧穴的"形"，"神"则是充斥于腧穴中的经气及其功能活动。刺形产生针感，但刺形并不决定针刺效应，针刺治疗获得疗效关键在于对全身脏腑经络之气的调节。经络学说认为经络是人体运行气血、联络脏腑、沟通内外、贯穿上下的通路，其中充满着经气的活动，并通过经气的活动来调节全身各个部分的功能活动。腧穴是人体脏腑经络之气输注于体表的特殊部位，《黄帝内经》称其为"气穴"，"凡三百六十五穴，针之所由行也……余已知气穴之处，游针之居"，可见"气"是经络腧穴的精髓。若将经穴中"神气游行出入""脉气所发"的"气"与得气抽离出来，经穴就失去"神"而变成无流动生命信息特征的"形"（皮肉筋骨）。

二、国内外对得气的研究现状

（一）得气的物质基础

现代研究探究了得气感的物质基础，并做出了比较合理的解释。1981年，上海中医研究所形态组用亚甲蓝标记针感点，结合在手术中直接刺激某些结构、记录患者感觉及主诉等方法，研究了偏历等13个穴点的30个针感点。根据手术中直接刺激各种不同组织时听取患者感觉、主诉的频数分析，在手术过程中刺激到骨骼肌时多引起酸胀感，刺激神经干时产生酸麻感，刺激血管时多引起痛感，刺激肌腱、骨膜时多引起酸感。进一步的研究表明，穴位深部存在不同的感受器，主要有肌梭、腱器官、环层小体、关节感受器和游离神经末梢五种。肌肉丰厚的穴位以肌梭为主，肌与腱接头处的穴位可能以腱器官为主，腱附近的穴位主要以环层小体为主，头部穴位可能以游离神经末梢为主，关节囊处穴位则可能以类路芬尼小体为主。针刺不同的穴位，或在同一个穴位针刺，刺激的深浅和方法不同，产生的针感也不同。针感的这种差异也可能是针刺兴奋了不同的感受装置，或由各类感觉传入冲动组合构型不同所致。

还有研究发现，受刺者的酸、麻、重、胀感和针灸师的手下沉、紧感是由针刺得气后穴位下的肌肉中肌内梭的收缩导致的。针刺捻转时，对结缔组织的刺激较大，因结缔组织中含大量的胶原纤维，组织致密，所以针下易产生滞重感。这些研究结果表明，针刺腧穴时，医者和患者获得的各种感觉和反应其实是人体多种正常组织感受刺激的结果。

（二）得气评价体系的建立

临床上，得气效应是否产生，主要根据患者对针刺的感觉反应来判断。麻省总医院针灸研究协会建立了针刺得气量表（MASS量表），通过VAS，对12种限定针刺得气感觉和1种非限定感觉进行量化评估。他们对膝关节炎、热痛等多种疼痛的临床研究发现，MASS量表可以客观反映患者得气感觉强度，和假针刺相比，真针刺能诱导更强的得气感觉，产生更好的镇痛效应。因此，诱导得气是针刺发挥镇痛效应的基础，得气效应参与针刺镇痛的疗效特异性。MASS量表的建立，为量化评估针刺得气强度、研究得气与针刺效应的相关性提供了可行性。

（三）得气效应的中枢机制

关于得气效应的 fMRI 研究表明，得气与否直接影响不同脑区的激活与负激活状态。关于针刺得气的脑功能成像研究可分为两类，一是认为边缘 – 旁边缘 – 新皮质网络 / 默认模式脑功能网络的负激活是针刺得气的主要特征，二是针刺得气可引起躯体感觉皮质之外的脑区的显著激活，并参与针刺效应机制。此外，不同性质的得气感在脑区的反应存在差异。当针刺产生酸、麻、胀、重等得气感时，杏仁核、海马、海马旁、下丘脑、腹外侧区、皮质、颞极、脑岛等区域信号明显减弱，负激活区扩大；当针刺只产生疼痛而无得气感时，上述脑区信号明显增强。这些研究表明，得气效应与疼痛脑信号的对抗现象参与针刺镇痛的中枢机制。针刺得气诱导的脑区激活和负激活特征是相互联系的，激活与负激活脑网络之间可形成功能连接，共同作用于针刺的镇痛、抗焦虑、抗抑郁等效应；此外，一些研究中得气引起的激活 / 负激活脑区与其他研究存在大量差异与分歧，这可能是不同的选穴、不同的针刺类型、个体生理差异以及 fMRI 扫描参数、图像获取序列等不同导致的。

有学者研究显示，针刺得气对大脑 – 小脑与边缘系统活性的调制是针刺作用的重要通路，边缘系统对感觉运动、自主神经、内分泌、免疫、认知、情感等功能有重要的调节作用，而多巴胺在边缘系统含量最高，推测针刺得气可通过抑制边缘系统活性、调节多巴胺水平来发挥镇痛效应，并且多巴胺与去甲肾上腺素受体下调、5– 羟色胺（5–HT）受体上调可能与针刺效应的延后有关。针刺得气对脑功能活性的研究有助于揭示针刺效应的机制，为得气与针刺疗效之间的紧密联系提供依据。

三、编者团队研究针刺得气的成果

在黄光英教授的带领下，编者团队重视古典医籍的研读并深入挖掘其内涵，在国家重点基础研究发展计划（973 计划）的资助下通过与国内著名医疗单位和相关科研机构合作，基于丰富的针刺临床运用经验，围绕针刺得气开展了相关的临床和基础研究，创新性建立古籍得气数据库，对得气进行系统化、可视化及量化研究，并证实了得气是针灸临床治疗疾病起效的关键因素。编者团队研究针刺得气取得的研究成果，为深入挖掘中医保藏、了解经络实质、更好地指导针灸临床工作、提高针灸临床疗效做出了重要的贡献，主要相关研究成果表现在以下方面。

（一）针刺得气古籍数据库的建立

古代医家非常重视针刺得气，他们关于得气的论述精辟而丰富。为全面、集中地总结归纳古代医籍中得气的论述，为相关人员提供方便、可靠的搜索古代医籍得气相关资料平台，编者团队成员、武汉市第四医院针灸科雷红主任早在2010年之前攻读博士学位的过程中，通过广泛阅读古代医籍，已开始建立古籍中关于得气知识的数据库。

数据库的建立主要基于31本与针灸相关的古代医籍，其中多本书籍中有涉及得气的描述，将书中与得气相关的论点及描述重点标记、解读并收集、归纳。从不同角度，将这些论点和描述进行整理、分类，运用现代计算机数据库技术，将与得气相关的古代书籍信息制作成表，将针对医书做注释的一些古籍作为注释书籍的表，将有注解的描述分类组织成一张关系表。关系表中对得气内容所做的标记分为26个方面，作为关系表的26个字段，组织成关系数据库。在数据库中建立一个书籍的主键自增，关系表中的自增主键和书籍主键作为关系表的主键，同时，书籍的主键作为关系表的外键，可以实现级联删除的作用，通过结构化查询语言，在关系数据库上对得气内容的不同方面进行布尔查询，从而实现对数据的模糊和组合查询，且管理员可以对关系数据库表上的元组进行插入和删除操作。

针灸学历史悠久，要研究针刺得气，首先应该重视针灸古籍的阅读和理解，深刻领悟针灸学传统理论的内涵，挖掘古代医籍知识，了解古代医家关于得气经验的论述。在继承前人理论、经验和教训的基础上，再结合先进的科技手段和成果，才能更好地使针灸研究不断丰富和完善起来。建立得气古籍数据库，为相关研究人员提供一个快速、全面、可靠的检索得气相关知识的平台，具有积极的创新性和价值性。

（二）针刺得气的临床初步观察

针刺得气的快慢、强弱及针刺过程中的行针手法是影响针刺治疗效果的重要原因，但针对得气的探讨大多限于书面描述和医者、患者的主观感受，缺乏量化性的实验数据。为了更好地指导针灸临床和量化得气效应，编者团队在2008年对武汉市多家医院针灸科接受针刺治疗的患者进行随机抽样调查，纳入了共计262名患者作为研究对象，并对穴位的得气率、得气感的种类及程度、针刺手法得气率进行统计分析。

在穴位的得气率方面，研究结果显示，在临床常用的 145 种穴位中，穴位的总得气率为 89.1%，单个穴位的得气率在 54.5% ～ 100%。得气时患者的感觉主要为酸、麻、胀、重、放射、痛、热、凉，其中胀的感觉所占比例最高达 85.7%，依次是放射 14.8%、酸 12.3%、麻 11.3%、重 1.2%。每种得气感觉的程度存在差异，酸、麻、痛、热和凉以轻度为主，胀和重的感觉以中度为主，放射感以重度为主。

医者得气是实施针刺治疗的重要环节。该项研究结果表明，针刺得气在医者手下的感觉主要是以沉、紧为主，分别占 84.4% 和 66.1%，其次是涩占 23.3%、滞占 15.8%。医者得气感也存在不同程度的差异，沉感和紧感以中度为主，涩感和滞感以轻度为主。

由于患者对针刺的敏感性和自身疾病性质的差异，有的会出现针刺穴位后即刻得气，有的不会即刻得气而需要给予适当的行针手法来促进得气，即"候气""催气"。本研究结果显示，患者获得即刻得气的占 28.9%，通过手法诱导得气的占 71.1%，支持了临床医者在实施针刺时应使用相应手法来促进得气的观点。不同针刺手法下的得气效果存在差异，研究结果显示以提插和捻转同时使用的复合手法产生的得气率最高，达 63.0%；单独使用提插手法的得气率是 21.4%，单独使用捻转手法的得气率是 15.5%。这说明复合手法可能更容易促使患者得气，支持了复合手法在临床的广泛应用的观点。该项研究对针刺过程中通过促进针刺得气而达到治疗疾病的目的提供了有效指导。

（三）"得气"与针刺治疗原发性痛经疗效的关系研究

为了证实得气与针刺治疗效果的相关性，编者团队从针刺镇痛的角度入手，通过一项随机对照试验，以原发性痛经女性作为研究对象，评估了针刺得气对针刺治疗原发性痛经疗效的影响。

在 2008 年 4 月至 2010 年 5 月，共纳入原发性痛经青年女性共计 135 例，遵循随机对照、单盲原则将研究对象分为针刺手法组和针刺非手法组。针刺治疗的主穴为足三里、三阴交、中极，配穴根据证候随证加减，如虚证配以关元、气海、肾俞，实证配以地机和太冲。手法组针刺穴位后实施针刺补泻手法，包括提插和捻转，每隔 5 min 手法行针 1 次；非手法组针刺穴位后不行任何手法。两组均于经前 5 ～ 7 d 开始针刺治疗，每日 1 次，连续 5 d，连续治疗 3 个月经周期。结局指标首先评估针刺治疗疗效，包括治疗前后的疼痛程度、疼痛持续时间及伴随症状；其次评估患者的得气情况，记录患者得气时的感觉，并对感觉程度按照 $0 \sim 4$ 分来判定每个穴位的得气程度，通过计算主穴的总得气程度和总得气穴位数来反映患者的得气情况。

该项研究结果表明，针刺手法组在改善疼痛程度和疼痛持续时间上，均显著优于针刺非手法组（均 $P < 0.01$），针刺手法组的有效率显著高于非手法组（$P < 0.01$）。针刺手法组的总得气程度和总得气穴位数均显著高于针刺非手法组（均 $P < 0.01$）。研究进一步将得气（得气程度、得气穴位数）与疗效（疼痛程度的减轻值、持续时间的减少值、症状积分的降低值）两组指标做典型相关分析，标准化典型相关系数结果表明整体的得气指标与疗效指标之间呈正相关（$R = 0.654$，$P < 0.001$），即得气与针刺疗效之间整体呈同向变化；根据典型结构矩阵显示，总得气程度、总得气穴位数与针刺疗效之间的相关系数均较大，表明说明得气对针刺疗效的贡献性较大。

该项研究首先明确了得气和针刺治疗原发性痛经疗效的关系，通过典型相关分析，不仅体现了针刺得气与针刺疗效关系密切，可通过患者得气情况来预测针刺治疗原发性痛经的疗效，还体现了得气与针刺疗效之间的同向变化，即得气感越强、得气穴位数越多，针刺镇痛的效果越好。这一结果与我国古代文献资料对针灸的论述一致，与近年来许多临床试验报道的结果也是一致的，且证明了得气是针刺镇痛成效的基础，是针刺获得疗效的重要依据。对于痛症，针刺得气有助于镇痛和改善症状，可能通过促进中枢神经系统释放某些具有镇痛作用的阿片样肽物质来发挥镇痛作用。

该项研究其次强调了针刺手法有助于促进得气、提高疗效，支持在针刺治疗中施行适当的补泻手法，使患者的得气感增强，从而有助于提高针刺的疗效。针刺治疗是一种复杂干预，其临床疗效受多种相关因素的影响，除得气与针刺手法之外，还包括患者的功能状态、选穴的准确性及配伍、精神心理因素等。在针刺治疗中，如何正确认识并合理控制、利用各种影响因素，是每一位针灸研究者必须重视的问题。此外，关于得气的研究存在主观性较大的问题，如何科学、客观地量化得气状态是针刺研究中的关键问题，需进一步研究。

（四）针刺得气对贝尔麻痹临床疗效的影响研究

贝尔麻痹即急性特发性周围性面神经麻痹，是针灸临床的常见病、多发病，也是针灸治疗的优势病种之一。编者团队选择贝尔麻痹这种不受安慰剂效应影响的非疼痛类疾病作为研究载体，通过前瞻性的多中心随机对照试验，严格遵循随机对照、盲法等循证医学方法，研究得气相关手法、得气程度与针刺治疗贝尔麻痹临床疗效之间的关系。

研究对象随机分为得气组（$n = 167$）和对照组（$n = 171$）。两组均接受针刺治疗和西医基础治疗。得气组中，手法操作针具直至得气；对照组中，刺入针具之后不做任何操作。主要结局指标是治疗 6 个月时的面神经功能，次要结局指标是治疗 6 个月时的残疾状况和生活质量，并采用 VAS 评价得气程度。

研究结果表明，针刺治疗 6 个月时，与对照组相比，针刺手法促进得气组有显著改善的面神经功能（调整后比值比 OR = 4.16，95%CI：2.23 ～ 7.78）、残疾评价（最小二乘平差 = 9.8，95%CI：6.29 ～ 13.0）和生活质量（最小二乘平差 = 29.86，95%CI：22.33 ～ 37.38）。Logistic 回归分析显示得气程度评分与面神经功能呈显著正相关（调整后 OR = 1.07，95%CI：1.04 ～ 1.09）。这些结果表明针刺手法诱导得气的强刺激针刺治疗贝尔麻痹疗效更好，且得气强度越强，疗效越佳，证实了得气治疗模式能够改善面神经麻痹患者的面肌功能和生活质量。在对此多中心随机对照试验进行二次分析后还发现，得气胀感的 VAS 得分与面神经功能呈显著正相关（OR = 1.41，95%CI：1.12 ～ 1.77），提示胀感的程度可以预测针刺治疗贝尔麻痹的疗效。

该项研究成果以封面文章发表于国际著名医学期刊《加拿大医学会杂志》（*Canadian Medical Association Journal*）。期刊主编为此撰写述评，对得气概念和得气强度的评价给予肯定的评价，称"针灸可能是时候变得更加主流，既要更多地研究针灸的机制，也要让更多的患者有机会得到针灸治疗"。路透社以头条新闻对该结果予以报道，并指出"应该将针灸刺激强度评价指标得气纳入针灸治疗机构的质量评估体系之中"。随后，全世界 130 多个新闻媒体对此研究结果予以报道，促进了得气概念在全世界的传播。

（五）针刺足三里得气的脑 fMRI 研究

BOLD–fMRI 是研究针灸得气的重要技术方法。早在 2009 年，编者团队应用 fMRI 探讨了针刺足三里得气后的中枢机制。详细内容见第三章第二节。

（六）针刺得气的可视化和量化研究

尽管得气被认为是针灸治疗疗效的必要条件，但尚无客观的标准来评价针灸的最佳刺激效果和得气强度，得气的存在和强度主要依赖患者和医者的主观判断，因此会忽视在针灸治疗过程中需达到一定刺激强度和最佳针刺操作效果的重要性，导致针灸治疗效果欠佳或无效。为解决这个问题，编者团队通过将传统针灸得气与超声、电生理、fMRI 等现代技术结合，建立起对得气进行量化和可视化的方法，这对于指导针灸临床、证明针灸治疗的有效性具有重要的意义。

在该项研究中，30 名健康成年志愿者被招募入组，给予针刺足三里和合谷穴。针刺入穴后，给予针刺手法刺激和静息的交替持续各 30 s，共交替进行 5 个循环。分别在静息阶段和针刺手法刺激诱导得气阶段使用超声波射频来估计组织位移距离，采用激光多普勒灌注成像来分析穴位血流灌注，使用肌电图和脑电图系统记录神经反射，采用 fMRI 进行脑区分析。

通过超声成像评估组织位移的结果发现，针刺足三里得气前的组织位移距离为（0.105 ± 0.027）mm，得气期间的组织位移距离为（0.167 ± 0.047）mm，表明针刺得气可显著增加软组织的位移距离（$P < 0.01$）。

通过激光多普勒灌注成像技术测定合谷穴和足三里穴局部血流的变化，结果显示，当针刺合谷穴时，血流量短暂增加，然后逐渐恢复到基线；当给予手法刺激诱导得气时，穴位处皮肤血流量显著增加，并在 6 min 内保持在相对较高的水平。在足三里穴也发现了类似的结果。

针刺得气后明显增加了肌电波动幅度，但对脑电的影响不明显。通过肌电/诱发电位系统分析深部电阻，结果显示，合谷穴得气前的深部阻力为（34.85 ± 12.43）μV，获得得气后增加至（51.98 ± 11.84）μV（$P < 0.01$）。足三里穴得气前为（39.38 ± 9.07）μV，获得得气后增加至（55.18 ± 6.19）μV（$P < 0.01$）。

针刺足三里穴并同步进行 fMRI 脑区扫描结果显示，得气前和诱导得气后造成脑区的 fMRI 信号增加或减少，即不同脑区存在激活和负激活模式。相比于静息状态，足三里穴针刺得气的激活脑区分布以红色到黄色的光谱显示，负激活脑区分布以蓝色光谱显示。

该项研究表明，针刺得气后造成穴位区域的组织位移增加、血流灌注增加、肌电波幅增加，以及脑 fMRI 显示不同脑区被激活或抑制。研究证明了针刺得气可以引起人体的内在变化，通过生化、神经和形态学等检测到的现象，可作为得气的可视化观测指标。编者团队提出，得气现象的背后是当针刺强度达到一定阈值时方可诱发的机体各种特异性响应，强调对得气进行客观、标准量化的重要性。针刺得气后组织移位和血流变化是机体对结缔组织的机械刺激所做出反应的生化效应，这些效应沿结缔组织平面潜在扩散，可能会将机械信号传递到皮下组织，诱导几种与疼痛有关的物质的释放，进而扩大交流信号的传播；这个过程可能会增强特定大脑区域的反应，并触发神经－免疫－分泌网络激活以减轻疼痛。该项研究成果为针灸的治疗机制提供了重要线索。

四、得气研究的小结

1. 机体病理状态下的得气特征

现有的多数研究主要基于对健康者的针刺得气观察，少数反映病理状态下的针刺得气可表现出与健康者不同的脑成像反应。疾病状态对个体的脑组织结构和功能可产生影响，如慢性神经性和炎性疼痛，可改变某些边缘区域如杏仁核、岛叶、带状前回对神经信号的处理过程，因此可导致某些脑区对针刺得气的反应敏感性不同。了解疾病状态下的针刺得气对脑功能成像的影响有助于揭示针刺效应如镇痛、抗抑郁、抗焦虑、改善认知等的中枢机制。

2. 得气与针感的关系

针感是针刺腧穴一定深度或者施以一定的行针手法后，患者和医者分别在针刺部位和刺手手指下感受到的主观感觉和自觉反应的概括。关于针刺得气研究中的得气从严格意义上讲应属于针感，并非传统中医学中的得气———一种激发脏腑经络之气所获得的经气感应现象。得气的范畴远大于针感，而针感则归属于得气，针感概念使得气可通过 VAS 或得气相关量表如主观针感评分表、MASS 量表等进行量化评估，从而有助于揭示得气现象与针刺效应之间的关系。同时，属于得气范畴的针感应当与针刺引起的尖锐痛区分开，二者在脑功能成像上的显著差异表明它们对针刺疗效的影响是不同的，一定程度的得气感而非尖锐痛感是获得针刺疗效的前提。

3. 得气对针刺后效应的影响

现有的研究多为观察针刺得气的即时效应，而针刺对疾病治疗的作用还与其延后及累积效应有关。研究报道在足三里、关元穴针刺起针后多个脑区存在短程与长程的功能连接改变，尤其是足三里穴，产生更强的短程脑功能网络连接与即时针刺后效应，而针刺足三里穴在拔针后通常仍存在较为持久的酸、胀等得气感。因此，得气引起的脑功能改变与针刺后效应，以及更为长远的针刺得气对疾病的防治效应之间的关系，值得进一步研究与探索。

（雷红　余玲玲　张青）

第五章　经络的理化、生物学特性及针刺效应的系统探讨

本章主要概述了编者团队对经络的理化、生物学特性及与针刺效应关系的研究思路、方法与结果，明确了经穴理化、生物学特性及与针刺效应的关系，明确了经穴 – 大脑 – 效应靶器官之间的对话关系，明确了针刺效应产生的关键因素及调节方式，并为针刺疗法应用于各系统疾病奠定了基础。

一、总体思路

围绕穴位特异性、经穴信号传导、产生针刺效应的关键因素等，首先，充分利用已建立的多参数生物传感针、光纤传感针等，分别以基因敲除鼠、大鼠、家兔、山羊等为研究对象，从不同角度和层面明确经穴的理化特性；其次，利用缝隙连接检测方法确定以缝隙连接和缝隙连接胞间通信体系为主的经穴间信号传导系统；再次，采用 PET、彩色多普勒、BOLD–fMRI 等技术，以健康志愿者及痛经、胚胎着床障碍、功能性肠病患者等为研究对象，通过观察大脑皮质与疼痛相关区域葡萄糖代谢的变化，明确大脑功能脑区和经穴区针刺刺激在微循环、基因调控及效应器官等方面的应答；最后，采用多种疾病动物模型及不同的干预方法，明确缝隙连接胞间通信与针刺效应的关系，运用多中心、随机对照的方法观察针刺对多种疾病的治疗效果，客观评价得气和心理因素在针刺效应中的地位。

二、技术路线

（一）基本方法及模型的建立

（1）制备具有传感温度、pH 值、氧分压、多巴胺、Ca^{2+}、K^+、Na^+ 等信息且同时具有治疗作用功能的多参数生物传感针。传感针以普通针灸针作为基体经过加工而成：针灸针表面用处理液浸泡，针尖上镀相应的合金和相应参数的敏感膜，然后再复合上有机高分子功能保护的材料；针体镀绝缘膜，使之有耐提插、

捻转的机械作用。建立局部代谢(葡萄糖)的 PET 测定方法。选择西门子 ECAT EXACT HR PET 仪，以 ^{18}F–FDG 作为糖代谢受体显像剂对经穴以至全身进行显像。其中，全身显像更能够即刻反映针刺后全身各个部位功能的异常。

(2)缝隙连接通道的连接蛋白(Cx)基因敲除动物模型建立：①同源重组载体构建；②电穿孔法将重组体定位整合于胚胎干细胞内；③应用遗传霉素和更昔洛韦进行胚胎干细胞正负双向筛选，并行 PCR 及 Southern 鉴定；④采用显微注射仪将筛选后胚胎干细胞注入囊胚腔内，重新植入假孕母鼠制作嵌合体小鼠；⑤嵌合体小鼠与正常小鼠杂交，近交筛选 Cx 敲除纯合子小鼠；⑥ PCR、Southern、Western 法确认 Cx 敲除；⑦建立 Cx 敲除小鼠系并保种。

(二)经穴理化特性的研究

(1)采用生物传感针、光纤传感针等研究穴位与非穴区 Ca^{2+} 浓度、氧分压、温度、pH 值、针体受力及组织位移等的区别，明确经穴处理化性质具有与周围一般组织不同的特异性。

(2)采用激光多普勒血流计，观察穴位与非穴位区以及针刺前后皮肤微循环血流量的变化。

(3)采用生物传感针结合三维荧光测试系统在体、适时、动态观察循经传导现象。

(三)经穴区缝隙连接特性以及缝隙连接与经穴间信号传导关系的研究

(1)采用电镜、荧光黄电渗注射法明确经穴与非经穴区体表皮肤的上皮细胞 – 上皮细胞之间、皮下的肥大细胞 – 肥大细胞之间、肌肉肌膜的成纤维细胞 – 成纤维细胞之间缝隙连接、缝隙连接胞间通信特性。

(2)采用 RNAi、Cx 基因敲除技术降低缝隙连接通道的连接蛋白的表达，或用化学阻断剂阻断皮肤、皮下或肌膜传导观察针刺传感效应，明确经穴体表细胞缝隙连接、缝隙连接胞间通信为经穴间信号传递的主要方式。

(3)观察针刺对经穴缝隙连接、缝隙连接胞间通信的影响(方法同上)。

(四)经穴 – 经穴、经穴 – 大脑 – 效应靶器官之间的对话研究

(1)选择人体犊鼻 – 足三里 – 上巨虚、阴陵泉 – 三阴交 – 商丘为代表性观察对象，采用生物传感针、PET 明确经穴 – 经穴之间的关系以及信号传递过程。

(2)采用生物传感针 PET 等方法，在针刺经穴的情况下，同步观察经穴、大

脑、效应靶器官之间的结构和功能代谢方面的变化，确定经穴 – 大脑 – 效应靶器官之间的对应关系，以及针刺对大脑功能、代谢及生化方面的影响。

（3）采用彩色多普勒的方法，观察胚胎移植前后针刺组与安慰针刺组子宫内膜蠕动的变化，确定针刺得气与针刺效应的关系，以及经穴与效应器官之间的对应关系。

（4）光化学诱导局部脑梗死，导致特定脑区的功能障碍，生物传感针、动物MRI 观察相应穴位的理化、生物学特性的变化，明确大脑与经穴间的关系。

（五）针刺效应影响因素研究

（1）得气对针刺疗效的影响：建立得气量化评估体系；比较得气与非得气状态下针刺疗效，比较痛觉存在区和非存在区，评价得气的疗效。

（2）神经心理因素对针刺疗效的影响；采用注意稳定性测验、艾森克健康情绪量表，以及国际通用假针刺方法加暗示疗法等，确定神经心理因素对针刺疗效的影响。

（六）针刺双向调节作用研究

（1）对于功能性腹泻患者，观察不同针刺强度电针刺激功能性单元穴位（天枢、大肠俞）治疗效应、效应强度与药物治疗效应强度的比较，量化针刺所产生的临床疗效。

（2）对于功能性便秘患者，观察不同针刺强度电针刺激功能性集元穴位（曲池、上巨虚）治疗效应、效应强度与药物治疗效应强度的比较，量化针刺所产生的临床疗效。

三、实施效果

1. 经穴理化特性的研究

穴位处 Ca^{2+} 浓度、氧分压、二氧化碳分压、温度、微循环血流量显著高于旁开非穴位点，针刺后，经穴处氧分压、二氧化碳分压、微循环血流量明显增加，经穴旁开及在经非穴的增减不明显；穴位处的针体受力及组织位移明显大于旁开对照点，得气后穴位处针体受力及组织位移明显大于得气前；穴位点 pH 值明显低于旁开对照点。表明经穴处理化性质具有与周围一般组织不同的特异性。

2. 经穴区缝隙连接特性与经穴理化特性、经穴间信号传导关系的研究

大鼠穴位、经脉处存在着较对照处更为丰富的 Cx43 表达，且皮肤组织中

Cx43 主要在表皮棘细胞层角质形成细胞、真皮、浅筋膜的部分细胞的细胞质和细胞膜中表达；针刺能明显增加穴位处肥大细胞的聚集及其 Cx43 的表达。半敲除 *Cx43* 基因可引起穴位氧分压、Ca^{2+} 浓度等特性的改变；应用 RNAi 技术降低 Cx43 的表达，或半敲除 *Cx43* 基因，或化学阻断剂阻断缝隙连接后，针刺效应（针刺镇痛、针刺提高机体免疫力、针刺促进胚泡着床、针刺改善局部脑缺血再灌注损伤）或针刺循经感传现象（荧光成像系统在体实时动态观察）均受到不同程度的抑制，说明 Cx43、缝隙连接与经穴特异性及针刺效应具有高度的相关性，针刺可能激活了经穴处缝隙连接、缝隙连接胞间通信，并且针刺信号是通过缝隙连接传递而达到治疗疾病的目的。

3. 经穴 – 大脑 – 靶器官间的对话

采用 PET 等方法观察针刺三阴交得气后对正常人和痛经患者的影响，发现痛经引起大脑皮质与疼痛相关区域葡萄糖代谢增强，引起与情绪有关边缘系统葡萄糖代谢减弱；针刺三阴交能明显缓解痛经患者的疼痛，针刺正常人穴位激活脑区的功能与三阴交穴位的临床主治功能相对应；针刺正常人和痛经患者的相同穴位虽然可以激活相同的脑区，但引起脑葡萄糖改变的大部分区域不一样，说明针刺具有良好的双向调节作用，大脑是穴位治疗疾病的中枢基础；采用彩色多普勒动态观察在胚胎移植过程中子宫内膜的蠕动形态变化，随机对照研究了针刺组与安慰针刺组对子宫的影响，确定了经穴与效应器官之间的对应关系。

4. 经穴效应特异性及影响因素研究

建立了针刺得气古籍数据库，研究影响针灸疗效的因素发现：与心理因素相比，得气是针刺发挥治疗作用的决定性因素；通过施行手法，可以加强得气，从而进一步提高针刺的疗效；心理因素指标中，患者针刺前的紧张度、个性中的掩饰性与针刺疗效有一定的相关性；焦虑、抑郁、恃强性、敢为性、紧张性、实验性与针刺得气有一定的相关性，但心理因素对针刺的疗效不起主要作用。

5. 针刺双向调节作用与功能状态相关研究

通过对功能性便秘和腹泻患者的多中心、随机对照研究发现：电针对功能性肠病具有良好的双向调节效应，既能治疗肠功能抑制的便秘，又能治疗肠功能亢进的腹泻，且有较好的持续效应。高强度电针治疗便秘有优势，低强度电针治疗腹泻有优势，说明电针的治疗效应与刺激强度、功能状态有关，为电针治疗功能性肠病的刺激强度的选择提供了循证医学依据。

6. 针刺对胚胎着床的研究

本课题组通过临床随机对照研究发现，与安慰针比较，针刺组能够明显提高体外受精－胚胎移植（IVF-ET）技术临床妊娠率，并通过胚胎着床障碍动物模型进一步证实针刺能够显著提高胚胎着床率和妊娠率，并对其机制进行了深入研究。这些针刺效应及机制的明确为辅助生殖医学广泛应用针刺提高妊娠成功率提供了强有力的实验依据。

（张明敏）

中篇　针灸的临床及机制研究

第六章　针灸对妇产科疾病的研究

妇产科疾病不仅种类繁杂，而且其中有很大一部分属于顽疾，因此临床上对于许多妇产科疾病的治疗，需要从多个方面着手，以提高整体治疗效果。针灸疗法作为中医治疗的重要组成部分，在诸多疾病特别是妇产科疾病中显现出较好的治疗或辅助治疗效果。针灸治疗妇产科疾病由来已久，早在《三国志·华佗传》中便有华佗用针药治疗"李将军妻胎死不去案"的记载，张仲景在《伤寒论》中亦有针刺期门治疗妇人"热入血室"的记载。经过2000多年的发展，针灸治疗妇产科病症从刺单穴、刺经发展到以各种刺灸法配合刺一组穴，从简单的个案记载到系统的辨证治疗、配穴组方。进入现代，西医妇产科学以激素和手术治疗为主导，疗效显著，但产生的副作用亦不容忽视，针灸作为安全、高效的非药物疗法，其从整体调理神经－内分泌－免疫系统的优势已日益为医学界所认可，这也促使了针灸进一步从系统的中医辨证治疗发展到西医辨病和中医辨证相结合的治疗模式。

随着循证医学的兴起，编者团队在黄光英教授的带领下，进行了针灸理化特异性、临床效应机制的研究。在妇产科疾病领域，先后开展了针灸治疗原发性痛经、多囊卵巢综合征、卵巢功能低下，以及改善胚胎着床和辅助生殖等研究，取得了一系列成果，并获2018年湖北省科学技术进步奖一等奖和中国中西医结合学会科学技术奖一等奖。此外，40余年前，"试管婴儿"的出现为人类辅助生殖医学的发展开辟了新的天地，也为不少不孕不育夫妇带来了福音。我国辅助生殖技术起步较晚，但经30余年的飞速发展，如今生殖医学的水平也已基本接近世界一流水平。2002年，编者团队与德国乌尔姆大学生殖医学中心联合，率先将针刺疗法引入辅助生殖技术，就针刺能否改善IVF-ET妊娠结局开展了随机对照研究，研究结果肯定了针刺在移植前后应用的安全性和有效性，在国际社会引起巨大影响。随后深入的临床试验和动物实验表明，针刺能够调节围着床期母胎界面血管生成和母胎免疫耐受，进一步改善着床微环境，提高胚胎着床率和妊娠率。现将有关研究内容介绍如下。

第一节 针灸治疗原发性痛经的机制及临床研究

　　原发性痛经是指在月经期以下腹部痉挛性绞痛为特点的排除盆腔病变所致继发性痛经的疾病，疼痛可放射至腰背部及大腿内侧，严重时可引起虚弱并伴随腹泻、恶心、疲倦、头痛、头晕等症状。痛经已经成为妇科常见疾病，据不完全统计，我国妇女原发性痛经发生率占痛经发生率的53.2%，严重影响工作者占13.55%。对中国各大省市大面积抽样调查显示我国原发性痛经发生率约为33.19%，其中青少年女性高达72.4%。

　　现代医学研究认为，原发性痛经的发病机制与性激素周期性变化引起经期子宫内膜合成和分泌、前列腺素过度增加、厌氧物质堆积、宫颈狭窄、子宫发育不良等因素相关。西医诊疗通常采用口服避孕药抑制排卵，用非甾体抗炎药抑制前列腺素的合成，或用Ca^{2+}通道阻滞剂缓解子宫肌肉痉挛和扩张血管，虽然有一定的疗效，但仍有约10%的妇女对这些药物没有反应，部分患者存在药物抵抗，且长期使用药物可引起肝肾功能损害和内分泌功能失调，停止使用后症状复发，对于备孕期的痛经妇女并不适用。

　　中医认为原发性痛经多因气血失调引起。实者多因气滞血瘀导致胞宫气血运行受阻，不通则痛；虚者主要是因气血虚和肾气亏损导致子宫失于濡养，不荣则痛。按照不同病因，中医将痛经分为六种证型，临床多见寒凝血瘀和气滞血瘀证。长期的临床实践、临床试验和系统综述指出针灸是治疗痛经的有效手段，而且美国国立卫生研究院早在1997年就曾举行听证会推荐使用针灸来治疗包括痛经在内的多种痛证。

一、机制研究

对于针灸治疗痛经的机制研究主要集中在6个方面。

（一）中枢神经系统

1. 脑功能及脑血流

较为公认的针灸镇痛效应主要是通过神经中枢不同水平对疼痛部位及穴位传

入冲动的整合结果，主要从脊髓、脑干、丘脑、大脑皮质水平进行整合。编者团队对 6 例痛经患者行经疼痛时行右侧三阴交假针刺和针刺，实验详见第三章第一节。提示针刺三阴交能明显缓解痛经患者疼痛，机制为针刺三阴交可激活皮质、皮质下边缘系统和小脑与疼痛相关脑区，可能通过平衡与疼痛有关的中枢网络而减轻疼痛，神经内分泌也可能在治疗中起作用。

2. 中枢神经递质

研究证实针刺原发性痛经模型大鼠，可明显增加脑组织中 5-HT 含量，提高大脑对 5-HT 的合成率、利用率。针刺亦可降低脑内多巴胺、升高脊髓内多巴胺，增加外周和中枢乙酰胆碱而加强镇痛作用。同时多巴胺、5-HT 等单胺类递质的释放可激活内源性阿片样肽抑制伤害性信息的传导。针刺可通过促进分布在中脑、下丘脑、延髓及脊髓背角内源性阿片样肽（β-EP、脑啡肽、强啡肽）的释放，加快下丘脑、垂体中啡肽类的合成速度，从而提高啡肽类含量，激活其受体（主要为 μ、κ 阿片受体）释放，改变痛觉传入纤维对疼痛刺激信号的反应性，从而达到中枢镇痛作用。

（二）周围神经系统

从外周神经的角度分析，针灸治疗痛经主要与神经节段相关。据统计 90% 以上常用穴位与其相应脏腑或部位在同一或邻近神经节段。在腧穴 – 靶器官规律中，无论靶器官为脏腑或躯体，其生物学本质均主要以神经节段相联系。现代医学认为子宫归属 $T_{10} \sim S_2$ 神经节段，腹部的内脏感觉神经属于 $S_2 \sim S_4$ 神经节段。十七椎、次髎、三阴交、关元、中极、地机等痛经常用穴的神经节段大多集中在 $L_3 \sim S_5$，其神经传入投射在 $L_3 \sim S_4$ 神经节段，与子宫神经节段有重叠，通过针灸可刺激相应神经节段，来自穴位的神经冲动可抑制相应子宫的神经冲动，从而起到针灸以痛止痛的效果，故神经节段相关性为治疗痛经提供了理论依据。

（三）内分泌系统

现代研究表明，痛经的发生与月经周期中的激素变化，尤其是与前列腺素释放有关。雌二醇（E_2）和孕激素（P）的水平也与痛经的病因有关。E_2 水平的升高可促进前列腺素的合成和释放，引起血管平滑肌痉挛，而 P 可拮抗此作用。P 可促进 E_2 转化成无活性的雌酮，P 水平的增高既舒缓子宫平滑肌痉挛，又缓解血管收缩，加快血液循环及镇痛物质的合成和释放。编者团队发现针刺能明显降低痛经模型大鼠血中卵泡刺激素（FSH）、黄体生成素（LH）、E_2，升高 P，降低下丘脑、卵巢 GnRH、垂体 GnRH-R 和子宫雌激素受体（ER）mRNA 表达水平，升高子宫孕激素受体（PR）mRNA 表达，提示针灸治疗原发性痛经的神经-内分泌机制可能与针刺调节大鼠下丘脑-垂体-卵巢轴的性激素及其受体表达有关。

催产素通过与其受体结合使子宫收缩同时刺激子宫内膜细胞释放前列腺素，两者协同作用使子宫收缩。加压素可作用于子宫 V1 加压素受体引起子宫平滑肌收缩，尤其是子宫肌层小血管收缩引起局部缺血疼痛。编者团队发现针刺治疗痛经模型小鼠，能降低小鼠子宫组织中催产素受体及血管升压素受体 mRNA 表达。

（四）免疫系统

现代医学认为，免疫调节和痛觉产生机制有密切的联系。T 淋巴细胞作为机体免疫细胞群体，正常情况下其数量在周围组织中相对稳定。如 T 细胞总数或不同 T 细胞亚群绝对数和比值出现改变，即为免疫异常。动物研究表明，原发性痛经模型大鼠的 CD3、CD4 和 CD8 水平均明显低于正常组。自然杀伤细胞（NK 细胞）作为体内一类独特的淋巴细胞亚群和妊娠早期子宫内膜组织主要的淋巴细胞，参与机体镇痛作用，故提高 NK 细胞活性可降低疼痛感觉。李玲玉等的研究表明，秩边透水道对原发性痛经模型大鼠的 T 淋巴细胞亚群产生一定的效应，可在一定程度上提高其外周血 CD3、CD4 和 CD8 水平，改善其免疫功能低下状态。鞠琰莉等观察电针双侧三阴交、关元对原发性痛经大鼠模型的 T 淋巴亚群 CD3、CD4 水平的影响，与对照组比较，模型组免疫器官脾脏和胸腺发生了病理变化，免疫功能表现低下，提示原发性痛经的发生与免疫系统关系密切，针灸有能拮抗其免疫功能低下的调整作用，缓解疼痛或止痛。

（五）子宫微循环

痛经时子宫平滑肌剧烈收缩，子宫血管痉挛，血流减少，造成组织缺血缺氧，使子宫肌肉处于痉挛状态而发生疼痛，引起子宫过度收缩的因素有前列腺素、催产素和加压素等。赵雅芳等发现即刻电针三阴交可缓解子宫血管的痉挛状态，改善子宫微循环，缓解子宫疼痛。刘学莲通过与悬钟穴组、非穴组以及空白组对比，证实三阴交组子宫动脉血流阻力指数值及收缩期峰值流速/舒张末期流速比值均明显降低，子宫血流速度明显加快。有学者发现针灸三阴交能有效改善痛经患者的子宫动脉血流动力和血液流变、调节血液黏度和红细胞聚集程度，通过影响子宫微循环而减轻疼痛。

（六）炎症反应

有学者提出炎症参与了痛经的病理过程，针灸可通过抗炎作用治疗痛经。P撤退发动痛经患者月经周期中的炎症、激活 NF-κB 释放，导致下游炎症，引起下游炎症基因的转导、翻译和促炎症介质（炎症细胞因子、趋化因子和前列腺素）的释放，以及炎症细胞的流入。在月经周期中，P 扮演抗炎角色。持续 P 的表达能明显抑制子宫内膜的过度炎症，抑制 MMP 的产生和活性并减少 T 细胞活性诱导的炎症反应。雌激素（E）和 P 释放失衡影响子宫内膜 $PGF_{2\alpha}$ 的合成引起痛经。

前列腺素与炎症反应相关并被认为是痛经的基本机制。许多研究表明前列腺素能增加炎症因子到子宫内膜。$PGF_{2\alpha}$ 通过增加趋化因子 CXCL1 的释放增加中性粒细胞的迁移。PGE_2 通过 NF-κB 信号通路诱导 CXCL8 表达促进白细胞迁移。另外，过度表达的炎症因子（比如 TNF-α、IL-1、IL-6）能增加子宫中 $PGF_{2\alpha}$ 的合成和释放引发痛经。

白三烯作为重要的炎症介质在原发性痛经的进程中扮演重要角色。已经有研究发现，10% ～ 30% 的原发性痛经患者子宫中前列腺素量没有明显改变，然而子宫和经血中白三烯明显增加，一些年轻原发性痛经患者月经第 1 天子宫白三烯含量是正常女性的 3 倍。白三烯也能参与白细胞的趋化和活性，使白细胞集聚在炎症区域和释放炎症介质，这些物质能引起平滑肌收缩和血管通透性。有研究发现白三烯拮抗剂能明显减轻原发性痛经患者疼痛。

针灸广泛用于治疗内脏痛，比如慢性前列腺炎、慢性盆腔痛和肠易激综合征等治疗。治疗部位炎症因子变化，抗炎反应被认为是最重要的机制。针刺通过减少炎症反应减轻疼痛：P 撤退导致产生过多的前列腺素、白三烯、细胞因子和MMP，这些炎症因子促进白细胞募集和活性，进一步促进炎症和子宫缺氧、缺血，从而加重痛经。针刺通过调节 NF-κB 信号通路减少前列腺素和下游炎症因子释放，通过减轻子宫的炎症环境和子宫的缺血缺氧，从而减轻痛经。有研究发现电针关元和三阴交能明显减轻痛经大鼠血清中 IL-2、5-HT 和 P 物质（SP）含量，另外有学者发现电针关元和三阴交减少了大鼠血清中 TNF-α 和 IL-1 含量，提示电针减轻痛经的机制可能与减少外周炎性因子有关。

二、临床研究

（一）针刺与西药治疗原发性痛经的疗效比较

主流观点认为原发性痛经主要与子宫内膜前列腺素增高有关。西医首选非甾体抗炎药治疗，尤以布洛芬最为常用，它通过减少前列腺素的合成而减轻患者的疼痛。临床研究发现，针刺治疗原发性痛经在改善痛经症状评分方面优于布洛芬。

（二）治疗原发性痛经的选穴规律

各腧穴使用频次高的穴位分别是三阴交、关元、地机、足三里、次髎、十七椎、气海、中极、子宫。三阴交是治疗原发性痛经最常使用的腧穴，为足太阴脾经之穴，同时也是足少阴肾经、足太阴脾经、足厥阴肝经的交会穴，强刺激可以活血、行气、补益气血。关元为任脉之穴，为一身之本，具有调理胞宫、温暖冲任的作用。地机为足太阴脾经郄穴，善治血证和急性痛证，可协调肝、脾、肾三脏，充盈冲任二脉，通调气血；经外奇穴选用十七椎穴可以通调督脉，振奋阳气，子宫为治疗痛经的经验效穴，针刺之能疏通经脉、行气活血化瘀；这5个主穴的组合搭配，临床实践常可收到很好的疗效。

穴位经络分布注重以下几点。①重视任督二脉的使用。任、督各自循行经过胞宫，均与胞宫密不可分，故成为针灸治疗痛经的重要经络。可以通过针刺任脉上的穴位，如关元、中极，和督脉穴位命门、腰阳关等，有效治疗本经主治病证。②重视调理脾经、胃经。原发性痛经病机基础重在冲脉，要重视脾胃，冲任之血由阳明水谷所化，脾统血、胃为仓廪之官。所以太阴脾气、阳明胃气为冲脉之本，故调理任督二脉之外，要以调理太阴阳明为总纲。针灸治疗原发性痛经常用的18个穴位中，属于脾经及脾经交会穴的穴位有8个，其中脾经的三阴交、地机、血海和脾经交会穴中极、关元为针灸治疗必选穴位。通过调补脾胃既使气血有源，后天之本得以固，又使冲任之脉得以盈。③重视阴经的使用。子宫位于下腹部，为阴经循行所过之位。原发性痛经的发病机制与肝、脾、肾密切相关。肝藏血、主疏泄，肾藏精、主生长发育，脾统血、为后天之主，而肝、脾、肾属人体的五脏，五脏藏而不泻，相对于六腑而言属阴，故治疗时阴经使用频率明显高于阳经。④重视经外奇穴的使用。督脉起于胞中，十七椎又与胞宫相近，针灸十七椎可起到局部治疗的作用。十七椎被认为是治疗痛经的经验效穴，子宫定位与胞宫位置相近，又可通过局部调节作用治疗痛经起到通则不痛的作用。

（三）得气决定针刺治疗原发性痛经的疗效

原发性痛经作为一种心身疾病与社会心理因素关系密切，痛经症状和疼痛程度与患者的受暗示性程度呈正相关，有临床研究发现通过积极的心理干预可以防止疾病发生。编者团队发现原发性痛经引起的脑 ^{18}F-FDG 代谢增加和降低区域同时存在。代谢增加区域主要参与本体感觉，对痛觉产生反应并发出整合调制；代谢降低区域主要位于脑边缘系统，与情绪有关。经期处于 E、P 低水平的特殊阶段，脑中许多部位含有 ER、PR，这些受体通过 5-HT 和其他神经元系统起作用。边缘系统 5-HT 含量下降，会出现疼痛、抑郁、焦虑和人格障碍，因此临床治疗痛经应重视心理疗法。

针对针刺治疗原发性痛经是否是心理暗示起重要作用，韩莹等观察月经来潮疼痛时针刺与假针刺三阴交穴原发性痛经镇痛作用的疗效差异，发现针刺三阴交对原发性痛经镇痛效果显著，假针刺的心理安慰剂效应对针刺镇痛没有明显影响。编者团队将 90 例原发性痛经患者分成针刺手法组和针刺非手法组，对患者得气感觉的程度按照 0 ～ 4 分的量度进行评估，记录针刺治疗前后患者的疼痛程度、疼痛持续时间及伴随症状来评估疗效。研究发现手法组的有效率显著高于非手法组，提示得气对针刺治疗原发性痛经的疗效起着决定性的作用；通过施行手法，可以使患者的得气感增强，从而进一步提高针刺的疗效，说明决定针灸治疗原发性痛经疗效的是得气，而不是心理因素。

综上，针刺治疗原发性痛经并非单靶器官、单因素的简单过程，可能是一个复杂的过程，针刺可能通过多靶点调节神经 - 内分泌 - 免疫网络，改善子宫微循环代谢、缓解子宫痉挛、激活疼痛调节系统，从而治疗痛经。

（龚萍）

第二节　针灸治疗多囊卵巢综合征的临床与实验研究

多囊卵巢综合征（PCOS）是一种以高雄激素血症、排卵功能障碍和卵巢多囊样改变为主要特征，集生殖问题、代谢紊乱、心理障碍等多种病理状态为一体的生殖内分泌代谢性疾病，在我国育龄期妇女的患病率为 5.6%。PCOS 是导致不孕的重要因素，同时也是 2 型糖尿病、心脑血管疾病、子宫内膜癌、乳腺癌等疾病的高危因素，严重影响患者的生活质量和身心健康。

PCOS 的病因尚不明确，被认为是一种遗传与环境交互作用的多因素疾病，可能与遗传、宫内暴露、环境、生活方式、心理应激等因素相互作用密切相关，高雄激素血症、高 LH 水平、胰岛素抵抗和高胰岛素血症、糖脂代谢异常、慢性低度炎症等病理环节相互错杂，导致卵泡发育异常和排卵障碍。

由于病因不明、病理机制复杂，PCOS 的诊疗始终是困扰医患双方的难题。现行的西医治疗以降低雄激素、调整月经周期、改善胰岛素抵抗及糖脂代谢等对症治疗或以实现阶段性治疗目标为主，虽然有目标明确、作用专一的特点，但也存在一定的局限性。

针灸是中医学特色疗法之一，可通过刺激特定腧穴达到调节阴阳、调和气血、改善脏腑功能的治疗作用，具有双向、整体、多环节、多靶点的特点。近年来针灸治疗 PCOS 受到国内外广泛关注，临床研究和实验研究越来越多，也取得了不错的成绩。

一、针灸治疗 PCOS 方案的优选

逯颖捷等运用数据挖掘技术探究针刺治疗 PCOS 的选穴规律，共纳入文献202 篇，涉及腧穴 80 个，总使用频次为 1678 次，其中使用频次居前 5 位的腧穴依次为三阴交、关元、子宫、气海、足三里，常用经脉为任脉、足太阴脾经、足阳明胃经。运用聚类分析挖掘出 5 组关联度较高的核心腧穴组合：关元 – 子宫，三阴交 – 子宫，关元 – 子宫 – 三阴交，三阴交 – 子宫 – 关元，三阴交 – 足三里。三阴交、关元、子宫间的关联性明显较高，属于核心腧穴。5 个有效聚类群穴位组合如下。聚类 1：三阴交、子宫、关元、足三里、血海、丰隆、太冲、太溪。聚类 2：肾俞、脾俞、肝俞、次髎。聚类 3：天枢、中脘、归来、阴陵泉、气海。聚类 4：百会、命门。聚类 5：中极。总而言之，针刺治疗 PCOS 以补肾健脾、通调督任为主，多用任脉、脾经、胃经腧穴，选穴以下腹部募穴居多，配合下肢远端五腧穴，以 "远近配穴" 及 "俞募配穴" 为特点，核心腧穴为三阴交、关元、子宫，临证可以三阴交、关元、子宫、足三里、血海、丰隆、太冲、太溪为基础方，随证加减其他聚类穴位组合。

罗颂平团队发现，针刺联合促排卵药治疗 PCOS 以三阴交、关元、中极、子宫、气海和足三里为高频使用穴位。另一项针灸治疗 PCOS 的荟萃分析发现，医

家在针灸治疗中多采用周期序贯治疗。卵泡期滋阴补肾，选取足三里、三阴交、关元、太溪、血海等穴；排卵期理气活血，选用足三里、三阴交、血海、太冲、合谷等；黄体期选用肾俞、命门、足三里等穴以补肾阳。随证加减：肾虚加太溪；血虚加血海穴；痰湿加丰隆穴；肝郁加太冲穴；气血不足者加关元、足三里穴。

编者团队在临床中运用针灸治疗PCOS取得了非常不错的效果：针刺促排卵常选用关元、中极、子宫、足三里、三阴交等穴位，从月经干净之日开始针刺，隔日1次，留针30min/次，平补平泻，或加用电针刺激30min，直至排卵。肾虚者加肾俞，脾虚湿甚者加脾俞、阴陵泉，肝郁化火者加太冲、行间。此外，艾灸通常取穴肾俞、关元、中极、子宫、足三里、三阴交等，同时可选用耳穴埋针或埋豆疗法，常取肾、肝、脾、肾上腺、内分泌、卵巢、神门等穴，每次选用3～5穴，每周2～3次。

二、针灸治疗PCOS的临床研究

（一）针灸联合促排卵药治疗PCOS的临床荟萃分析

罗颂平团队采用Meta分析手段，系统、全面检索近20年针刺联合促排卵药治疗PCOS患者疗效证据，分析干预后有效率、妊娠率、胰岛素抵抗率、流产率、周期排卵率、穴位使用规律等及其项目实施、研究设计等的不足。

1. 研究结果

（1）共入组文献34篇，其中国外文献2篇。入组文献的研究对象均为PCOS患者，其中普通型PCOS患者24篇（70.59%），肥胖型PCOS患者5篇（14.71%），氯米芬抵抗的PCOS患者2篇（5.88%），肾虚型PCOS患者2篇（5.88%），痰湿型PCOS患者1篇（2.94%）。治疗组干预方式中含电针方式有6篇（17.65%），普通针刺28篇（82.35%）。入组文献干预对象的样本量在25～500例之间，本研究入组文献干预对象共3399例，其中治疗组1711例（50.34%），对照组1688例（49.66%）。总偏倚风险评估方面，34篇文献中，64.71%的研究偏倚风险评估总分＞3分，35.29%的研究偏倚风险评估总分≤3分。

（2）穴位使用频次方面：穴位频次在10次以上的是三阴交30次（8.62%）、关元26次（7.47%）、中极次26次（7.47%）、子宫24次（6.90%）等，穴位频次在5～10次的是肝俞9次（2.59%）、中脘9次（2.59%）、天枢9次（2.59%）、归来

8次（2.30%）等。

（3）有效率方面：针刺联合促排卵药治疗PCOS患者有效率的RR为1.35（95%CI：1.24～1.48），亚组分析发现，含电针组为1.28（95%CI：1.12～1.46）；普通针刺组为1.39（95%CI：1.24～1.56）。

（4）妊娠率方面：针刺联合促排卵药治疗PCOS患者妊娠率的RR为1.74（95%CI：1.54～1.97），亚组分析发现，含电针组为1.71（95%CI：1.29～2.26）；普通针刺组为1.75（95%CI：1.52～2.01）。

（5）排卵率方面：针刺联合促排卵药治疗PCOS患者排卵率RR为1.34（95%CI：1.16～1.53），亚组分析发现，普通型PCOS组为1.35（95%CI：1.10～1.65），肥胖型PCOS组为1.58（95%CI：1.02～2.45）；含电针组为1.45（95%CI：1.18～1.79），普通针刺组为1.32（95%CI：1.12～1.55）。

（6）胰岛素抵抗率方面：针刺联合促排卵药治疗PCOS患者胰岛素抵抗率RR为0.62（95%CI：0.41～0.93）。流产率方面，针刺联合促排卵药治疗PCOS患者流产率RR为0.99（95%CI：0.65～1.51），未发现针刺联合促排卵药组与促排卵药组治疗PCOS的流产率差异有统计学意义（$P > 0.05$）。

（7）不良反应率方面：针刺联合促排卵药治疗PCOS患者不良反应率RR为0.56（95%CI：0.37～0.84），针刺联合促排卵药组与促排卵药组不良反应率差异有统计学意义（$P < 0.05$）。

（8）LH/FSH方面：针刺联合促排卵药治疗PCOS患者LH/FSH的MD为－0.72（95%CI：－0.85～0.60），亚组分析发现，普通型PCOS组为－0.73（95%CI：－0.89～－0.57），肥胖型PCOS组为－0.70（95%CI：－1.23～－0.18）；含电针组为－0.64（95%CI：－0.87～－0.41）；普通针刺组为－0.74（95%CI：－0.88～－0.60）。

（9）睾酮方面：针刺联合促排卵药治疗PCOS患者睾酮的MD为－0.31（95%CI：－0.40～－0.22），亚组分析发现，普通型PCOS组为－0.27（95%CI：－0.39～－0.16），肥胖型PCOS组为－0.62（95%CI：－1.04～－0.20）；含电针组为－0.19（95%CI：－0.30～－0.09）；普通针刺组为－0.37（95%CI：－0.49～－0.25）。

（10）体重指数（BMI）方面：针刺联合促排卵药治疗PCOS患者BMI的MD为－1.57（95%CI：－1.74～－1.40），亚组分析发现，普通型PCOS组为－2.55（95%CI：－3.33～－1.77），肥胖型PCOS组为－2.42（95%CI：－4.69～－0.15）；

含电针组为 -1.32（95%CI：$-2.45 \sim -0.19$）；普通针刺组为 -2.65（95%CI：$-3.69 \sim -1.61$）。

（11）胰岛素抵抗指数（HOMA-IR）方面：针刺联合促排卵药治疗 PCOS 患者 HOMA-IR 的 MD 为 -0.44（95%CI：$-0.86 \sim -0.02$），亚组分析发现，肥胖型 PCOS 组为 -0.55（95%CI：$-0.73 \sim -0.37$），普通型 PCOS 组为 -0.01（95%CI：$-0.61 \sim 0.64$）。

2. 结论

近 20 年应用针刺联合促排卵治疗 PCOS 的循证医学证据显示：①针刺联合促排卵药治疗 PCOS 患者不仅能改善患者血清学指标状况，而且在排卵、妊娠结局和不良反应方面均具有较好疗效；②针刺联合促排卵药在治疗非肥胖型 PCOS 患者效果明显高于肥胖型 PCOS，电针在促排卵效率方面高于普通针刺，但妊娠成功率略低于普通针刺；③针刺联合促排卵药治疗以三阴交、关元、中极、子宫、气海和足三里为高频使用穴位。

（二）针灸或针灸联合西药治疗 PCOS 的临床荟萃分析

另一项 meta 分析共纳入 28 个随机对照试验，包括 2192 例患者。Meta 分析结果显示：①与西药相比，针灸可提高 PCOS 患者妊娠率（RR = 1.80，95%CI：$1.45 \sim 2.23$，$P < 0.00001$）和排卵率（RR = 1.33，95%CI：$1.15 \sim 1.54$，$P = 0.0001$），降低 LH 水平（SMD = -0.62，95%CI：$-0.96 \sim -0.28$，$P = 0.0004$）、LH/FSH（SMD = -0.65，95%CI：$-1.02 \sim -0.29$，$P = 0.0005$）；②针灸 + 西药可提高妊娠率（RR = 1.75，95%CI：$1.50 \sim 2.03$，$P < 0.00001$）和排卵率（RR = 1.29，95%CI：$1.18 \sim 1.41$，$P < 0.00001$），降低 LH 水平（SMD = -1.09，95%CI：$-1.64 \sim -0.53$，$P = 0.0001$）、LH/FSH（SMD = -1.30，95%CI：$-2.35 \sim -0.25$，$P = 0.02$）和 T 水平（SMD = -1.13，95%CI：$-1.59 \sim -0.66$，$P < 0.00001$）。该 meta 分析表明，针灸单用或与西药联用治疗 PCOS 不孕症可提高妊娠率、排卵率及改善激素水平。同时也指出，受纳入研究数量和质量的限制，上述结论尚待更多高质量研究予以验证。

三、针灸治疗 PCOS 的作用机制研究

（一）针灸可调节下丘脑 - 垂体 - 卵巢轴的功能，促进排卵

针刺可能影响脑边缘系统及某些核团，调节脑内神经递质（如抑制性神经递

质 γ-氨基丁酸、多巴胺和兴奋性神经递质谷氨酸、天冬氨酸等）的产生，影响 GnRH 的分泌，继而调节 LH 和 FSH 的分泌，从而使下丘脑-垂体-卵巢轴的功能协调化。

编者团队观察针刺对 PCOS 大鼠卵巢转化生长因子 β1（TGF-β1）及其 mRNA 表达的影响，探讨针刺促排卵的作用机制。24 日龄雌性大鼠颈背部皮下注射脱氢表雄酮制作 PCOS 大鼠模型，对照组同期皮下注射油剂。PCOS 大鼠随机分为模型组、针刺组。模型组不做任何处理，针刺组于 80 日龄起进行针刺干预，每天 1 次，连续 6 周。治疗结束后各组大鼠处死，检测血清性激素水平，取卵巢称重，用免疫组化和 RT-PCR 方法检测 TGF-β1 的蛋白水平及 mRNA 表达。结果发现，针刺可降低 PCOS 大鼠卵巢 TGF-β1 蛋白及 mRNA 的表达，抑制 TGF-β1 对性激素的合成作用，改善模型大鼠卵巢多囊样变及高雄激素血症，促进排卵。此外，针刺还能显著下调 PCOS 大鼠卵巢局部 TGF-α 及 EGFR 表达，显著降低 PCOS 大鼠血清 T、E_2 水平，提示针刺可通过抑制卵泡膜细胞异常分泌 TGF-α 和抑制颗粒细胞异常合成 EGFR，使 TGF-α/EGFR 对卵巢的调节功能趋于正常，抑制卵泡膜、间质细胞的异常增生，使各级卵泡正常发育，改善卵巢多囊样变，促进排卵；同时使卵泡膜细胞合成雄激素趋于正常化，使芳香化酶合成 E 减少，纠正高雄激素血症。

（二）针灸可改善 PCOS 的子宫内膜容受性

编者团队观察了针刺对 PCOS 大鼠不孕的影响。予 24 日龄雌性大鼠颈背部皮下注射脱氢表雄酮的麻油溶液制作 PCOS 大鼠模型，对照组同期皮下注射麻油剂。PCOS 大鼠随机分为模型组、针刺组。模型组不做任何处理，针刺组于 80 日龄起行针刺治疗（关元、中极、三阴交、子宫穴，每天 1 次，连续治疗 5 d），各组大鼠治疗后留取双侧卵巢和子宫标本观察，采用放射免疫分析（RIA）检测血清性激素。与模型组比较，针刺组大鼠胚泡着床率和平均着床胚泡数均明显升高（$P < 0.05$）；血清睾酮（T）、雌二醇水平均显著降低（$P < 0.05$），而 FSH、LH、P 水平差异无统计学意义（$P > 0.05$）；卵巢湿重显著降低（$P < 0.05$），子宫腺体、腺腔的等效直径、面积和腺/间质面积比，以及子宫内膜平均厚度均显著增加（$P < 0.05$）。表明针刺能下调 PCOS 的血清 T、E_2 水平，改善卵巢和子宫的发育，促进排卵，提高子宫内膜容受性，促进胚泡着床。

编者团队进一步观察了针刺对促排卵治疗的 PCOS 大鼠子宫内膜容受性的影

响。采用皮下注射脱氢表雄酮的麻油溶液建立 PCOS 大鼠模型，对照组（C）同期皮下注射麻油。PCOS 大鼠随机分为模型组（M）、氯米芬组（C）、氯米芬 + 针刺组（C+A），其中 M 组不做任何处理，其他各组均于 80 日龄起进行干预 5 d。治疗结束后，各组部分大鼠处死，留取血清、子宫和子宫内膜标本。各组另一部分大鼠与雄鼠交配，于妊娠第 8 天处死，观察大鼠胚泡着床情况。结果发现，与 C 组相比，C+A 组大鼠血清 E_2 水平较高，子宫内膜发育更好，子宫内膜容受性的标志分子如 ER、PR、同源盒基因 A10（HOXA10）、白血病抑制因子（LIF）及整合素 $\alpha v\beta_3$（integrin $\alpha v\beta_3$）蛋白水平及 mRNA 表达也更接近对照组（$P < 0.01$），着床率和平均着床胚泡数也显著增加（$P < 0.01$）。研究结果表明，针刺能显著改善氯米芬促排卵治疗导致的子宫内膜容受性不良状态，促进胚泡着床，可能通过调节血清 E_2 水平、子宫内膜容受性的标志分子蛋白水平及 mRNA 表达而实现。

（三）针灸可改善 PCOS 的糖代谢和胰岛素抵抗

编者团队观察了电针对未婚 PCOS 患者糖脂代谢的影响。将 54 例未婚 PCOS 患者随机分为针刺组和对照组。针刺组采用两组穴位组交替使用。第一组由中极、气海、归来、三阴交、阴陵泉、合谷、百会组成，第二组由天枢、足三里、中极、气海、归来、太冲、内关、百会组成。对照组采用肩上、臂上各 4 个非经非穴行浅针法，无得气。两组均治疗 16 周。观察指标包括 BMI、腰臀比（WHR）、口服糖耐量试验（OGTT）、胰岛素释放试验、总胆固醇（TC）、甘油三酯（TG）、高密度脂蛋白胆固醇（HDL-C）、低密度脂蛋白胆固醇（LDL-C）、脂联素、瘦素、内脏脂肪素、抵抗素和白介素 6（IL-6）等糖脂代谢指标。治疗 16 周后，两组间各项指标比较差异无统计学意义（$P > 0.05$）。然而，与基线数据相比，针刺组体重、BMI、臀线、WHR、空腹血糖、HOMA-IR、内脏脂肪素、抵抗素、IL-6 和 HDL-C 均有所降低（$P < 0.05$），对照组内脏除脂肪素和 TC 有所降低（$P < 0.05$）外，其他均无明显变化。结果表明，针刺可通过改善糖代谢和脂代谢对 PCOS 发挥治疗作用。同时，假针灸也并非完全无效，假针灸也可通过安慰剂效应对 PCOS 糖脂代谢有一定程度的改善作用，但影响因子明显比真正的针刺少。

有研究对双氢睾酮诱导的 PCOS 模型大鼠进行同水平低频电针（EA）和运动干预，并把 PCOS 大鼠分为 PCOS 组、PCOS 电针组和 PCOS 运动组，PCOS 电针组大鼠给予 2Hz 的电针刺激，3 次 / 周，连续 4 ~ 5 周，PCOS 运动组大鼠可以自由运动 4 ~ 5 周。结果发现电针和运动都可提高大鼠的胰岛素敏感性，电针改善胰岛素敏感性与其调控脂肪组织中的胰岛素抵抗有关基因（瘦素与解偶联蛋白 2）的表达有关。另有学者对双氢睾酮诱导的 PCOS 大鼠进行低频率电针刺激腹部和下周肌肉，5 次/周，治疗 4～5 周，结果发现，低频电针刺激可调节基因表达（降低比目鱼肌中的 Tbc1d1，增加肠系膜脂肪组织中的 Nr4a3）和蛋白表达（增加 pas160/AS160、NR4A3 和降低 GLUT4），也可增加比目鱼肌中 GLUT4 的表达，并能增加全身的胰岛素敏感性。赖毛华等对丙酸睾酮注射合并高脂饲料喂养诱导的 PCOS 大鼠进行腹针治疗，发现针刺可提高胰岛素敏感性。

（四）针灸可缓解 PCOS 的焦虑、抑郁

编者团队于 2012 年 11 月至 2016 年 3 月对 PCOS 未婚女性进行了一项前瞻性随机对照试验，观察了电针对未婚 PCOS 患者焦虑和抑郁的影响。参与者被分配到针灸组（接受电针治疗 16 周）或对照组（接受假针灸治疗 16 周），每组 27 名患者。观察 2 组患者血清中去甲肾上腺素、肾上腺素、5-HT 和 γ- 氨基丁酸等神经递质的水平，比较 2 组患者的焦虑和抑郁量表评分、SF-36 量表评分、PCOS 生活质量量表评分和中国生活质量量表评分。结果表明，干预 16 周后，针刺组血清去甲肾上腺素升高，5-HT 降低（P 分别为 0.028 和 0.023）；干预后两组血清 γ- 氨基丁酸水平均下降（均 $P < 0.001$）。然而，两组之间在任何神经递质水平上均无显著性差异（$P > 0.05$）；电针治疗后，针刺组焦虑自评量表（SAS）和抑郁自评量表（SDS）评分下降（P 分别为 0.007 和 0.027），均低于对照组（P 分别为 0.003 和 0.004）；精神健康、活力、社会功能、一般健康状况的 SF-36 量表评分、总体生活质量评分、不孕不育问题在电针治疗后显著改善（$P < 0.05$）。结果表明，电针可改善 PCOS 患者的焦虑/抑郁症状和生活质量，其机制可能是通过影响血清去甲肾上腺素和 5-HT 的水平。

总而言之，针灸在治疗 PCOS 中发挥着重要作用，对其作用机制的研究取得了许多重要进展。针灸可通过对局部穴位的刺激，激发机体的自身调节能力，对 PCOS 发挥多环节、多靶点的调节作用，包括调节下丘脑 - 垂体 - 卵巢轴功能、促排卵、改善子宫内膜容受性、改善糖脂代谢、缓解焦虑和抑郁等。

（黄冬梅）

第三节　针灸在卵巢储备功能减退中的应用

卵巢储备指卵巢皮质内含有的原始卵泡，自出生后原始卵泡数量不再增加，原始卵泡可进一步发育、生长，形成可受精卵母细胞，如果卵巢产生卵母细胞的数量减少、质量下降则为卵巢储备功能减退（DOR）。DOR 临床表现多样，以月经异常（先期或后期或量少）、闭经、不孕、性欲减退、围绝经期症状等为主要表现，并且呈进行性发展和年轻化趋势，若不及时干预，则进一步发展为早发性卵巢功能不全（POI）或卵巢早衰（POF），导致女性生育能力降低。DOR 给患者生理和心理造成严重伤害，对家庭造成巨大的经济负担，严重影响社会的和谐发展，提高备孕女性卵巢储备功能对于提高生育能力意义重大。

一、DOR 发病机制

DOR 的发病机制复杂，涉及遗传学因素，免疫学因素，放疗、化疗及手术等医源性因素及环境因素（包括社会环境、自然环境）等。

（一）遗传学因素

已有研究将包括单核苷酸多态性（SNP）在内的遗传变异与 DOR 和 POF 联系起来。年轻 DOR 患者的糖皮质激素受体（GR）信号通路发生显著改变，GR 通路中的几个有趣的基因（*AGT*、*KRT6A*、*KRT19*、*NCOA2* 和 *TAF1*）在 DOR 患者的母体外显子组中显示出 SNP 改变。AGT 的靶向破坏会降低小鼠的生育能力并显著减少卵母细胞的产生。*KRT6A* 和 *KRT19* 的变异可能对卵巢的再生能力具有重大影响，从而减少卵母细胞储备。*NCOA2* 有利于核激素受体的功能应用，核激素受体对细胞生长和发育至关重要，同时也是卵泡发育所必需的，包括 FSH 和 LH。在 DOR 女性中观察到的这些激素的改变可能是由 *NCOA2* 抑制激素发生改变导致的结果。*TAF1* 是通用转录因子（TFIID）复合物的最大亚基，TFIID 复合物是人类卵生发生的关键因素，可能是卵母细胞质量的潜在生物标志物。在 DOR 女性中观察到的卵母细胞储备和质量受损可能是受到 *TAF1* 基因多态性的影响。

（二）免疫学因素

异常的自身免疫反应参与 DOR 的发展。长期以来，卵巢自身免疫一直与 DOR 的发病机制有关。识别自身免疫异常有助于早期干预 DOR。全身性促炎性疾病会改变卵巢稳态，并对滤泡动力学产生不利影响，从而导致 DOR。然而，局部炎症环境可能对卵母细胞质量和卵巢功能起更重要的作用。炎症使卵泡质量下降和数量减少，导致 DOR。

卵巢颗粒细胞调节卵巢微环境中卵母细胞的生长和成熟。在 DOR 女性中观察到卵巢颗粒细胞的凋亡增加，抑制卵巢颗粒细胞凋亡可以提高卵巢储备能力。有研究揭示 DOR 患者滤泡液中效应 CD8$^+$ T 淋巴细胞数量增加和功能增强。凋亡性卵巢颗粒细胞产生并释放了相当水平的 CCL5，其通过 CCR5 的相互作用将 CD8$^+$ T 淋巴细胞重新连接到滤泡。CD8$^+$ T 淋巴细胞的丰富性和 IFN-γ 分泌水平高破坏了卵泡中免疫微环境的平衡，可能导致卵巢颗粒细胞的细胞凋亡和损伤进一步加重，并推进 DOR 的发展。

除此之外，氧化应激与 DOR 密切相关。过量的活性氧（ROS）可能会对卵巢衰老产生负面影响。细胞中高浓度的 ROS 会导致线粒体和核 DNA 损伤和凋亡，这种损伤已被证明对卵巢卵泡发育和排卵产生不利影响。

（三）医源性因素

医源性因素是导致后天性 DOR 的重要因素之一，主要包括盆腔手术史、化疗药物、放射线等。盆腔和腹腔手术被广泛认为是 DOR 的负面因素，因为它们可能会破坏女性生殖器官的血液供应并损害正常的卵巢微环境。尤其是子宫卵巢附件手术会干扰女性卵巢的血液供应，并损害窦卵泡发育的正常微环境。

由于卵巢储备的不可再生特性，化疗和放疗对卵巢储备的损伤是广泛性和永久性的。化疗对卵巢功能的损伤主要体现在以下几个方面。①细胞凋亡：化疗影响卵巢组织细胞 DNA 的结构并导致链断裂，被改变的细胞通过诱导细胞凋亡被清除，导致不可逆的细胞损伤。治疗时间越长，卵泡暴露和随后的凋亡就越大，随后血清抗米勒管激素（AMH）迅速下降，FSH 升高。②急性血管毒性：基质细胞损伤是化疗的全身后果之一。因此会出现血管异质性改变、血流量和血容量减少、血管痉挛、血管崩解导致的结构破坏及纤维化。卵巢组织的血管毒性主要影响皮质区域，随后是生长卵泡的急性滤泡缺血。③卵巢倦怠：PI3K/PTEN/Akt 通路的激活对卵母细胞储备至关重要，其受到 AMH 浓度的抑制。一些化疗药物可激活该途径，导致随后休眠卵泡的连续激活，而 AMH 血清浓度降低可促进这种恶性循环，最终导致原始卵泡完全耗竭和卵巢衰竭。

原始卵泡对电离辐射高度敏感，大部分照射引起的损伤不能恢复，损伤程度与细胞发育有关，卵泡越成熟，诱发的损伤越大。剩余的卵巢储备功能取决于年龄、放射剂量和放射手术次数。4Gy 的剂量在卵巢储备中引起损伤几乎达到 50%，年轻女性引起不育的剂量标准是 20Gy，在 40 多岁患者中，这个剂量只有 6Gy。尽管射线对卵巢的损伤取决于患者年龄，但无论剂量或分级如何，对于大于 25 岁的患者，放射性治疗对卵巢功能的损伤都是巨大的。

（四）环境因素

生理周期通常被认为与女性生育能力密切相关。具有较早月经初潮的不孕妇女可能具有更大的卵泡池和（或）更快的卵泡耗竭率，这反过来又损害了卵巢功能。研究表明，月经初潮延迟对女性生育能力有一定的保护作用，特别是对于 30 岁以下的女性。

不同于常规观点，过度运动可能会减少排卵，损害子宫内膜发育和诱发闭经，从而降低女性的生育能力。另外，昼夜节律失常可能通过改变生殖激素的分泌，损害生殖能力和导致胰岛素抵抗和（或）增加炎症来干扰生育能力。饮酒通常被认为与女性不孕有关。一方面，酒精可能通过改变内源性激素浓度，阻碍卵子成熟，以及扰乱排卵和早期囊胚发育和植入来降低女性的生育能力。此外，酒精中存在的有毒物质，如氨基甲酸乙酯，对女性的生育能力也有一定的损害。

二、针灸治疗 DOR 的相关机制

针灸可通过针刺穴位，调节人体阴阳转化，使胞宫定期藏泄，恢复卵巢功能。针灸已被证明可以调节交感神经系统及内分泌和神经内分泌系统。低频电针可改善生殖功能障碍，尽管其确切的潜在作用机制仍然未知。

（一）针灸通过调节下丘脑 – 垂体 – 卵巢轴治疗 DOR

现代研究推测，针灸治疗 DOR 的机制可能与调节下丘脑 – 垂体 – 卵巢轴，激活多巴胺系统有关。简单来说，穴位刺激通过调节卵巢旁分泌和（或）自分泌功能，改善卵巢微环境，调节信号通路，恢复生殖内分泌系统的动态平衡，从而改善卵巢功能。

一项前瞻性队列研究发现，针灸可以改善 DOR 症状，总有效率为 90.6%（29/32），妊娠率为 15.6%（5/32），同时，还降低 FSH 水平、窦卵泡计数（AFC）水平和 FSH/LH 比值，显著增加卵巢收缩峰值速度（$P < 0.05$）。唐文龙等将 96 例 DOR 患者随机分为克龄蒙药物治疗组（48 例）和针刺治疗组（48 例），经过 6 个月的治疗，针刺组能有效改善 DOR 患者的临床症状，且疗效持续时间更久，

这可能与其通过调节下丘脑－垂体－卵巢轴、降低 FSH 和 LH 的水平密切相关。冯晓玲等观察到对于肝肾阴虚型 DOR 患者，电针结合育阴丸治疗通过调控 Th2 细胞因子的表达可达到恢复卵巢功能的目的，包括显著改善月经周期、患者全身症状和血清性激素水平。另一项临床研究证实，电针可能会降低 DOR 患者的 FSH 和 LH 水平及 FSH/LH 比值、增加 E_2 水平并改善情绪症状，改善卵巢储备功能，并且不会产生明显副作用，值得注意的是，这些正面影响似乎在治疗完成后仍可持续至少 3 个月。一项针刺调经促孕治疗 DOR 的前瞻性病例序列研究发现，与治疗前比较，治疗后及随访期 FSH 水平、FSH/LH 比值下降，E_2、AFC 水平上升（均 $P < 0.05$）。治疗后及随访期中医症状评分均较治疗前显著下降（均 $P < 0.05$）。治疗后临床妊娠率为 15%（6/40），此外，无感染、脏器损伤等不良事件发生。研究提示，针刺调经促孕治疗对 DOR 患者的卵巢储备功能具有良好的改善作用，且安全性较好。

（二）针灸改善氧化应激治疗 DOR

氧化应激与卵巢功能密切相关。在小鼠中，由 ROS 引起的长期氧化应激与卵泡和卵母细胞质量下降有关，可降低小鼠的生育能力和繁殖潜力。方晨晨等探讨针刺是否通过调节大鼠抗氧化应激状态及颗粒细胞凋亡来改善雷公藤多苷片所致的 DOR，结果表明针刺能降低丙二醛含量及 Bax 蛋白和基因的表达，升高超氧化物歧化酶（SOD）水平及 Bcl-2 蛋白和基因的表达，说明针刺可改善雷公藤多苷片所致卵巢氧化应激状态，降低卵泡周围颗粒细胞的凋亡，从而减轻 DOR 的程度。

（三）针灸改善炎症微环境治疗 DOR

炎症信号传导与卵巢卵泡耗竭关系密切，炎症是血管组织对感染、损伤或其他有害刺激的非特异性免疫反应。事实上，炎症过程对于适当的卵泡发育和许多生理生殖过程是必要的。特别注意的是，排卵显示出炎症的标志性迹象，但过度炎症可能导致卵母细胞质量差或排卵异常。艾灸可以通过 Nrf2/HO-1 抗氧化途径改善大鼠的卵巢储备。进一步研究发现，艾灸激活了 Nrf2/HO-1 途径，随后导致 NLRP3 下调，从而改善炎症微环境。

三、针灸在 DOR 中的应用

针灸对 DOR 的疗效在辅助生殖技术领域中多有体现。一项随机对照试验证明，针灸可以增加卵巢反应不良患者的成熟卵母细胞或受精卵母细胞的数量，尤其对那些年龄＞37岁或经历1个以上的体外受精（IVF）周期的患者。并且在针灸+IVF组中，无论产妇年龄如何，均未观察到获得成熟卵母细胞数与连续受控卵巢过度刺激周期之间的负性关系，这些发现提示在IVF前接受针灸治疗对患者有益，临床医生可以考虑对卵巢反应不良、年龄＞37岁或经历多个IVF周期的女性进行针灸治疗。基于"月经周期的针灸疗法"可以有效改善DOR患者的卵巢储备功能，从而提高IVF-ET的临床妊娠率，可知，针灸对DOR疗效确切，可以安全、有效地改善卵巢储备，并增加DOR患者的妊娠率。

编者团队进行了一项临床观察，研究针灸对DOR患者AFC及妊娠结局的影响，为针灸治疗DOR提供更直接的临床证据。回顾性分析6例DOR患者临床资料，包括FSH、AFC、AMH等检查结果。所有患者均从月经第5天开始行针刺治疗（自发月经或药物撤退性出血均可），每周2次，每次30min。针刺取穴采取腹背交替的方法，腹侧取穴（仰卧位）：中脘、天枢、气海、关元、归来（归来、中极、大赫、子宫、卵巢交替使用）、三阴交和足三里、印堂。背侧取穴（俯卧位）：肾俞、次髎、太溪、内关。除以上基础取穴外，再根据患者的病情辨证加减：肝郁型可加百会、太冲；肾阳虚可加命门；肾阴虚可加肓俞；血瘀型可加地机、太冲、血海；脾气虚可加脾俞、胃俞；痰湿型可加丰隆、阴陵泉等。这些病例的促排卵方案都是拮抗剂方案或微刺激方案。结果发现，针刺治疗后，DOR患者AFC[（8.33±3.39）vs.（4.67±1.97）]、取卵数[（5.83±2.04）vs.（2.83±0.75）]、受精数[（4.00±1.79）vs.（1.16±0.98）]及获胚数[（3.17±1.17）vs.（0.67±0.82）]均较针刺治疗前显著增加（P均＜0.01）。6例患者中有2例因个人原因一直未去执行胚胎移植，有1例针刺治疗后胚胎移植前自怀成功并活产；有3例进行了胚胎移植，其中1例生化妊娠，其余2例均成功妊娠并活产。总的临床妊娠率为50%（3/6），活产率为50%（3/6）。针刺过程中未发生严重不良事件。

综上所述，DOR病因复杂，机制不清，临床表现不尽相同，发病率呈年轻化且逐年攀升。针灸对于机体自身调节功能作用较为显著，同时具有安全性、有效性和可持续性等优点，通过针灸等传统手段补虚泄实治疗DOR，取得了较好疗效，然而，对针灸的作用机制仍不十分清楚，仍缺乏高质量、大样本的临床研究以及探究针刺治疗DOR作用机制的基础研究。未来，可以进一步探索发现针灸的作用机制，明确靶点，加强对照研究，提高观察性研究的质量，提供循证医学证据，在保持其安全性、经济性优势的同时，进一步提高其有效性，以求在临床中发挥更大、更优的作用。

（吴笑）

第四节　针灸促进胚胎着床的临床与实验研究

随着生活方式的改变、环境污染的加重，不孕症的发生率显著增加，10%～15% 的育龄期妇女会遭受不孕症的困扰。IVF-ET 是如今应用广泛的辅助生殖技术，在一定程度上解决了许多不孕不育夫妇的生育问题。然而，其孕育成功率依然较低，相当一部分患者仍因反复种植失败（RIF）而最终丧失生育信心。RIF 一个重要的原因就是移植的胚胎不能成功着床。

胚胎是否能顺利着床，主要取决于 3 个方面的因素：胚胎质量、子宫内膜接纳胚胎的能力、胚胎与子宫内膜的同步性。子宫内膜接纳胚胎的能力即子宫内膜容受性，是指子宫内膜在着床窗口期允许胚胎着床的能力。在促性腺激素的刺激下，窗口期即子宫内膜处于一个能够接纳胚胎附着的短暂而又自限的时期。一旦错过窗口期，胚胎将难以着床于子宫内膜。胚胎着床是一个动态而又复杂的过程，伴随着子宫内膜形态上、分子水平上、生化水平上的各种变化，以及细胞自分泌、旁分泌及卵巢分泌激素的调节。

针灸作为一种自然疗法，是我国中医学的重要组成部分，应用于临床实践已有几千年的历史，其作用和价值已逐渐被国际社会所公认。但针灸在妇科生殖领域的应用尚缺乏循证医学证据，因此，近 20 余年，黄光英教授带领团队成员开展了以下临床与实验研究。

一、针灸促进胚胎着床的临床研究

2002 年，华中科技大学同济医学院附属同济医院中医科张明敏医生在德国乌尔姆·保罗医生的支持下率先将针刺疗法引入辅助生殖技术并开展了一项临床研究。研究结果表明，针灸显著提高了辅助生殖技术的成功率，针灸组 IVF 临床妊娠率（CPR）为 42.5%，无针灸组仅为 26.3%，差异具有统计学意义（$P < 0.05$）。这项研究成果一经发表就在全世界产生了极大轰动，针刺疗法在辅助生殖技术中的应用也随之成为生殖医学领域的研究热点。之后的多项相关临床研究也得出

了同样令人欣喜的结论，比如丹麦学者报道的临床研究结果显示针灸组 CPR 为 39%，无针灸组为 24%，差异具有统计学意义（$P < 0.05$）；德国学者报道的针灸组 CPR 为 33.6%，无关穴位针灸组仅为 15.6%，差异具有统计学意义（$P < 0.01$）；澳大利亚学者报道的电针组 CPR 为 59.4%，胶带组 CPR 为 24.1%，差异具有统计学意义（$P < 0.05$）；美国学者报道的针灸组 CPR 为 51%，无针灸组 CPR 为 37%，差异具有统计学意义（$P < 0.05$）；巴西学者报道的针灸组 CPR 为 40.4%，无针灸组 CPR 为 32.2%，差异具有统计学意义（$P < 0.05$）。但是，针灸治疗应用于 IVF-ET 是否真的有效，仍存在较大争议，因部分临床研究发现，针刺治疗组与空白对照组在临床妊娠率等多项结局指标上并无显著差异，甚至有部分研究结果显示对照组有更高的妊娠成功率。针对这些结果不一致的临床研究，先后有多篇 meta 分析，但 meta 分析的结果也不统一。因此，为了调查清楚针灸到底能否提高辅助生殖技术的成功率，编者团队在 2012 年就通过全面查阅大量文献，对全世界 9 个国家开展的 23 项临床研究进行了系统评价和 meta 分析，分析结果发现：①针灸的确有助于提高 IVF 的妊娠率，在卵泡期即开始足量的针刺治疗，更有利于妊娠结局的改善；②穴位处 Streitberger 安慰针对照并非无活性对照，应用此方法作为对照会影响对针灸效应的判断；③增加穴位表面的刺激，比如经皮穴位电刺激，可能有同样或更好的疗效。

由此可知，这些临床研究结果之所以存在较大差异主要有如下几个原因：①对照点选择不合适，忽略了穴位体表刺激即可能有效的事实；②针灸方案不同，效应即不同，其中与针刺干预时机、所选穴位、针灸疗程、刺激强度可能关系最为密切。这对未来生殖领域应用针灸或开展高质量的随机对照试验提供了新的思路与视角。

二、针灸促进胚胎着床的实验研究

继 2002 年张明敏教授与德国保罗医生发表的这项临床研究之后，黄光英教授带领团队开展了一系列针刺是否能促进胚胎着床的实验研究。

（一）针刺对胚泡着床障碍大鼠胚泡着床的形态学研究

将成年雌性威斯塔大鼠孕鼠随机分为正常组、模型组及针刺组，模型组和针刺组大鼠均于妊娠第 1 天、第 2 天皮下注射 5mg/kg 米非司酮溶液制造胚泡着床障碍模型，正常组大鼠则皮下注射相应体重剂量的麻油溶剂。针刺组自妊娠第 1 天接受针刺治疗，每天 1 次，每次留针 25 min，持续 1 周；模型组与正常组大鼠只给予固定，不予针刺干预。于妊娠第 8 天处死大鼠，观察各组大鼠妊娠率及平均着床胚泡数；比较其子宫、卵巢重量及单个胚泡大小、重量的差异；用光镜观察各组大鼠胚泡着床位点和非着床位点子宫内膜及卵巢的形态结构的差异。结果显示，正常组、模型组、针刺组的妊娠率分别为 95%、45%、75%，平均着床胚泡数分别为 12.3、3.5、7.3。统计学分析表明模型组妊娠率及平均着床胚泡数均显著低于正常组及针刺组（$P < 0.01$），针刺组妊娠率与正常组相比无显著差异，但平均着床胚泡数仍低于正常组（$P < 0.05$）；模型组子宫、卵巢重量及单个胚泡重量均较正常组及针刺组轻，差异有统计学意义（$P < 0.05$）；模型组单个胚泡大小较另两组稍小，但其差异无显著性（$P > 0.05$）。模型组着床位点子宫内膜发育不良，针刺组着床位点子宫内膜发育与正常组相似；3 组大鼠非着床位点子宫内膜及卵巢形态无显著差异。

除此以外，还观察了各组大鼠血清性激素水平及性激素受体的差异。结果表明，模型组大鼠血清 P、催乳素（PRL）、LH 水平及其胚泡着床位点子宫内膜 PR、催乳素受体（PRLR）、促黄体生成素受体（LHR）、血管内皮生长因子（VEGF）蛋白水平及 mRNA 表达均低于正常组及针刺组（$P < 0.05$）；针刺组 PR、PRLR、LHR、VEGF 蛋白水平及 mRNA 表达与正常组相比则无显著差异（$P > 0.05$）。李婧等也证实，与模型组相比，针刺组大鼠妊娠率、平均着床胚泡数、子宫微血管密度（MVD）、VEGF、促血管生成素 –1（Ang-1）、血管内皮生长因子受体 2（KDR）蛋白水平及其 mRNA 表达显著增高（$P < 0.05$）。

以上研究结果说明针刺可促进大鼠胚泡着床，其作用机制可能与针刺影响大鼠体内血清 P、PRL、LH 及其受体在胚泡着床位点子宫内膜处的表达，增强黄体功能，促进子宫内膜血管生成，改善子宫内膜容受性有关。

（二）针刺对胚泡着床障碍大鼠 Th1 和 Th2 型细胞因子表达的影响

多年来，成功妊娠被认为是一种"Th2 现象"。Th2 型细胞因子如 IL-4 和 IL-10、IL-12 在正常着床和妊娠中占主导，而 Th1 型细胞因子如 IFNγ 和 IL-2 在流产和反复流产中占主导。

因此，本课题组进一步探讨了针刺对胚泡着床障碍大鼠 Th1、Th2 型细胞因子表达的影响。将早孕大鼠随机分为正常组、模型组、针刺组和黄体酮组。模型组、针刺组和黄体酮组给予米非司酮造模。针刺组选取足三里、三阴交进行针刺治疗，黄体酮组给予黄体酮肌内注射治疗。于妊娠第 5 天、第 6 天、第 8 天处死大鼠，观察各组大鼠第 8 天平均胚泡着床数；ELISA 检测大鼠血清细胞因子含量；ELISA、免疫组化及免疫印迹法检测大鼠子宫内膜着床位点蛋白的表达；Real-Time PCR 检测大鼠子宫内膜着床位点 mRNA 的表达。结果显示，与模型组相比，正常组、针刺组、黄体酮组着床胚泡数均明显增加（$P < 0.05$）；血清 IL-1β、IL-2 显著降低（$P < 0.05$），IL-4、IL-10 显著升高（$P < 0.05$）；子宫内膜着床位点 IL-1β、IL-2 蛋白显著降低（$P < 0.05$），IL-4、IL-10、IL-12、LIF、LIFR 蛋白显著升高（$P < 0.05$）；子宫内膜着床位点 IL-2、IL-4 mRNA 表达显著降低（$P < 0.05$），IL-1β、IL-10、LIF、IL-12 mRNA 表达显著升高（$P < 0.05$）。

以上结果说明针刺能通过改变细胞因子的表达，如上调 LIF、IL-4、IL-10、IL-12，下调 IL-1、IL-2，来有效改善子宫内膜容受性，从而促进胚胎着床。

（三）针刺对胚胎着床障碍大鼠子宫内膜趋化因子的影响

趋化因子是一类具有趋化特定白细胞亚群的细胞因子超家族。它不仅能够趋化特定的白细胞至特定的组织区域，同时还是白细胞活化的重要调节者。趋化因子与特定白细胞亚型的受体结合后，通过上调黏附分子增强白细胞与内皮组织的黏附，促进白细胞的溢出。大量研究显示趋化因子在妊娠建立过程中有重要作用。母胎界面的趋化因子通过与其受体结合，能够调节白细胞的募集，促进滋养细胞的侵袭，调整细胞的增殖和黏附分子的表达，从而成为成功妊娠的重要决定者。CXCL8/IL-8 属于趋化因子 CXC 亚族，主要由单核 – 吞噬细胞产生。妊娠期的绒毛滋养细胞、蜕膜细胞和胎盘绒毛的管周细胞能够产生 CXCL8，羊水中也能检测到 CXCL8 的存在。它能够强有力地趋化和活化中性粒细胞，还可趋化 T 细胞和嗜碱性粒细胞，同时作为血管生成因子，能够调节血管平滑肌细胞的迁移。CXCR1 和 CXCR2 是趋化因子 CXCL8 的受体，主要分布在子宫内膜上皮和蜕膜上，CXCL8 通过与其受体的结合以自分泌或旁分泌的方式调节子宫内膜的生理功能。另一种母胎界面的重要趋化因子 CCL2/MCP-1 属于趋化因子 CC 亚家族，可由炎症因子刺激的单核 – 巨噬细胞、成纤维细胞、内皮细胞、B 细胞和平滑肌细胞等产生。它与其受体 CCR2 结合后，能够趋化单核细胞、巨噬细胞、T细胞、嗜碱性粒细胞、肥大细胞和 NK 细胞，并使之激活。近年来，有研究显示内皮细胞和子宫内膜细胞等也能产生 CCL2。有学者指出妊娠妇女外周血单核细胞中 CCL2 的水平明显高于未孕对照组。而且，妊娠早期妇女的胚外体腔液中也检测到高水平的 CCL2 的表达。研究也显示，怀孕相关的 E、P 和人体绒膜促性腺激素能够上调 CCL2 和其对应的受体 CCR2 的表达，参与蜕膜基质细胞功能的调节。

为了探讨针刺对胚胎着床障碍大鼠子宫内膜趋化因子是否有调节作用，本课题组开展了如下实验：将 72 只孕鼠随机分为正常组、模型组、针刺组、黄体酮，每组随机再分为第 6 天、第 8 天、第 10 天观察结果。其中模型组、针刺组、黄体酮组在妊娠第 1 天以米非司酮 - 麻油溶液造模，正常组组仅给予麻油溶液。针刺组每天固定针刺三阴交、足三里，正常组和模型组仅固定，黄体酮组肌内注射黄体酮，直至处死。统计孕鼠胚泡着床数，用免疫组织化学法、Western blot 和 Real-time PCR 等方法测定着床点的子宫内膜 CCL2、CXCL8 及其受体的表达。

结果显示，与正常组相比，模型组的平均胚胎数明显降低，差异有统计学意义（$P < 0.05$）。与模型组相比，针刺组和黄体酮组的平均着床胚胎数则均明显增加，差异具有统计学意义（$P < 0.05$）。

免疫组织化学结果显示，与正常组相比，模型组大鼠妊娠第 6 天、第 8 天、第 10 天子宫内膜 CCL2、CCR2、CXCL8、CXCR1 蛋白水平和妊娠第 8 天、第 10 天子宫内膜 CXCR2 蛋白水平均明显降低，差异具有统计学意义（$P < 0.05$）。与模型组相比，针刺组大鼠妊娠第 6 天、第 8 天、第 10 天子宫内膜 CCL2、CCR2 蛋白水平和妊娠第 8 天、第 10 天子宫内膜 CXCL8、CXCR1、CXCR2 蛋白水平均明显升高（$P < 0.05$）；黄体酮组大鼠妊娠第 6 天、第 8 天、第 10 天子宫内膜 CCL2、CCR2、CXCL8、CXCR1 蛋白水平和妊娠第 8 天、第 10 天子宫内膜 CXCR2 蛋白水平均明显增加，差异具有统计学意义（$P < 0.05$）。

Western blot 结果显示，与正常组相比，模型组大鼠妊娠第 6 天、第 8 天、第 10 天子宫内膜 CCL2、CCR2、CXCL8、CXCR1 蛋白水平和妊娠第 8 天、第 10 天子宫内膜 CXCR2 蛋白水平均明显降低，差异具有统计学意义（$P < 0.05$）。与模型组相比，针刺组大鼠妊娠第 6 天、第 8 天、第 10 天子宫内膜 CCL2 蛋白水平，妊娠第 6 天、第 8 天子宫内膜 CCR2、CXCR1 蛋白水平和妊娠第 8 天、第 10 天子宫内膜 CXCL8、CXCR2 蛋白水平均明显升高（$P < 0.05$）；黄体酮组大鼠妊娠第 6 天、第 8 天、第 10 天子宫内膜 CCL、CCR2、CXCR1 蛋白水平和妊娠第 8 天、第 10 天子宫内膜 CXCL8、CXCR2 蛋白水平均明显增加，差异具有统计学意义（$P < 0.05$）。

Real-time PCR 结果显示，与正常组相比，模型组大鼠妊娠第 6 天、第 8 天、第 10 天子宫内膜 *CCL2*、*CCR2*、*CXCR1* mRNA 的表达和妊娠第 8 天、第 10 天子宫内膜 *CXCL8*、*CXCR2* mRNA 的表达均明显降低，有显著差异（$P < 0.05$）。与模型组相比，针刺组大鼠妊娠第 8 天子宫内膜 *CCL2*、*CXCL8*、*CXCR1*、*CXCR2* mRNA 的表达和妊娠第 6 天、第 8 天子宫内膜 *CCR2* mRNA 的表达均明显升高（$P < 0.05$）；黄体酮组大鼠妊娠第 8 天、第 10 天子宫内膜 *CCL2*、*CXCL8* mRNA 的表达，妊娠第 6 天、第 8 天子宫内膜 *CCR2* mRNA 的表达和妊娠第 8 天子宫内膜 *CXCR1*、*CXCR2* mRNA 的表达均明显增加，差异具有统计学意义（$P < 0.05$）。

以上结果再次验证了针刺能够提高着床障碍大鼠的着床胚胎数，其机制与针刺上调胚泡着床障碍大鼠母胎界面 CCL2、CCR2、CXCL8、CXCR1 和 CXCR2 的蛋白水平和 mRNA 表达有关。

（四）针刺对胚胎着床障碍大鼠母胎界面免疫细胞的影响

在妊娠早、中期，大量的白细胞在母体子宫内膜聚集，这些细胞所产生的生长因子、细胞因子及蛋白酶等在母、胎之间的交流与对话中起关键作用，参与母体子宫内膜、局部血管、胎盘组织的重塑及形成。其中子宫 NK 细胞是人类和鼠类蜕膜中表达最丰富的一个群体。在人类怀孕早期蜕膜中的白细胞里子宫自然杀伤细胞（uNK 细胞）的比例可高达 70%，在黄体期的第 3 天这种细胞就开始在子宫内膜中出现，主要集中在母体子宫内膜的螺旋动脉和蜕膜基质区，一旦胚胎着床成功，这些细胞将持续增加直至孕中期。可见，它们的存在与滋养细胞入侵的时间段相吻合。与人类不同，鼠类一旦怀孕，其子宫中逐渐形成一种与怀孕相关的系膜淋巴集合结构或子宫腺，是鼠类妊娠期间特有的组织结构，位于每个着床点的蜕膜基底与子宫肌层的系膜三角区域，大约在妊娠第 9.5 天完成。在每个着床点中，uNK 细胞增殖并快速分化成为蜕膜基底和系膜淋巴集合结构组织中的一部分，至妊娠第 12 天 uNK 细胞的数量达到高峰。故 uNK 细胞又曾被称为"颗粒子宫腺细胞"或"大颗粒细胞"。在此期间，信号转导分子 NKR–P1（CD161）是 uNK 细胞活化的重要标志，CD161 的阳性表达与其功能发挥有高度相关。NK 细胞缺陷的孕鼠存在螺旋动脉重塑异常的事实也为 uNK 细胞在妊娠中的作用提供了进一步的证据。除 NK 细胞外，在母胎界面还存在一类具有免疫抑制作用的 T 细胞，即 $CD4^+CD25^+$ 调节性 T 细胞。在研究的早期，发现它参与自身免疫耐受的调节，在肿瘤免疫和移植免疫中有重要作用。近年来研究发现在正常妊娠的妇女的外周血和蜕膜及孕鼠的外周血、淋巴结、脾脏等组织均发现 $CD4^+CD25^+$ 调节性 T 细胞的存在，在母胎免疫耐受中有重要作用。γδT 细胞也属于 T 淋巴细胞系，通常分布在子宫、阴道、扁桃体、小肠等的黏膜组织中，是连接先天免疫和适应免疫之间的桥梁。外周循环的 T 细胞中 90% ～ 95% 为 αβT 细胞，5% ～ 10% 为 γδT 细胞，且在胎儿胸腺中，γδT 细胞生长发育早于 αβT 细胞。γδT 细胞可能有利于 αβT 细胞的成熟。近年来，研究发现孕早期妇女外周血和蜕膜中 γδT 细胞的比例明显高于未孕的对照组，γδT 细胞可能通过分泌 IL-10 上调滋养细胞的增殖和生物功能的发挥，从而有利于滋养细胞的入侵。也有研究认为，γδT 细胞可能通过识别胎儿抗原被激活，然后在 P 的影响下产生诱导的阻断因子（PIBF），从而诱导 Th2 主导的免疫微环境，抑制 NK 细胞的细胞毒性，阻断前列腺素的合成，保持子宫的稳定，防止子宫收缩。

因此，编者团队进一步探讨了针刺对胚胎着床障碍大鼠 uNK 细胞、γδT 细胞、Treg 细胞的影响。动物分组及处理同前，用流式细胞术检测外周血 γδT 细胞、$CD4^+CD25^+Foxp3^+Treg$ 细胞和子宫内膜 $CD3-CD161^+NK$ 细胞、γδT 细胞、$CD4^+Foxp3^+Treg$ 细胞的比例，Western blot 和 Real-time PCR 测定着床点的子宫内膜 Foxp3 的表达。

模型组的平均着床胚胎数明显低于正常组，差异具有统计学意义（$P <$ 0.05）。与模型组相比，针刺组和黄体酮组平均着床胚胎数则显著增加（$P <$ 0.05）。

与正常组相比，模型组大鼠妊娠第 6 天、第 8 天、第 10 天外周血 $CD3^+γδTCR$ 细胞、$CD4^+CD25^+Foxp3^+Treg$ 细胞的比例明显降低，差异具有统计学意义（$P <$ 0.05）。与模型组相比，针刺组大鼠妊娠第 6 天、第 8 天外周血 $CD3^+γδTCR^+$ 细胞的比例和妊娠第 6 天、第 8 天、第 10 天外周血 $CD4^+CD25^+Foxp3^+Treg$ 细胞的比例均明显升高；黄体酮组大鼠妊娠第 6 天、第 8 天、第 10 天外周血 $CD3^+γδTCR$ 细胞、$CD4^+CD25^+Foxp3^+Treg$ 细胞的比例也明显升高，差异具有统计学意义（$P <$ 0.05）。

与正常组相比，模型组大鼠妊娠第 6 天、第 8 天、第 10 天子宫内膜 $CD3^-CD161^+NK$ 细胞、$CD3^+γδTCR$ 细胞、$CD4^+Foxp3^+Treg$ 细胞的比例明显降低，差异具有统计学意义（$P <$ 0.05）。与模型组相比，针刺组大鼠妊娠第 6 天、第 8 天子宫内膜 $CD3^-CD161^+NK$ 细胞、$CD3^+γδTCR$ 细胞的比例和妊娠第 8 天、第 10 天子宫内膜 $CD4^+Foxp3^+Treg$ 细胞的比例均明显升高；黄体酮组大鼠妊娠第 6 天、

第 8 天、第 10 天子宫内膜 $CD3^-CD161^+NK$ 细胞、$CD4^+Foxp3^+Treg$ 细胞和妊娠第 6 天、第 8 天子宫内膜 $CD3^+\gamma\delta TCR^+$ 细胞的比例均明显升高，差异具有统计学意义（$P < 0.05$）。

与正常组相比，模型组大鼠妊娠第 6 天、第 8 天、第 10 天 Foxp3 蛋白的表达明显下降（$P < 0.05$）。与模型组相比，针刺组大鼠妊娠第 6 天、第 8 天子宫内膜 Foxp3 蛋白的表达明显增高；黄体酮组大鼠妊娠第 6 天、第 8 天、第 10 天子宫内膜 Foxp3 蛋白的表达也明显增高（$P < 0.05$）。

与正常组相比，模型组大鼠妊娠第 6 天、第 8 天、第 10 天 *Foxp3* mRNA 的表达明显下降（$P < 0.05$）。与模型组相比，针刺组大鼠妊娠第 6 天、第 10 天子宫内膜 *Foxp3* mRNA 的表达明显增高；黄体酮组大鼠妊娠第 6 天、第 8 天子宫内膜 *Foxp3* mRNA 的表达也明显增高（$P < 0.05$）。

以上结果说明，针刺不仅能够上调胚胎着床障碍大鼠外周血 $\gamma\delta T$ 细胞、$CD4^+CD25^+Foxp3^+Treg$ 细胞的比例，而且还能上调大鼠子宫内膜局部 $CD3^-CD161^+NK$ 细胞、$\gamma\delta T$ 细胞、$CD4^+Foxp3^+Treg$ 细胞的比例，表明针刺可能通过调节免疫细胞促进胚胎的着床和胎盘的形成。

综上，编者团队通过一系列临床与实验研究，证实了针灸可以促进胚胎着床、提高妊娠率，其机制与针刺调节免疫细胞、改善母胎免疫耐受有关。

（郑翠红　高伟娜）

第五节　针灸介入辅助生殖技术的临床和实验研究

在过去的 40 多年里，辅助生殖技术得到了快速的发展，这得益于分子生物学技术的发展、实验室培养体系的逐步完善以及控制性超促排卵（COH）方案的优化，妊娠率和活产率稳步提高。我国对于辅助生殖技术的研究起步较晚，但经 30 余年的发展，现今生殖医学水平也已基本接近世界一流水平。

不孕夫妇双方在反复进行辅助生殖技术治疗的过程中承受着巨大的压力，这使得如何提高孕育的成功率成为生殖领域关注的焦点和难点。中医对于不孕症的治疗有独特的认识与治疗经验，针灸作为中医学的瑰宝，在治疗不孕症方面也有上千年的历史。近年来，针灸在辅助生殖医学领域应用日趋增多，相关的临床研究也逐渐增多。

在 IVF-ET 过程中，为了一次获得较多的卵，常会对患者进行 COH。研究表明，COH 周期中 E 水平在卵泡期远远超出生理剂量，进一步导致 E、P 比例失调；E、P 与受体作用，进一步抑制 LH 的分泌，导致胚胎种植与子宫内膜发育不同步，从而引起妊娠率降低。近年来，黄光英教授带领团队围绕 COH 大鼠模型开展了一系列针刺促进胚胎着床的实验研究，研究结果表明：针刺能够通过改善围着床期母胎界面血管生成因子的水平、子宫内膜"胚胎种植窗"的开放以及树突状细胞的数量和功能，进一步改善着床微环境和母胎免疫耐受，提高胚胎着床率和妊娠率。

一、针灸介入辅助生殖技术的临床研究

在辅助生殖技术的发展过程中存在许多瓶颈，如较低的胚胎着床率、高流产率和高卵巢过度刺激综合征（OHSS）发生率。许多患者面临着移植失败后的二次移植甚至多次移植，给患者带来诸多身体上的痛苦和经济上负担。在导致低胚胎着床率的诸多因素中，COH 后子宫内膜容受性降低是一个很重要的原因。子宫内膜容受性包括子宫内膜厚度，子宫内膜腔上皮、腺上皮和基质的发育状态和子宫内膜血流状态。

通常情况下，子宫内膜的厚度和容积是评价子宫内膜容受性的常用指标。然而，由于子宫内膜厚度和容积的评价指标并不统一，尚不能用子宫内膜厚度和容积来预测辅助生殖的妊娠结局。许多研究已经证实，子宫的螺旋动脉血流与妊娠率有正相关关系，而子宫内膜的血流状态也与妊娠结局和妊娠过程胚胎的发育有密切关系。随着最新的 3D 能量多普勒超声应用越来越普及，血管化指数（VI）、血流指数（FI）、血管化–血流指数（VFI）等指标来可靠地反映子宫内膜和内膜下血流状态，并且可用来进一步评价 IVF 周期内子宫内膜血流情况、子宫内膜容受性和妊娠结局。

2013 年，结合 3D 能量多普勒超声在子宫内膜容受性评估中的重要作用，编者团队设计了一项前瞻的单盲的随机对照试验，研究结果表明：对于行 IVF-ET 的患者而言，针刺可以通过提高其子宫内膜 VI、FI 和 VFI 从而提高其子宫内膜容受性。

1. 试验设计及疗效评价指标

设计方案为前瞻性的、单盲、安慰对照的随机对照试验。从 2013 年 1 月到 2015 年 12 月，通过招募广告和医生推荐的方式在华中科技大学附属同济医院生殖医学中心行 IVF-ET 的患者中招募受试者，最后 70 名患者签署了知情同意书并进入本研究。纳入标准：年龄 25 ～ 38 岁；不超过 3 次移植周期；知情同意愿意随机进入受试组。排除标准：①因 OHSS 高风险或提前升高的 P 值等原因放弃新鲜周期移植；②输卵管积水；③卵巢反应不良（获卵数 ≤ 3 枚）；④经评估不宜行针刺治疗；⑤既往接受过针灸治疗。受试者随机分配至试验组（即针刺组）和对照组，每组各 35 例。不同组的患者分开进行治疗。治疗从取卵后到移植前，共 4 d，每天 1 次，每次 30 min。

针刺组的治疗方案为传统针刺疗法，手动刺激。使用一次性不锈钢无菌针 0.25 mm × 40 mm（或 0.3 mm × 50 mm）。具体选穴：腹部穴位为双侧天枢（ST25）、双侧归来（ST29）和中极（CV3）以及气海（CV6）（手法刺激），腿部穴位为双侧足三里（ST36）、三阴交（SP6）和双侧太冲（LR3），共 12 个穴位。针刺深度为 15 ～ 35 mm。针刺后，予以平补平泻手法刺激，使患者有得气的感觉。此后，每 5 min 予以手法刺激使患者重新有得气的感觉。安慰针刺方案参照国外相关研究设计，用规格为 0.25 mm × 13 mm 的一次性无菌针灸针，在患者双侧上臂和尖峰处平刺进针，进针深度 < 5 mm，进针后不行手法刺激，每 5 min 探视患者 1 次并不做任何处置。

针刺结束后当日行 3D 能量多普勒超声检查，评价子宫内膜形态、厚度、容积，以及子宫内膜及内膜下血流参数（VI、FI、VFI）等指标，并于移植后 14 d 查血 β-hCG 水平，判断妊娠与否。若生化妊娠后，第 14 天行阴式 B 超判断是否临床妊娠。患者针刺治疗结束后随访 3 个月。妊娠患者则随访至最终结局（流产或者活产）。

2. 研究结果

传统针刺组的患者子宫内膜 VI、FI 和 VFI 较安慰针刺组高，两者比较差异有统计学意义（$P < 0.05$）。两组患者的子宫内膜厚度、子宫内膜容积、着床率、妊娠率、流产率、活产率和活产个数相比较差异均无统计学意义（$P > 0.05$）。研究提示，对行 IVF-ET 的患者而言，针刺可以通过提高其子宫内膜血流 VI、FI 和 VFI，从而提高其子宫内膜容受性。

3. 与其他研究的比较

目前，国内外已经认可了针灸的安全性，但是对于其有效性，国内外很多研究得出了不同的结论，有些显示有效，有些显示无效，有的研究甚至表现出假针灸有更好的疗效。造成上述异质性的可能原因有针灸的干预形式不同、针灸的干预频率不同、安慰针灸设计不同、选穴不同、介入时机不同等。

临床上针灸在辅助生殖过程中的干预方式较为多样，包括针刺、电针、耳穴、温针灸、经皮电刺激、红外线治疗、艾灸等。经过严谨设计的临床研究选择的干预方式多为针刺、电针、经皮电刺激等较容易标准化实施的治疗方式，大样本的临床研究的干预措施多为直接评价传统针刺的疗效。现有的研究报道的针灸频率并不统一，国内治疗以每天 1 次或隔天 1 次居多，国外的治疗以每周 2～3 次居多，也有研究采用每周 1 次的治疗频率。安慰针灸的设计对于针灸临床试验是否成功也至关重要，常见的安慰针灸设计类型有采用 Streitberger 或 Park 针具进行安慰针刺，或选用非治疗相关穴位作为安慰针刺点。就选穴的方式而言，有的采用固定穴位，也有的采取辨证取穴的方法。此外，不同的研究针灸的介入时机也不尽相同：有的建议根据"预培其损"的原则，从进行辅助生殖上一周期开始针灸；有的研究在移植期进行针灸；有的研究采用月经期、经后期、排卵期、黄体期、移植前后等分期治疗。

COH 过程中使用大量外源性激素强制诱导降调和超促排卵，使机体在短时间内募集大量卵泡并排卵。站在中医学的角度，卵子作为女性生殖之精，以上促排卵的过程易使肾中精血耗损，天癸衰，冲任气血失调，胞宫失养不易受孕。换而言之，肾虚是常规行辅助生殖治疗患者的关键病机，气血亏虚、肝郁等则为次要病机。有学者将仅因输卵管性不孕进行 IVF-ET 的患者 56 例，随机分为治疗组（32 例）和对照组（24 例），治疗组在常规西药治疗基础上加用补肾调冲针法治疗，结果发现针灸可以明显提高着床率及临床妊娠率。金志春等将仅因输卵管性不孕的 193 例患者随机分为针刺组（96 例）与对照组（97 例），在促性腺激素（Gn）启动日开始针刺，每日 1 次，至移植后 7 d。移植前选关元、内关、地机、太冲、三阴交、归来、子宫穴，移植后选足三里、血海、肾俞、气海、太溪、阴陵泉、神门穴，根据不同患者证型加减。结果发现针灸组可显著提高临床妊娠率，其机制可能与针刺可以调节血清和卵泡液相关生殖激素（E_2、P、T）、细胞因子（IGF-2、IL-1β、IL-6、LIF、TGF-β1、VEGF 和 TNF-α）和子宫内膜形态有关。

本研究的创新之处在于结合 3D 能量多普勒超声技术，将子宫内膜血流更直观地呈现出来，为针灸提高 IVF 子宫内膜容受性提供了直观的证据。总之，关于针灸介入辅助生殖技术正处于积极探索阶段，相关的临床实践正在国内外各生殖中心以不同的形式积极开展，相应的临床试验也越来越多。然而，限于以上因素，针灸如何最大化发挥疗效及如何优化针灸相关的治疗方案仍需更多的高质量临床研究进行深入探讨。

二、针灸介入辅助生殖技术的实验研究

COH 是辅助生殖技术中诱导卵泡发育最常用的方法之一。研究表明，在 COH 期间，许多因素如使用大量的外源性促性腺激素、多发性卵泡发育和随之而来的高 E 状态可能最终导致内部环境不平衡和血管生成抑制。COH 模型动物是较为常用的动物模型，既往使用较多的是 COH 模型小鼠。但因为大鼠模型更容易实施针刺操作，且大鼠穴位图谱更为公认，在大鼠身上建立成熟的 COH 模型显得尤为必要。因此，编者团队首先建立成熟的 COH 大鼠模型，并在此基础上，围绕围着床期子宫内膜容受性、血管生成和免疫耐受等重要环节，深入探讨了针灸的疗效机制。

1. 构建 COH 大鼠模型

为了研究针刺对 COH 大鼠胚胎着床的影响，本研究构建 COH 大鼠模型。本研究将 75 只大鼠随机平均分为正常组（N），模型 10 组（M10），模型 20 组（M20），模型 40 组（M40）和模型 100 组（M100），观察了不同剂量（0U、10U、20U、40U、100U）孕马血清促性腺激素（PMSG）对雌性大鼠的交配率、妊娠率、着床胚泡数的影响。

结果表明：和 N 组相比，M10 组大鼠怀孕率无明显降低（$P > 0.05$），M20、M40 和 M100 组大鼠怀孕率明显降低（$P < 0.01$）；和 N 组相比，M10 组大鼠胚泡着床位数无明显增加（$P > 0.05$），M20、M40 和 M100 组大鼠胚泡着床数明显增加（$P < 0.05$）。随后，检测各组子宫内膜容受性的分子标志物之一人白血病抑制因子（LIF）蛋白，和 N 组相比，M10 组大鼠子宫内膜 LIF 蛋白表达量无明显降低（$P < 0.05$）；M20、M40 和 M100 组大鼠子宫内膜 LIF 蛋白表达量明显降低（$P < 0.05$）；M40 组和 M100 组大鼠子宫内膜 LIF 蛋白表达量比 M20 组表达更少，差异却无统计学意义（$P > 0.05$）。进一步的大鼠子宫内膜胞饮突的比较显示，正常组大鼠细胞表面可见大量已完全融合成为胞饮突；M20 组大鼠细胞表面绒毛形态正常，成熟胞饮突几乎不可见。

由上述结果可以看出：随着促排药物 PMSG 剂量的增加，妊娠率逐渐降低，平均着床胚泡数有逐渐增加的趋势。M10 组大鼠妊娠率和正常组无差异，且平均胚泡数不高，不是 COH 理想模型；M20 组大鼠妊娠率明显较正常组低，且平均胚泡数较高，是较为符合临床实际的理想模型；M40 和 M100 组大鼠妊娠率明显较正常组更低，但平均胚泡数不比 M20 组高，因此也不是较为理想的动物模型。

2. 针灸对 COH 大鼠围着床期子宫内膜胚胎种植窗和子宫内膜容受性的影响

在辅助生殖治疗期间，胚胎质量和子宫内膜容受性是成功怀孕的两大关键因素。众所周知，具备良好子宫内膜容受性的子宫内膜才有条件为胚胎提供附着、侵入和发育的机会，最终形成一个新的个体并完成物种的延续。影响子宫内膜容受性的因素较多，评价指标不统一。着床窗的开放通常被认为是判断子宫内膜容受性的重要标志之一。评价子宫内膜容受性的常用指标包括超声指标（如子宫内膜厚度、类型、子宫内膜下血流）、细胞水平指标（如胞饮突）和分子水平指标（如 LIF、E、P 及其受体水平）。胞饮突的数量和发育状态是广泛公认的直观的形态学证据，用于判断子宫内膜着床窗口的打开情况。

本研究提出"COH 导致着床窗口提前，其与子宫内膜发育不同步是降低妊娠率的关键因素"的假设，针刺提高 COH 大鼠妊娠率的机制可能是通过调节 P 与 E 的比例来恢复前移的植入窗口，使得子宫内膜与胚胎同步性发育，达到成功着床的目的。本研究的结果，从调节着床窗开放时间和 E、P 水平的角度证实了针刺提高 COH 大鼠妊娠率的深层疗效机制。

研究分为正常组（N）、模型组（M）和针刺组（A）。造模方法同前，A 组大鼠固定在自制布袋中，从 PMSG 注射当天到交配后第 4 天连续 7d 进行针刺操作，每天持续 25 min。

（1）各组大鼠子宫内膜胞饮突性状的比较：在扫描电镜（3000×）下观察第 4 天、第 5 天、第 6 天子宫内膜的超微结构。成熟胞饮突应该为圆润饱满的球形或椭球形，突出于子宫内膜表面，萎缩时的胞饮突常呈塌陷皱缩状。第 4 天 N 组子宫内膜表面无胞饮突，子宫内膜表面较为贫瘠。第 4 天 M 组胞饮突较多，第 4 天 A 组也存在明显胞饮突，但第 4 天 A 组胞饮突数略少于第 4 天 M 组。第 5 天 N 组大鼠子宫内膜表面有大量成熟的胞饮突，第 5 天 M 组有少量萎缩的胞饮突，第 5 天 A 组兼有成熟或萎缩的胞饮突。在第 5 天 M 组中观察到的胞饮突数量比在第 5 天 A 组中观察到的要少。第 6 天 N、M 和 A 组中均没有观察到明显胞饮突，子宫内膜表面较为贫瘠。

（2）子宫内膜 LIF、Intβ₃、VEGF、FGF-2 蛋白和基因表达水平的比较：第 4 天时，M 组大鼠子宫内膜 LIF、Intβ₃、VEGF、FGF-2 蛋白表达水平较 N 组大鼠子宫内膜上该蛋白的表达水平显著升高（$P < 0.05$ 或 $P < 0.01$），而第 4 天 A 组的表达水平较第 4 天 M 组显著降低（$P < 0.05$ 或 $P < 0.01$）。第 5 天、第 6 天时，M 组大鼠子宫内膜 LIF、Intβ₃、VEGF、FGF-2 蛋白的表达水平较 N 组大鼠子宫内膜上该蛋白的表达水平显著降低（$P < 0.05$ 或 $P < 0.01$），而 A 组的表达水平较 M 组显著升高（$P < 0.05$ 或 $P < 0.01$）。

（3）血清 E、P 水平的比较：大鼠 COH 后由于外来激素的干扰，血清中 P 水平显著提高的同时 E 水平未见明显改变，M 组 E、P 比例显著不同于 N 组，E、P 的平衡确实被打破。而针刺对调节 E、P 的比例，使其恢复正常有一定作用。

（4）各组大鼠子宫内膜 ER 和 PR 的表达：结果显示第 4 天、第 5 天、第 6 天 M 组的 PR 蛋白表达水平显著低于相应的 N 组（$P < 0.01$）。第 5 天和第 6 天 A 组的 PR 蛋白表达水平显著高于相应的 M 组（$P < 0.01$）。此外，对于 ER 来说，第 4 天 M 组和第 4 天 N 组 ER 的表达水平差异无统计学意义（$P > 0.05$）。与第 5 天 N 组相比，第 5 天 M 组 ER 蛋白表达水平显著降低（$P < 0.01$），而第 5 天 A 组与第 5 天 M 组相比，ER 蛋白表达水平显著升高（$P < 0.01$）。第 6 天 ER 蛋白水平的表达趋势与第 5 天观察到的一致。

通过对第 6 天的 N 组、M 组和 A 组的比较发现，相比于 N 组，M 组妊娠率显著降低，同时其血清 P 水平异常、着床窗提前。针刺治疗后，COH 大鼠的超生理血清 P 水平恢复正常。同时子宫内膜异常的 ER、PR、LIF、Intβ₃、VEGF、FGF-2 表达水平得到不同程度的恢复。此外，在一定程度上恢复了提前的植入窗口。以上研究提示：针刺可以改善 COH 大鼠着床期 E、P 的比例失衡，稳定模型大鼠的着床窗，从而提高模型大鼠妊娠率。

三、针灸对 COH 大鼠围着床期血管生成的影响及调控机制

在 COH 期间，大量的外源性促性腺激素可诱发多发性卵泡发育和随之而来的高 E 状态，从而可能进一步导致着床微环境的不平衡和血管生成的抑制。在胚胎着床期间，血管生成过程是子宫内膜蜕膜化的一个重要部分，血管生成的抑制将直接影响胎盘化，甚至导致胚胎的吸收，导致怀孕率下降或流产。为了明确针

灸对 COH 大鼠围着床期血管生成的具体机制，编者团队进行了 2 个实验研究。

1. 针灸对 COH 大鼠围着床期血管生成的影响

实验大鼠分为正常组（N）、模型组（M）、黄体酮组（P）、针灸组（A）、针灸加黄体酮组（A+P）。造模方法同前。A 组的大鼠，从 PMSG 注射的当日到怀孕第 4 天，将大鼠固定在自制的布袋子中，每天给予 1 次针灸治疗。针刺操作的选穴为双侧足三里（ST36）、三阴交（SP6）和太冲（LR3），每次治疗持续 25 min，每 5 min 捻针 1 次。主要结果如下。

（1）各组大鼠 MVD 的比较：在第 4 天，与 N 组比较，M 组的子宫内膜 MVD 显著升高（$P < 0.01$）；与 M 组相比，P、A 和 A+P 组子宫内膜 MVD 显著降低（$P < 0.01$）。在第 6 天和第 8 天，与 N 组比较，M 组的子宫内膜 MVD 显著降低（$P < 0.01$）；与 M 组相比，P、A 和 A+P 组组子宫内膜 MVD 显著升高（$P < 0.01$）。

（2）各组大鼠子宫内膜 VEGF 和 FGF-2 表达的比较：在第 4 天，与 N 组比较，M 组的子宫内膜 VEGF 和 FGF-2 蛋白和基因表达显著升高（$P < 0.05$）；与 M 组相比，P、A 和 A+P 组子宫内膜 VEGF 和 FGF-2 蛋白和基因表达显著降低（$P < 0.05$）。在第 6 天和第 8 天，与 N 组比较，M 组的子宫内膜 VEGF 和 FGF-2 蛋白和基因表达显著降低（$P < 0.05$）；与 M 组相比，P、A 和 A+P 组子宫内膜 VEGF 和 FGF-2 蛋白和基因表达显著升高（$P < 0.05$）。

2. 针灸是否特异性通过 VEGF/VEGFR 通路改善 COH 大鼠围着床期血管生成状态

实验大鼠分为 4 组：正常组（N）、模型组（M）、电针组（EA）和预电针组（PEA），每组均为 30 只大鼠。造模方法同前。EA 组大鼠从 PMSG 注射当天开始行电针刺，而 PEA 组大鼠从注射 PMSG 前 3 d 开始行电针刺，两组大鼠均针刺至第 3 天。每组大鼠又分第 4 天、第 6 天、第 8 天处死。另取 30 只雌性大鼠，除接受与 PEA 组相同处理外，两侧子宫分别从子宫角宫腔注射 si-VEGFR2 和 si-NC。

在同样的 COH 大鼠模型中，编者团队采用 RNA 干扰技术，从子宫角宫腔注射 si-VEGFR2 和 si-NC 的方法，结果发现：M 组大鼠子宫内膜的 VEGFR2、PI3K、p-AKT、p-ERK 的蛋白表达量均明显少于 N 组和提前进行了预针刺处理的 PEA 组大鼠（$P < 0.05$）；宫腔注射 si-VEGFR2 一侧的子宫的内膜 PI3K、p-AKT、p-ERK 的蛋白表达均明显少于宫腔注射 si-NC 一侧的子宫（$P < 0.05$）。

以上提示：针刺促进 COH 大鼠胚胎着床和子宫内膜血管生成是通过 VEGFR2 介导的 PI3K/AKT 和 ERK 通路实现的。

四、针灸对 COH 大鼠围着床期免疫耐受的影响的实验研究

在整个围着床期，母胎界面聚集了各种免疫细胞，如 NK 细胞、树突状细胞及巨噬细胞等，它们通过分泌或旁分泌的方式，复杂而精细地调控着母胎界面的血管生成。在这其中，子宫内膜的 uNK 细胞是蜕膜中最丰富的淋巴细胞，其调节血管生成的功能早已受到了广泛的关注。然而，研究表明，在 uNK 细胞缺陷的小鼠模型中，直到妊娠后 10.5 d 才发现有胎盘发育畸形，表明 uNK 细胞可能不是在围着床期血管发生的中枢环节。而树突状细胞，虽然总量仅占母胎界面总的免疫细胞的 1% ～ 2%，但是它们在整个免疫环节中起到了重要的"前哨"作用，在整个妊娠期间具有免疫激活和免疫耐受的双重作用。此外，树突状细胞还是体内适应性免疫应答的最有效的启动者和调控核心，其不仅控制着是否可以发生有效的免疫应答，而且还控制着母体免疫中免疫应答的类型。因此，综上所述，树突状细胞可能才是围着床期母胎界面血管生成的真正免疫调控核心。基于前期的研究和理论基础，编者团队提出一个假设：针刺可以改善 COH 模型大鼠围着床期子宫内膜血管生成，其进一步的机制可能是通过调节子宫树突状细胞的数量和功能。

为了验证上述假设，编者团队设计相关实验，采用流式细胞术检测子宫内膜树突状细胞的表达量。同时，采用磁珠分选的方法，分选出各组原代的子宫树突状细胞，并采用 HUVEC 细胞的促增殖、迁移和成管实验检测树突状细胞培养促血管生成的能力。实验方法与"针灸对 COH 大鼠围着床期血管生成的影响及调控机制"中所用方法相同。

1. 流式细胞术比较各组大鼠子宫内膜树突状细胞（OX-62）的表达率

与 N 组相比，第 4 天和第 6 天，M 组子宫内膜树突状细胞占总的子宫内膜淋巴细胞的表达率要显著升高（$P < 0.01$），而在第 8 天，M 组子宫内膜树突状细胞占总的子宫内膜淋巴细胞的表达率要显著降低（$P < 0.01$）；与 M 组相比，第 4 天和第 6 天，P、A 和 A+P 组子宫内膜树突状细胞占总的子宫内膜淋巴细胞的表达

率要显著降低（$P < 0.01$ 或 $P < 0.05$），而在第 8 天，M 组子宫内膜树突状细胞占总的子宫内膜淋巴细胞的表达率要显著升高（$P < 0.01$）。

2. HUVEC 增殖实验比较各组大鼠子宫内膜树突状细胞培养上清体外对 HUVEC 增殖的促进作用

与 N 组相比，第 4 天 M 组大鼠子宫内膜树突状细胞培养上清体外干预 24h 的 HUVEC 孔的 OD 值要显著升高（$P < 0.01$）；与 M 组相比，第 4 天 P、A 和 A+P 组的 OD 值显著降低（$P < 0.01$）。第 6 天各组大鼠 OD 值差异无统计学意义（$P > 0.05$）。与 N 组相比，第 8 天 M 组的 OD 值要显著降低（$P < 0.01$）；与 M 组相比，第 4 天 A 和 A+P 组的 OD 值显著升高（$P < 0.05$ 或者 $P < 0.01$），P 组的 OD 值无明显变化（$P > 0.05$）。

3. HUVEC 迁移实验比较各组大鼠子宫内膜树突状细胞体外对 HUVEC 促迁移能力

与 N 组相比，第 4 天 M 组经迁移试验迁移至下室的 HUVEC 的平均细胞数目要显著增加（$P < 0.01$）；与 M 组相比，第 4 天 P、A 和 A+P 组的迁移细胞数目显著降低（$P < 0.01$）。第 6 天各组迁移细胞数目差异无统计学意义（$P > 0.05$）。与 N 组相比，第 8 天 M 组的迁移细胞数目要显著降低（$P < 0.01$）；与 M 组相比，第 8 天 P、A 和 A+P 组的迁移细胞数目显著升高（$P < 0.05$ 或者 $P < 0.01$）。

4. HUVEC 成管实验比较各组大鼠子宫内膜树突状细胞培养上清体外对 HUVEC 促成管能力

与 N 组相比，第 4 天 M 组经成管试验中成管的数目和总管长要显著增加（$P < 0.01$）；与 M 组相比，第 4 天 P、A 和 A+P 组的成管的数目和总管长显著降低（$P < 0.01$）。第 6 天各组成管的数目和总管长差异无统计学意义（$P > 0.05$）。与 N 组相比，第 8 天 M 组的成管的数目和总管长要显著降低（$P < 0.01$）；与 M 组相比，第 8 天 P、A 和 A+P 组的成管的数目和总管长显著升高（$P < 0.01$）。

以上结果表明：COH 后，大鼠在怀孕第 4 天和第 6 天树突状细胞的数目明显增多，而在第 8 天明显减少，针刺能对 COH 大鼠围着床期子宫树突状细胞的数目生成正向的调控作用；同时针刺还可调控树突状细胞促增殖、促迁移和成管能力，并能调控树突状细胞分泌的 VEGF、VEGFR、IL-15 等因子的分泌水平，提示针刺具有调控 COH 大鼠围着床期血管生成和免疫耐受两个方面的作用。

五、针灸在不同 IVF-ET 人群中的应用规律

目前，针灸介入 IVF-ET 临床应用形式多样化、选穴多样化、治疗个体化。不仅仅在常规行 IVF-ET 患者的临床中广泛应用，在 PCOS、卵巢低反应（POR）、DOR 和 RIF 人群的辅助治疗也备受关注。

临床往往会根据患者的具体情况，采用个体化的 COH 方案。已有研究证实，个体化的 COH 方案可提高临床妊娠率。一般而言，对于卵巢功能正常的患者，临床常用的降调方案是为常规方案；以 PCOS 为代表的卵巢高反应的患者，一般会选用拮抗剂方案，以减少发生卵巢过度刺激综合征的风险；针对 POR 或高龄的患者，一般建议较为温和的微刺激方案。因并发症的存在，在行辅助生殖治疗之前，这类患者自身会存在并发症相应的中医特殊体质或中医病因病机。而在行辅助生殖治疗之后，加上 COH 的干预，其中医病机必将有所变化。因此，针对不同并发症的辅助生殖治疗患者，针灸的具体疗效机制及对辅助生殖的辅助治疗效果可能与常规方案 IVF 患者不完全相同。

1. 针灸在 PCOS 患者辅助生殖治疗中的应用

PCOS 是临床常见的排卵障碍性疾病，经常规促排失败的患者可进一步考虑选择辅助生殖技术进行助孕。然而，PCOS 女性进行辅助生殖治疗成功怀孕率也仅为 40% 左右，且存在黄素化未破裂卵泡（LUF）、OHSS 发生率增加的风险。主流观点认为，PCOS 的基本病因病机为肝、脾、肾三脏功能失司，肾虚、脾虚、兼夹痰湿、血瘀与肝郁。许多学者认为，肾虚和血瘀是一直贯穿始终的重要因素，肾虚与血瘀二者互为因果，使卵泡发育及排出受阻，而致 PCOS 患者排卵障碍。辅助生殖治疗过程中，COH 等操作易使天癸衰、肾中精血耗损，进一步加重患者肾虚血瘀的程度。

有国外学者对 62 名接受 IVF / ICSI 的 PCOS 妇女进行随机对照研究，针灸组在常规辅助生殖技术的基础上，在患者的上一周期月经第 21 天（降调时）、促排的第 1 天、采卵当天针刺合谷、三阴交、足三里、百会、内关、太冲及双侧卵巢、子宫的耳穴；移植前后针刺太冲、血海、内关、归来及双侧神门的耳穴。结果显示针刺组和对照组之间虽然取卵数、获胚数无显著差异，但针灸组胚胎质量显著高于对照组，且临床妊娠率略有提高。杨宝芝等将接受 IVF-ET 的 200 名 PCOS 患者随机分为电针组（102 例）和对照组（98 例），电针组在 COH 过程中加电针干预直至取卵日。结果显示电针能够改善 PCOS 患者卵子质量，提高 IVF-

ET 的临床妊娠率。高天旸等将 125 例 PCOS 患者随机分为针灸组（65 例）和对照组（60 例），针灸组于月经周期第 12 天开始针刺中极、关元、子宫、卵巢、三阴交等穴（双侧），每天 1 次，直至排卵；并在胚胎植入前 30 min 针刺百会、内关、地机、太冲等穴，胚胎植入后 10min 针刺足三里、血海、合谷、三阴交等穴，结果表明针灸组能够提高排卵率及临床妊娠率，降低了 LUF 及 OHSS 等并发症的发生率。

总而言之，针灸在 PCOS 患者的辅助生殖技术中的疗效主要体现在提高获卵率、优胚率、临床妊娠率及降低 LUF、OHSS 等并发症等方面，其具体的机制在于可改善卵巢功能、提高卵子质量及胚胎质量和减少促排药物 Gn 的用量等。鉴于其核心病机及卵巢多囊样变的影响，选穴治疗时宜着重补肾活血，兼以健脾、疏肝、养血等，多选取任脉及脾、肝等经的穴位作为主穴，平素调理多选用关元、天枢、气海、中脘、三阴交、足三里、三阴交、太溪等穴位，移植前后可针刺太冲、血海、内关、归来等穴位以促进着床。

2. 针灸在 POR、DOR、POF 患者辅助生殖治疗中的应用

由于生活压力、不良饮食作息等，POR、DOR、POF 发病越来越年轻化，使得此类患者行辅助生殖治疗比例也越来越高。此类人群对临床一般使用的促排药如 Gn、来曲唑、氯米芬等往往反应不良，使得她们辅助生殖技术的开展卡在了第一道关口。中医学中无"卵巢功能早衰"的病名，形象称之为"未老先衰"，关于其记载散在于"闭经""年未老经水断""血枯""经水早断""不孕"等中。中医学认为，"未老先衰"的主要病机为任虚冲衰、闭经不孕，发病多与肝、脾、肾三脏和冲任相关。辅助生殖治疗过程中，COH 等操作易加重患者肾虚血瘀状况，并加重患者冲任的虚损和闭经症状。

周莉等将 63 例采用 IVF / ICSI 的 DOR 患者随机分为观察组（30 例）和对照组（33 例），观察组采用针灸序贯治疗，对照组不予针灸治疗。实验发现针灸序贯疗法能有效改善 DOR 患者的卵巢储备功能，提高 DOR 患者进行辅助生殖时的临床妊娠率。另有学者通过对 240 名患者随机对照研究，分为针灸组、假针灸组、人工子宫内膜周期治疗组和对照组，发现从排卵周期前一周期电针治疗一直持续到取卵日可有效提高卵母细胞和高质量胚胎的数量，提高卵巢储备减少患者的临床妊娠率。赖新生等提出"通督调神，引气归元"针法，其处方 A 组为强间、脑户、大椎、百会、心俞、膈俞、肝俞、肾俞、次髎、委中、涌泉（常用灸法），B 组为百会、生殖区、印堂、中脘、天枢、关元、中极、卵巢 / 子宫交替刺激、

血海、足三里、三阴交；卵泡期为隔日1次，A组、B组交替刺激，飞针法进针，平补平泻为主，A组肝俞/肾俞交替温针灸，B组气海、关元和卵巢/子宫交替温针灸，涌泉加用灸法；排卵期在卵泡期处方基础上，A组加用阳陵泉、白环俞；黄体期在卵泡期处方基础上，A组加用命门，毫火针点刺，辨证分期论治，调节不孕患者阴阳失衡的状态，进而改善DOR患者IVF结局。

总而言之，针灸在POR、DOR、POF患者的辅助生殖技术中的疗效主要体现在改善卵巢功能和提高妊娠率方面，具体的机制为提高卵母细胞成熟、排卵、受精、优胚、着床。鉴于其"任虚冲衰"的核心病机及辅助生殖技术所致"肾虚血瘀"，其针灸治则更宜着重从"肾虚"入手，兼以健脾疏肝养血，选穴以任脉和肾经为主，选择关元、中极、足三里、三阴交、子宫和肾俞等穴。此外，此类患者治疗周期长，宜采用分期序贯疗法，按月经周期辨证施治以提高疗效。也有学者认为温针灸、火针对肾虚型POF患者来说比单纯针灸更合适。

3. 针灸在高龄患者辅助生殖治疗中的应用

年龄是不孕症的独立致病因素，随着年龄的增长，育龄女性的生育能力和卵巢储备能力逐渐下降，卵泡数下降，子宫内膜变薄；尤其是35岁之后，行辅助生殖技术治疗的妊娠率和活产率更是明显下降。正如《素问·上古天真论》"七七理论"所论述，女性生殖能力随年龄有着周期递减性的减退。高龄患者行辅助生殖技术治疗，面临的最主要因素即是这种生理上生殖能力的减退，也即中医所说"肾水衰涸"，其中医病因病机类似于"卵巢早衰"。辅助生殖技术治疗过程中，COH更易加重此类患者的"肾虚"证候，因此可认为，此类高龄不孕患者多由肾虚、脾虚、血瘀、痰湿等引起，其中肾虚血瘀证者更为多见。

刘亚敏等将68例高龄不孕不育症患者随机分为两组，观察组在对照组的基础上给予温针灸，连续治疗3个月后进行胚胎移植，发现观察组临床妊娠率明显高于对照组，子宫内膜厚度明显增高。

总而言之，针灸在高龄患者的辅助生殖技术中，主要疗效体现在提高患者卵巢储备能力和子宫内膜厚度两方面。临床上，针灸常结合补肾活血法中药，主要选穴和规律可参照POR患者的治疗。

4. 针灸在RIF患者辅助生殖治疗中的应用

RIF是指在多个IVF周期内，移植了多枚优质胚胎而反复出现临床妊娠失败。RIF的临床妊娠率要远低于常规行辅助生殖技术治疗的患者，其发生机制尚不完全清楚，一般分为胚胎方面和母体方面。当得到优质胚胎后，母体因素影响更大。母体因素又可以细分为子宫因素、血栓形成倾向、免疫因素、其他因素（肥胖、吸烟）等。除了子宫形态异常、输卵管炎等所致的 RIF 有明确的治疗方案外，其余类型尚无确切有效的治疗手段。RIF 是现代生殖医学病种，古代对此并无概念，现代医家认为，反复移植失败与着床时子宫内膜容受性有关，而肾、肝、脾与胚胎种植及子宫内膜容受性均有密切关系。加上 COH 等操作易致患者肾虚血瘀，RIF 患者更宜着重补肾活血、健脾疏肝。

已有一些前瞻性的临床研究报道了针灸对 RIF 有一定程度的改善作用。徐金龙等将 72 例 IVF-ET 反复移植失败患者随机分为两组，对照组（36 例）仅给予口服戊酸雌二醇片治疗，针灸组（36 例）给予分期针灸疗法配合口服戊酸雌二醇片治疗；治疗 3 个月后进入 IVF-ET 常规方案胚胎移植周期，发现针灸组子宫内膜厚度、临床妊娠率显著性高于对照组。另有国外学者通过对 64 名患者的随机对照研究发现针灸可显著改善辅助生殖妊娠结局，提高临床妊娠率。

综上所述，针灸可通过补益肝肾、健脾养血、调理冲任胞宫，从而改善子宫着床微环境，增加子宫内膜容受性，整体调节母体免疫调节网络发挥作用，提高 RIF 着床率及临床妊娠率。RIF 病程较久，因此，编者团队认为，针灸治疗的时机宜选择在胚胎移植前至少治疗 1 个月经周期，移植前后也是关键时期。选穴可选肝俞、肾俞、脾俞、公孙、内关、足三里、太冲、三阴交及关元等为主穴，并随证加减。

5. 针灸在辅助生殖技术中的并发症的应用

辅助生殖技术在为不孕症患者带来福音的同时，仍不可避免地带来了一系列副作用，诸如 OHSS、LUF、宫腔积液、取卵疼痛、焦虑等。相对于其他疗法，针灸具有简便效优、无副作用的优点，同时在改善辅助生殖技术副作用方面也显示出一定的优势。如何正确认识这些并发症的中医病机，并采取合适的治疗措施仍需进一步探索。

苏文武等发现与口服鲜益母草胶囊的对照组相比，温针灸治疗组连续 3 个疗程的治疗可显著减少宫腔积液和准备移植的时间，并提高临床妊娠率。有国外学者发现电针刺激耳穴神门、子宫、止痛点可以显著降低取卵的疼痛强度，延长阿片类药物瑞芬太尼的镇痛效果从而减少其用量。另有学者发现通过刺激耳穴如内分泌、内生殖器、神门穴，能够显著降低焦虑水平，同时提高卵泡液中神经肽 Y 水平，从而改善卵巢功能。

六、总结和展望

针灸具有安全性高、环保经济、处方灵活、操作简单的优点。一方面，针灸可改善行辅助生殖技术治疗患者的妊娠结局，提高其着床率和妊娠率，对合并 PCOS、POR、POF、RIF 等患者同样有一定的治疗效果；另一方面，针灸对辅助生殖治疗过程中的并发症也有一定疗效。这使得针灸在辅助生殖治疗方面具有较好的临床应用前景和研究潜力。随着研究的深入，如何正确地从中医视角去充分认识辅助生殖技术操作对人体体质带来的影响，如何正确认识辅助生殖技术合并 PCOS、POR、POF、RIF 等并发症这类特殊群体的中医病因病机，均需得到后续研究者的思考和重视。此外，影响针灸临床试验结果的因素有很多，针灸的频率、穴位选择、辨证论治、周期序贯治疗、补泻手法等均对针灸的疗效起到重要作用，因此，必须谨慎对待。在合理设计、规范操作的基础上，尽量多地开展治疗方案合理、疗程足够的严谨标准的大样本临床试验，为针灸在辅助生殖领域的应用提供更强有力的证据，并在此基础上深入研究其疗效机制。

（董浩旭　杨薇）

第六节　针灸治疗围绝经综合征的研究进展及临床荟萃分析

围绝经期综合征（PMS）系卵巢功能衰退而出现的一系列身心症状综合征，影响着一半以上的 45～60 岁女性。随着人口老龄化的加重以及工作、生活压力的加剧，PMS 患者数量逐年增加。我国现有 1.2 亿多名 PMS 患者，预计到 2030 年将超过 2.1 亿。一项上海的流行病学调查显示，62% 的围绝经期妇女有 1～2 种围绝经期症状，然而，只有很小一部分 PMS 患者去看医生并接受了治疗。围绝经期妇女受到多种不适的困扰，其中血管舒缩症状是最突出的。除了潮热和盗汗外，PMS 的临床表现还包括月经紊乱、阴道干燥、性功能障碍、心悸、失眠、焦虑易怒和抑郁等。除了近期症状，PMS 对妇女的危害还体现在骨质疏松、阿尔茨海默病及心血管疾病等的远期风险增高上。尽管激素治疗可为 PMS 患者提供外源性激素来缓解围绝经期症状，然而根据美国妇女健康倡议组织的研究，长期使用激素可能会增加患子宫内膜癌、乳腺癌、中风和其他疾病的风险。

因此，有必要为围绝经期妇女寻找更安全、更有效的治疗方法。

根据临床表现，PMS 可归属于中医"绝经前后诸症""脏躁""郁证""虚劳""失眠""心悸""汗症"等范畴，且中医药治疗 PMS 具有一定的优势。中医认为 PMS 发病以肾虚为本，以君、相火旺为标，并与心、肝、脾多脏功能失调有关。临床通过辨证分型治疗、方药或中成药治疗、针灸治疗等方法能有效缓解 PMS 相关症状，并最大限度地减少完全用激素所引起的毒副作用。作为中医学的重要组成部分，针灸治疗卵巢功能低下具有方法简便、安全无毒副作用的优点。越来越多的临床研究表明，针灸对改善潮热是有效且安全可靠的。现将近年来针灸治疗 PMS 的研究进展以及编者团队在这一方面做的研究介绍如下。

一、针灸治疗 PMS 的研究进展

（一）针灸治疗 PMS 的机制

针灸治疗 PMS 的具体机制尚未完全阐明，结合近年来的文献研究结果，现将针灸治疗 PMS 的可能机制做如下探讨。

1. 改善生殖内分泌功能

PMS 的发生与卵巢功能衰退及 E 水平下降导致的内分泌紊乱密切相关。有研究指出，更年期妇女的血清 E_2 水平随着年龄的增加而降低，而年龄越大，FSH 和 LH 水平越高。动物实验发现，针刺 PMS 模型大鼠三阴交、肾俞、足三里，能显著提高大鼠血清 E_2 水平，降低 FSH 及 LH 水平，改善生殖分泌紊乱；电针三阴交可对自然围绝经期大鼠紊乱的下丘脑 – 垂体 – 卵巢轴功能起到良性调节作用，而电针关元、中极、三阴交、子宫可使 PMS 大鼠子宫 ERα 和 ERβ 的蛋白表达上调，并升高 E_2 水平，从而调节垂体功能，重建 E 的部分负反馈，并减少子宫萎缩。临床研究报道，时空针灸灵龟八法能明显改善 PMS 患者的相关症状，使血清 FSH 水平下降、E_2 水平升高。

2. 调节神经系统功能

下丘脑 – 垂体 – 卵巢轴功能失调会引起包括 5-HT、去甲肾上腺素和多巴胺在内的单胺类神经递质分泌紊乱，而这类神经递质与人的精神、情绪等活动密切相关，且 E 水平的提高对 5-HT 和多巴胺的合成有一定的促进作用。因此可以推测，针刺在改善 PMS 激素水平的同时，也会影响到神经递质释放。动物实验显示，电针三阴交可有效调节自然衰老围绝经期大鼠卵巢 E_2 和大脑皮质神经递质的含量。电针关元、三阴交不仅可以改善 PMS 模型大鼠生殖内分泌功能，还能显著提高下丘脑 β-EP 含量，进而调节自主神经功能紊乱。针刺百会、三阴交和肾俞穴可在一定程度上升高围绝经期抑郁症模型大鼠下丘脑内低下的去甲肾上腺素、5-HT 和多巴胺含量，从而调节神经内分泌网络。针刺三阴交可以促进 PMS 大鼠脑源性神经营养因子、神经肽 Y 和儿茶酚胺类神经递质的分泌，且 E_2 的分泌与儿茶酚胺类神经递质的含量呈正相关，针刺可通过调节儿茶酚胺类神经递质释放，使 E_2 水平升高，从而改善围绝经期抑郁。临床研究显示，引气归元针法联合艾灸涌泉穴可上调围绝经期失眠患者血清 5-HT 水平，且作用优于西药常规对照组。针刺还可以通过调节神经递质的释放来改善围绝经期失眠症状。

3. 调节免疫系统功能

PMS 妇女免疫功能下降与 ER 减少、免疫活性细胞无法有效制造出足够的免疫递质有关。随着免疫功能的降低，机体 $CD8^+$ 亚群增多，$CD3^+$ 和 $CD4^+$ 亚群降低，免疫细胞的构成比出现失衡，T 淋巴细胞总数下降。中医认为，PMS 以肾虚（肾气虚、肾阴虚、肾阳虚、肾阴阳两虚）为本，虚证主要归结于人体正气不足，正气不足的表现与机体免疫功能低下相关。动物实验表明，针刺老年大鼠足三里、关元能增强单核巨噬细胞的吞噬功能，从而提高免疫功能。且针灸足三里、关元能显著提高肾阳虚模型大鼠 $CD3^+$、$CD4^+$ 等 T 淋巴细胞亚群水平，且足三里对提高免疫功能的影响优于关元。针刺可根据机体的病理状态及其他相关因素良性、双向、整体地调整机体免疫功能，在调节机体免疫功能方面具有现代医学不可替代的优势与特色。

4. 干预自由基代谢

自由基是引起人体老化的重要原因，它们能与核酸、蛋白质、脂质等物质发生化学反应，并将其转化为氧化物或过氧化物，从而造成机体老化和死亡。而 PMS 患者卵巢功能下降，脂肪过氧化能力增强，自由基清除酶活性下降。动物实验发现，去卵巢模型大鼠血清中丙二醛水平显著增高，SOD、谷胱甘肽过氧化物酶（GSH-Px）活性显著降低。有学者认为，PMS 是由下丘脑 - 垂体 - 卵巢轴平衡失调、机体抗氧化能力降低所引起的一系列围绝经期综合临床症状。动物实验显示，电针足三里、关元穴能明显提高更年期雌性大鼠卵巢组织中 SOD 活性、降低丙二醛含量，从而延缓卵巢衰老。针灸关元穴能够通过调节血清 SOD 和一氧化氮合酶的水平，提高自然绝经综合征大鼠抗氧化能力，减缓其衰老过程。

5.调节血管舒缩因子及细胞凋亡

研究发现的调节血管舒缩的主要因子有：内皮素（ET）、一氧化氮（NO）和降钙素基因相关肽（CGRP）。潮热的发生可能与 E 缺乏影响 CGRP 释放，以及 CGRP 受体功能改变，进而引起下丘脑体温调节神经元不稳定有关。ET 具有较强的收缩血管和促进内皮细胞增殖的作用，下丘脑 – 垂体 – 卵巢轴有大量特异的 ET mRNA 和 ET 受体存在。研究认为，ET 作为生殖激素的调节肽，对下丘脑 – 垂体 – 卵巢轴有重要的调节作用。NO 具有松弛血管平滑肌和抑制内皮细胞增殖的作用。近年来研究发现，NO 与 E_2 呈正相关，E_2 可促进 NO 的合成和释放。实验研究发现，低频率电针可有效抑制 CGRP 的释放，从而缓解围绝经期潮热。众所周知，细胞凋亡受 Bcl-2、Bax 基因调控，而 Caspase 家族蛋白酶的级联反应在调节细胞凋亡信号转导过程中发挥重要作用。研究发现，自然衰老模型大鼠海马 CA1 区 Bcl-2 mRNA 表达显著下降，Bax mRNA 表达显著升高；且老年组大鼠卵巢中 Caspase-3 蛋白水平及 mRNA 表达显著高于青年对照组。针刺肾俞、足三里、三阴交能下调围绝经期大鼠卵巢颗粒细胞 Fas mRNA 表达，上调 Bcl-2 mRNA 表达。另有研究报道，"双固一通"电针法能有效下调老年肾阳虚模型大鼠促凋亡基因 Fas mRNA、Bax mRNA 表达，上调抗凋亡基因 Bcl-2 mRNA 的表达，从而延缓细胞凋亡。卵巢功能的衰退与细胞凋亡的关系仍待进一步研究。

（二）针灸治疗 PMS 的腧穴特异性及配伍

PMS 的发病机制复杂，针灸治疗可以通过多层次、多系统、多靶点的协同作用来缓解其临床症状，但具体机制需要进一步阐明。基于针灸疗法本身的特点，针灸治疗 PMS 的腧穴特异性及配伍研究值得深入探讨。

1. 针灸治疗 PMS 的腧穴特异性

腧穴针刺效应具有特异性，其主要表现在腧穴与非经非穴部位针刺效应的不同。动物实验表明，电针关元、三阴交对 PMS 大鼠神经内分泌网络功能的改善作用优于非经非穴部位。临床试验报道，电针天枢、关元、子宫、三阴交可降低 PMS 患者 FSH 及 LH 水平，且电针经穴组较基线期的减少值大于安慰电针非经非穴组，且电针组 E_2 水平显著提高。此外，针刺不同腧穴对 PMS 患者产生的效应也有所不同，与针刺关元、气海相比，针刺三阴交在升高 E_2 并降低 FSH、LH 方面效果更加显著。文献研究显示，临床上针灸治疗 PMS 的穴位多选用三阴交、肾俞和关元。中医学理论认为，PMS 以"肾气亏虚、冲任不调、天癸衰竭、地道不通"为主要病机，故针灸治疗选穴原则以补肾健脾疏肝、调理冲任为主。三阴交为足三阴经交会穴，可健脾、调肝、益肾；肾俞为肾之背俞穴，位于足太阳膀胱经，可补肾气、益肾阳；关元为任脉之穴，位于下腹部，内应胞宫，补益先天元气不足；三穴联合最能发挥补先天、调冲任、平阴阳、调理气血功效。穴位的特异性还有待进一步深入挖掘总结，其中腧穴研究一般以组合穴位为主，缺乏单一腧穴特异性研究。另外，《黄帝内经》认为十二时辰都有与之相对应的十二经络"当值"，那么当经络的同一腧穴在其"当值"时辰与其他时辰被刺激时，疗效比较是否存在差异？又或者相同的选穴组合，机体在疾病所属主要脏腑经络时令接受治疗效果是否会更好？传统针刺疗法强调"形神合一"，但现有的研究多以物质为基础，是否应增加针灸"神"层面的相关研究，以更深刻地反映针刺的多维特异性疗效？这些都是值得进一步探讨的问题。

2. 针灸治疗 PMS 的腧穴配伍

腧穴配伍也是影响针刺疗效的关键因素，不同腧穴配伍治疗 PMS 的疗效不尽相同。实验研究显示，在关元、三阴交基础上，加用百会、风府治疗 PMS 模型大鼠，对 E_2、FSH、LH、IL-2、胸腺指数的调节作用优于电针关元、三阴交。临床研究表明，针刺治疗肾阴虚型 PMS，在主穴（肾俞、肝俞、气海、三阴交、神门、内关、太冲）加上金水相生配穴（鱼际、太渊、太溪、复溜）疗效优于主穴加上常规配穴（阴谷、照海）。另有学者在常规针刺（太溪、肾俞、神门、心俞、太冲、肝俞、三阴交、关元）基础上加刺带脉、五枢、维道治疗 PMS，结果治疗组患者绝经期生存质量量表评分及 Kupperman 评分改善程度优于常规针刺对照。中医理论根据病因病机辨证取穴，随证加减，这在一定程度上可作为不同腧穴配伍疗效差异的理论支持。但腧穴联合作用的现代机制阐释仍不明确，腧穴配伍提高针刺疗效的具体生理病理学机制尚不清楚。不同腧穴配伍是否发挥协同作用或可能有拮抗作用也尚未得知。卵巢、子宫主要接受 $T_{10} \sim L_1$ 交感神经及 $S_2 \sim S_4$ 的骶髓副交感神经支配，而在治疗 PMS 的高频穴位中，关元、肾俞、肝俞、脾俞（下部胸髓节段支配区）和三阴交、太溪、太冲、足三里（腰骶髓节段支配区）与卵巢处于相同或相近的节段支配区，这或许为针刺治疗 PMS 提供了生理学基础。因此，应在遵循传统腧穴配伍理论的同时以临床实践证据为基础，结合现代科学技术，加强腧穴配伍规律相关研究。

3. 针灸治疗 PMS 的刺激方式及频次

手针、电针、艾灸、穴位注射、耳穴贴压等不同刺激方式也是影响针灸疗效的重要因素。研究显示，以相同的选穴组合治疗 PMS，电针在改善患者围绝经相关症状评分方面明显优于普通针刺。在常规针刺（关元、三阴交、肾俞、太溪、命门）基础上结合督脉艾灸治疗肾阳虚型 PMS 患者效果优于单纯常规针刺。此外，穴位注射配合耳穴贴压治疗 PMS 疗效优于单纯穴位注射或耳穴贴压疗法。有临床研究提示，电针与安慰电针均可改善 PMS 患者生活质量，但电针疗效明显优于安慰电针。在改善 PMS 患者生活质量方面，穴位深刺疗效优于浅刺，浅刺优于安慰针刺。另外，电针治疗 PMS，每周 3 次比常规 1 周 1 次对改善烘热症状有更好的即时和维持效果。由此可见，在 PMS 的治疗中，如何确定针灸的方式及频次也是值得考虑的重要问题。

二、电针治疗 PMS 的临床荟萃分析

电针刺激与传统人工手法针刺相比，具有更加定量且客观的特点。然而，鲜有系统综述和荟萃分析专门评价电针在 PMS 治疗中的应用效果。鉴于针灸改善围绝经期相关症状的有效性以及不同针灸刺激方式对疗效影响的重要性，编者团队设计了一项临床荟萃分析，通过识别相关的随机对照试验，将电针（EA）与推荐的标准治疗（HT）、安慰对照（假 EA）和另一种主动对照——传统手针（MA）进行比较，综合评估 EA 在围绝经期妇女中的治疗效果，检验 EA 治疗 PMS 的有效性和安全性，并为临床决策提供证据。

截至 2019 年 6 月，编者团队检索了 PubMed、Embase、Web of Science、Cochrane Central Register of Controlled Trials（CENTRAL）、中国知网、中国生物医学文献数据库、万方期刊全文数据库、中文科技期刊全文数据库以及临床试验注册网站等数据库，并按设定的纳入与排除标准对文献进行筛选与分析，仅 EA 治疗 PMS 相关的随机对照试验被纳入分析。

事先设定的纳入标准如下：①研究类型为随机对照试验，不论是否使用了盲法。②受试者被诊断为 PMS，其年龄、病程和病例来源无限制。③治疗组单独接受 EA 治疗或联合常规护理干预，治疗地点、时间、频率、波形和电流无限制。④对照组采用假 EA、MA 或 HT 治疗。⑤结果至少包括以下结局指标之一：Kupperman 绝经指数（KMI），绝经评分量表（MRS），更年期特定生活质量量表（MENQOL），潮热评分 / 24 h，有效率，血清 FSH、LH 和 E_2 水平，以及不良反应。排除标准如下：①非随机对照试验研究、综述和病例报告，细胞或动物实验

研究。②使用联合治疗，例如 EA 结合中草药、中成药或中药穴位注射。③对照组进行了任何 EA 干预。④不完整或重复发表的文献。⑤原始文献不详细，或其诊断或疗效标准不清楚。

主要结果如下。

1. 文献筛选结果

基于数据库搜索，总检索到了 527 项研究。在删除 233 条重复记录后，编者团队根据标题和摘要排除了 256 项研究。对 38 项研究的全文进行评估，23 项研究被排除（12 项研究没有对照组，4 项研究是 EA 联合其他治疗方法，5 项研究在对照组中采用 EA 治疗，2 项研究无相关指标）。其余 15 项研究被进一步筛选，其中 3 项研究由于比较不合适（$n = 1$）、重复发表（$n = 1$）和缺乏可用的原始数据（$n = 1$）而被排除。最后，在本系统评价中纳入了 12 项研究。

2. 文献质量评估结果

大多数研究具有较低的选择偏倚风险，但有 1 项研究没有报道随机序列生成的细节，有 3 项研究没有提到分配隐藏的方法。2 项研究被认为盲法方法有不明确的偏差风险。大多数研究都有很高的表现偏差风险，因为受试者与研究人员和工作人员都不太可能采用盲法。由于结果包含主观和客观结果，而非盲法很可能影响主观评估，因而编者团队将主观结果评估盲法和客观结果评估盲法分开评估。5 项研究由于主观结果作为开放试验被判定检测偏倚为高风险。3 项研究显示结果评估是盲法的，其余的研究没有描述盲法。客观结果评估（血液指标检测）的盲法被认为是低偏倚风险。在不完整的结果报告方面，有 2 项研究被判定存在结果损耗偏差而为高风险，因为没有原因的随访损失或缺少最终结果。此外，2 项研究提供了失访的原因，并被认为是低风险。另外 6 项研究没有提到随访或退出。此外，5 项研究被认为具有较低的选择性报告风险，3 项研究根据研究设计被认为具有其他偏倚的低风险。1 项研究被认为由于治疗后第 8 周缺失结果，存在报告偏倚和其他偏倚的高风险。

3. 主要结局指标的荟萃分析

（1）KMI 的荟萃分析：共有 579 例患者参与了 KMI 的荟萃分析。就 EA 与 HT 相比而言，5 项研究的汇总数据表明，EA 和 HT 对 KMI 有相似的效应结果（$I^2 = 25\%$，$MD = -0.25$，$95\%CI：-0.76 \sim 0.26$，$P = 0.34$）。就 EA 与假 EA 相比而言，2 项研究的结果荟萃分析显示，EA 比假 EA 对 KMI 的影响更大（$I^2 = 0\%$，$MD = -4.71$，$95\%CI：-6.57 \sim -2.86$，$P < 0.001$）。就 EA 与 MA 相比

而言，2 项研究的荟萃分析显示，EA 的效果优于 MA（$I^2 = 0\%$，MD $= -2.44$，95%CI：$-4.80 \sim -0.08$，$P = 0.04$）。

编者团队对 EA 应用频率进行了亚组分析，发现低频 EA 与高频 EA 相比差异没有统计学意义（2Hz/100HzEA：MD $= -0.35$，95%CI 为 $-0.88 \sim 0.18$，$P = 0.20$。2HzEA：MD $= -3.34$，95%CI 为 $-7.31 \sim 0.63$，$P = 0.10$）。

（2）有效率的荟萃分析：共有 439 例患者参与了有效率的荟萃分析。就 EA 与 HT 相比而言，4 项研究的荟萃分析显示，EA 与 HT 之间有效率无显著性差异（$I^2 = 0\%$，RR $= 0.98$，95%CI：$0.93 \sim 1.04$，$P = 0.52$）。另外 2 项研究表明，EA 和 MA 在有效率方面（$I^2 = 0\%$，RR $= 1.14$，95%CI：$0.98 \sim 1.33$，$P = 0.09$）没有差异。

（3）MENQOL 和 MRS 评分的荟萃分析：就 EA 与 MA 相比而言，3 篇文章共涉及 155 例患者比较了 MENQOL 评分，2 篇文章共涉及 95 例患者比较了 MRS 评分，并纳入荟萃分析。结果显示，MENQOL（$I^2 = 48\%$，MD $= -2.96$，95%CI：$-8.04 \sim 2.13$，$P = 0.25$）和 MRS（$I^2 = 0\%$，MD $= 0.54$，95%CI：$-1.11 \sim 2.18$，$P = 0.52$）的差异均无统计学意义。

（4）潮热评分 /24h 的荟萃分析：就 EA 与假 EA 相比而言，有 2 篇文章涉及 57 例患者比较潮热评分 /24h 被纳入荟萃分析。结果显示，EA 显著降低了潮热评分 /24h（$I^2 = 39\%$，MD $= -2.43$，95%CI：$-2.93 \sim -1.93$，$P < 0.001$）。

编者团队进行了绝经前和绝经参与者的亚组分析，发现 EA 对绝经前状态的潮热评分有显著影响（MD $= -1.66$，95%CI：$-3.49 \sim 0.17$，$P = 0.08$），但对绝经后没有显著影响（MD $= 1.48$，95%CI：$-1.41 \sim 4.37$，$P = 0.32$）。

4. 次要结局指标的荟萃分析

（1）血清 FSH、LH 和 E_2 水平的荟萃分析：共 312 例患者参与了血清 FSH、LH、E_2 水平的荟萃分析。就 EA 与 HT 相比而言，2 个试验的荟萃分析显示，血清 FSH 水平（$I^2 = 60\%$，MD $= -3.80$，95%CI：$-11.59 \sim 3.98$，$P = 0.34$）或 LH（$I^2 = 90\%$，MD $= -2.51$，95%CI：$-10.72 \sim 5.70$，$P = 0.55$）差异无统计学意义；与 HT 干预相比，EA 组的 E_2 水平显著降低（$I^2 = 0\%$，MD $= -60.58$，95%CI：$-71.93 \sim -49.23$，$P < 0.001$）。就 EA 与 MA 相比而言，两项研究表明 FSH 血清水平（$I^2 = 79\%$，MD $= -2.87$，95%CI：$-29.65 \sim 23.91$，$P = 0.83$），LH（$I^2 = 67\%$，MD $= 2.73$，95%CI：$-9.65 \sim 15.11$，$P = 0.67$）或 E_2（$I^2 = 0\%$，MD $= 26.80$，95%CI：$-12.06 \sim 65.65$，$P = 0.18$）差异均无统计学

意义。

（2）不良事件：两项试验报道了治疗期间的不良事件。其中 EA 组共有 15/366 名参与者报告有不良反应，MA 组有 13/380 名参与者报告有不良反应。在 EA 组中，主要的不良反应为瘀斑（$n = 7$）、拔针后轻度出血（$n = 4$）、局部疼痛（$n = 3$）和恐惧（$n = 1$）。MA 组的不良反应还包括瘀斑（$n = 6$）、拔针后轻度出血（$n = 5$）、局部疼痛（$n = 1$）和消化道反应（$n = 1$）。在其他纳入的研究中，没有描述与治疗相关的副作用。

此项荟萃分析中采用的 KMI 是评价 PMS 治疗效果最常用的指标之一。它根据围绝经期妇女的身体、心理和泌尿生殖系统症状（共 11 个项目）的改善情况来判断；评分越低，表示症状就越轻微。同样，MRS 是另一种确定更年期症状的量表，得分越高，表明症状越严重。相关性分析显示，总 KMI 和 MRS 评分之间存在很强的正相关关系，且 MRS 在识别非特异性更年期症状方面不如 KMI 敏感。此外，MENQOL 是一个用于检查围绝经期妇女生活质量的国际量表，其得分越高，则生活质量就越好。此外，潮热评分 /24 h 是一个具体的定量指标，包括潮热的频率和严重程度。它被广泛用于评估围绝经妇女的血管收缩症状。其分数越高，潮热就越严重。KMI 和潮热评分之间有不同和相似之处：虽然在 KMI 问卷中包含了潮热，但 KMI 的组成症状大多是非特异性的，如失眠、头痛、眩晕和心悸等。此外，潮热是 E 不足的一个标志，可间接反映 E 的缺乏程度。就 KMI 和有效率而言，本荟萃分析结果显示，EA 似乎与 HT 有相似的效果。然而，两项试验的数据表明，与 HT 相比，EA 治疗与血清 E_2 水平降低相关。这可能只是反映了在 EA 治疗下外源性 E 的缺乏，提示 EA 对症状的改善作用是通过其他途径介导的。与假 EA 相比，两项研究的数据显示 EA 对 KMI 和潮热评分 /24h 的降低影响更加显著，这表明 EA 对围绝经期症状的缓解效应超过安慰剂效应。与 MA 相比，两项试验的数据表明，EA 对 KMI 的影响可能更优越。然而，荟萃分析结果显示，EA 与 MA 相比，在 MRS 和 MENQOL 量表、有效率，以及血清 FSH、LH 和 E_2 水平有相似的效应。

通常认为，在身体的任何地方插入一根针都可以通过机械和物理刺激产生生理效应。因此，有必要在研究中比较 EA 和假 EA 的效果。遗憾的是，由于数量有限的研究和指标，编者团队对 EA 和假 EA 的研究有限，因此不能通过与假 EA 相比，得出 EA 效果更佳的结论。EA 可以说是传统 MA 的现代技术革新。EA 和 MA 治疗的区别在于传统穴位（或其他针刺部位）的刺激形式与程度，得气在这两种方法中都是必需的。本荟萃分析中 EA 和 MA 的大多数结果表明了二者的相同效果，这支持了得气可能在针灸治疗中发挥关键作用的观点。由于研究数量有限，无法进行 EA 与 MA 的敏感性分析，这可能会对结果的准确性产生影响。此外，在文献中可能存在发表偏倚，这可能会进一步削弱合并结果的可靠性。低频 EA（2Hz）和高频（2Hz / 100Hz）EA 在改善 KMI 方面的亚组分析效果不确定（均 $p > 0.05$）。但编者团队发现，与绝经前的患者相比，EA 在绝经后患者的潮热症状改善方面的益处较少，这与相应的卵巢功能下降相一致。

尽管存在一些局限性，本荟萃分析仍广泛支持编者团队的假设，即 EA 可以有效改善 PMS 患者的症状。作为一种低成本的治疗方法，EA 似乎可以减轻身体、心理和泌尿生殖系统的症状。基于有限的证据，EA 比假 EA 有更显著的影响（显示出除了安慰剂以外的效应），而且 EA 和 MA 的一般影响是相似的。在未来，必须进行更大规模、高质量的随机对照试验，以克服当前证据基础的局限性，并得出更加可靠的结论。

三、小结与展望

尽管部分针灸刺激方式治疗 PMS 的效应或疗效已得到证实，但对于改善特定症状、减少复发和不良反应方面研究还不够充分。在遵循针灸技术操作规范的基础上，应该结合现代分子生物学技术，优化临床选穴和治疗方案，以期获得针灸治疗 PMS 的最佳疗效。当前关于针灸治疗 PMS 的研究尚存在一些不足：一是临床研究尚停留在临床疗效观察上，随机对照研究较少且样本量不足，诊疗标准尚不统一；二是针灸治疗 PMS 现代作用机制尚不完全明确，阐述较为表浅，不够全面深入；三是对于不同针灸刺激方式的刺激量及刺激参数的疗效对照文献较少。另外，PMS 患者的治疗应考虑其社会工作及生活情感等因素，针灸治疗的同时佐以适量运动、调畅情志，以取得更好的疗效。

（钟志艳）

第七章　针灸对神经系统疾病的研究

神经系统疾病是针灸治疗的优势病种之一，随着临床研究不断深入，针灸治疗神经系统疾病的范围越来越广。在临床研究方面，近 10 年来，编者团队选择发作性无先兆偏头痛、周围性面瘫（贝尔麻痹）两个疾病，采用前瞻性、多中心、随机、对照、优效设计、盲法评估的循证医学方法，获得了传统针刺疗法有效性和安全性的高质量临床证据，相关研究结果分别发表在《英国医学杂志》和《加拿大医学协会杂志》，研究结果不仅为证实针灸的优势病种疾病谱提供了证据，而且一系列针灸临床研究方法学的改进，尤其是假针刺对照和盲法评估的方法建立，极大地推动了针灸临床研究的发展。在基础研究方面，编者团队聚焦脑缺血动物模型，发现针刺能改善脑缺血再灌注损伤后海马神经结构和功能损伤，并深入探讨了其效应机制。现将这些研究内容概述如下。

第一节　针灸治疗偏头痛的临床疗效研究

偏头痛是一种致残性原发性头痛，以发作性、中重度、搏动性疼痛为主要临床特征，常伴有恶心、呕吐、畏光、畏声等自主神经症状。该病多始发于青少年时期，女性患病率为 18.3% ～ 20.7%，高于男性的 7.6% ～ 9.7%。无先兆偏头痛是最常见的类型，约占偏头痛人群的 80%。偏头痛与临床多种疾病相关，循证医学数据显示，偏头痛患者较普通人群更容易伴发抑郁障碍、焦虑障碍、缺血性脑卒中、冠心病、下背部疼痛等疾患。偏头痛疾病负担十分沉重，据 2018 年《柳叶刀神经病学》发布的 1990—2016 年间全球神经系统疾病的负担报告显示，偏头痛对全球神经系统疾病伤残调整寿命年的影响位居第 2，占 16.3%，仅次于卒中；在欧洲西部地区和澳大利亚，偏头痛疾病负担排第 1 位；此外，偏头痛和紧张性头痛成了青年及中年人群残疾调整寿命年的主要影响因素。

尽管偏头痛诊疗取得了很大进展，但是，只有 13% 偏头痛患者愿意接受预防性药物治疗。作为替代医学的重要组成部分，针刺疗法广泛应用于偏头痛的紧急和预防治疗，并逐渐被西方医学界所推崇。纵观针刺治疗偏头痛的临床研究历程，可分为两个阶段。2017 年以前，由于针刺治疗偏头痛尚未取得真针刺优于假针刺的循证医学证据，研究者普遍认为针灸治疗偏头痛不具有特异性效应。2017 年以后，针刺和电针治疗偏头痛均获得了来自高质量随机对照临床研究的循证医学证据，从而针灸从替代医学中未证实疗效的地位提升成为可接受的循证证据支持的疗法。

一、西医对偏头痛的认识

偏头痛的病因尚不明确，和遗传、外在环境因素等相关。50%～80% 的患者有阳性家族史。外在环境因素常为偏头痛的发作诱因，包括天气变化、压力、抑郁、焦虑、饥饿、睡眠障碍、过劳、过度的传入性刺激（闪光、噪音、浓重气味）、饮食和药物等。目前，偏头痛的发病机制尚不十分清楚。主流观点认为三叉神经血管系统是其解剖和生理基础。伤害性传递来自一级三叉神经血管神经元的激活和敏化，这些神经元的细胞体位于三叉神经节和上颈髓背根神经节，传入纤维分布于脑膜和各个血管，接收各种刺激。一级神经元将伤害性感觉信号投射至二级神经元，即脊髓三叉神经尾侧核和 $C_1 \sim C_2$ 后角内的神经元，它们在功能上构成三叉神经颈复合体（TCC）。TCC 的敏化介导了头面部异常性疼痛和肌肉紧张。TCC 进而投射至脑干（延髓头端腹内侧核群、上泌涎核、导水管周围灰质）和丘脑（丘脑腹后内侧核、丘脑后核群）。其中投射到丘脑的部分，继而投射至皮质的广泛区域，产生偏头痛的感觉和其他伴随症状。投射到脑干的上泌涎核的部分，通过蝶腭神经节和自主神经，影响到颅内动脉，如脑膜动脉，导致动脉扩张。此外，皮质扩散性抑制（CSD）被认为是先兆偏头痛发生发展中的一个重要机制。CSD 是指刺激大脑皮质后产生电活动抑制带，以 2～5 mm/min 的速度缓慢向邻近皮质移动。CSD 会导致脑血流量发生改变，表现为先是血管充血而后血流量减少，随着 CSD 向前移动，血流量降低的区域向前扩大，CSD 到达感觉区时便出现感觉异常。CSD 可部分解释偏头痛先兆症状的发生。

二、中医对偏头痛的认识

偏头痛在中医学中属于"疾首""头痛""头风"等范畴，早在殷商甲骨文就有"疾首"记载，因商人多以病灶部位给疾病命名，故"疾首"意指头痛类疾病。《吕氏春秋·尽数》再次出现"疾首"记载："凡食无疆厚味，无以烈味重酒，是以谓之疾首。"《黄帝内经》中首次出现"头痛"记载，《素问·方盛衰论》曰："气上不下，头痛巅疾。"《黄帝内经》还将本病称为"脑风""首风"，《黄帝内经·刺热》中提道："风气循风府而上，则为脑风，风入系头，则为目疾眼寒。"

偏头痛的病因病机复杂，正如《素问·五脏生成》所述"是以头痛巅疾，下虚上实"，说明本病多为虚实夹杂。外因与风、寒、暑、湿有关，内因与痰、火、虚、郁有关。其中，风邪为头痛致病主要外因，故古代医家多用"头风""脑风"给偏头痛命名。《诸病源候论》中提到"头面风者，是体虚，诸阳经脉为风所乘也；诸阳经脉上走于头面，运动劳役，阳气发泄，腠理开而受风，谓之首风"，明确说明头痛病机是体虚后头面部阳经复感风邪所致。《诸病源候论》认为头痛病机为"风痰相结，上冲于头"。到了宋代，人们对偏头痛的认识更加全面。《济生方·头痛评治》认为"夫人头者，诸阳之所聚……阳逆于上而不顺，冲壅于头，故头痛也。风寒在脑，邪热上攻，痰厥肾厥，气虚气攻，皆致头痛……但气虚气攻，头痛愈而复作，延引岁月者，多有之矣。偏正头风，妇人气盛血虚，产后失血过多，气无所主，皆致头痛"，将头痛的病因病机明确分为内伤和外感两大类，提出风、寒、热、痰、虚皆可致头痛的观点。《古今医统大全·头痛大法分内外之因》对头痛病进行总结说："头痛自内而致者，气血痰饮、五脏气郁之病……自外而致者，风寒暑湿之病……"

三、针刺治疗偏头痛的理论溯源

关于针灸治疗偏头痛的历史可以溯源到《黄帝内经》，书中有大量篇幅记载了用针法和灸法治疗头痛疾病，而且大量论述的都是局部取穴，如《灵枢·厥病》曰"头痛……若肉伤痛未已，可则刺，不可远取也"。之后，《备急千金要方》也出现了"头风"的针灸治疗记载。综合古今历代医家的认识，偏头痛多因风、火、痰、湿循肝胆经上冲走窜，留滞于头部少阳，引起经络痹阻、不通则痛，而针刺治疗可起到疏泄肝胆、通经止痛的作用。

针刺防治偏头痛属于中医"治未病"范畴。中医素来有"治未病"的预防理念，即在疾病尚未发生的时候，给出相应的治疗措施，或者根据不同的体质，辨证给予健康管理方案，这与现代医学个体化、分层治疗的思想相契合。"治未病"思想包括未病先防、已病防变、瘥后防复三个方面，提倡治病以预防为主，注意阻挡疾病变化的趋势，并在病变未产生或未进展之前开始干预，掌握疾病的主动权，达到"治病十全"的"上工之术"。针刺"治未病"的思想最早出自张仲景，在其《伤寒论》中提道："太阳病……若欲作再经者，针足阳明，使经不传则愈。"通过早期针刺干预，可以防治太阳病的传变。在偏头痛间歇期给予针刺治疗，预防偏头痛发作的治病理念，正是中医"治未病"思想的体现。

四、针刺治疗偏头痛的临床研究进展

随机对照临床试验成为评价针灸临床疗效的金标准。近 20 年来，采用现代循证医学方法探讨针刺治疗偏头痛的临床有效性成为研究热点。但是，早期研究结论有一些不和谐的声音，国际主流学界大多不认可针灸的特异性疗效，认为针灸只是一种暗示疗法，其疗效实质上是一种安慰剂效应。为此，国内研究团队通过一系列方法学的改进和临床研究证据质量的提高，最终将针刺治疗偏头痛从替代医学中未证实疗效的地位提升成为可接受的循证证据支持的疗法。

1. 国内外其他团队研究进展

早在 2005 年，德国慕尼黑大学辅助医学研究中心在《美国医学会杂志》发表一项随机对照临床研究结果，研究结果认为真针刺在预防偏头痛发作并不比假针刺有效。这是一项三组、随机、假对照临床试验，在 2002 年 4 月至 2003 年 1 月纳入德国 18 个研究中心门诊 302 例患者（88% 为女性），随机分到真针刺组、假针刺和等候治疗组。受试者在 8 周内接受 12 次治疗。主要结局指标设定为随机分组前 4 周与随机分组后 9 ~ 12 周中度或重度头痛天数的差异。结果发现：真针刺组中重度头痛的平均天数减少了 2.2（2.7）d，假针刺组减少了 2.2（2.7）d，等候治疗组减少了 0.8（2.0）d。真针刺组和假针刺组之间差异无统计学意义（0.0 d，95%CI：- 0.7 ~ 0.7，$P = 0.96$），而真针刺组与等候治疗组差异有统计学意义（1.4 d，95%CI：0.8 ~ 2.1，$P < 0.01$）。各组有效率比较：真针刺组为 51%，假针刺组为 53%，等候治疗组为 15%。

随后，2002 年 4 月至 2005 年 7 月，德国埃森大学神经内科展开一项前瞻性、随机、多中心、双盲、平行组、对照临床试验（注册号为 ISRCTN52683557），比较了真针刺与半标准化假针灸和标准药物对偏头痛的疗效差异。研究纳入每个月有 2 ~ 6 次偏头痛发作的患者，随机分配到真针刺组（$n = 313$）、假针刺组（$n = 339$）或标准药物组（$n = 308$），受试者在 6 周内接受 10 次针刺 / 假针刺治疗或持续用药预防，观察随机化后 23 ~ 26 周偏头痛天数的差异。对意向性分析人群的研究结果显示，真针刺组偏头痛发作天数平均减少 2.3 d（95%CI：1.9 ~ 2.7），假针刺组平均减少了 1.5 d（95%CI：1.1～2.0），标准药物组平均减少 2.1 d（95%CI：1.5～2.7）。与基线相比，这些差异具有统计学意义（$P < 0.0001$），但各组间没有差异（$P = 0.09$）。真针刺组有效率为 47%，假针刺组为 39%，标准药物组为 40%（$P = 0.133$）。这项研究虽然证实真针刺对于预防偏头痛发作有效，但仍然不能证实真针刺的疗效优于假针刺和标准药物。

　　2011 年开始，国内学者团队陆续在国际期刊发表一些阳性结果的研究，证实针刺防治偏头痛的临床效应优于标准药物治疗组。首都医科大学附属北京中医医院的一项随机对照临床试验，将 140 例无先兆偏头痛患者随机分为针刺组和对照组，针刺组给予真针刺联合安慰剂口服，对照组给予假针刺联合氟桂利嗪口服，治疗 4 周后发现针刺组患者临床有效率明显高于对照组，针刺组患者偏头痛月发作天数较对照组明显下降，两组患者不良反应和满意度无显著差异。另一项研究将 66 例慢性偏头痛患者随机分为针刺组和药物组，针刺组 12 周内给予 24 次针刺治疗，药物组给予托吡酯口服，结果发现针刺组和托吡酯组患者治疗后月发作中重度偏头痛天数均较前明显下降，但是针刺组患者下降天数明显多于托吡酯组，针刺组不良反应发生率为 6%，明显低于托吡酯组（66%）。

　　2016 年以前，德国研究团队也发表了有关针刺防治偏头痛的系统回顾和 meta 分析结果，但是一般也只认为针刺疗效优于无针刺或药物治疗组，与假针刺对照组的比较往往无显著差异。比如，2009 年发表的一篇 meta 分析认为针刺虽然能有效防治偏头痛，但是和假针刺相比差异无统计学意义。2016 年，该研究团队又对 22 个临床试验，涉及 4985 例偏头痛患者的研究结果进行分析，结果显示：与无针灸干预对照组比较，针刺组患者偏头痛发作频率较对照组明显下降，治疗后针刺组临床治愈率为 41%，无针灸干预组为 17%；与假针刺相比，针刺组对偏头痛患者头痛发作频率的影响稍优于假针刺组，但组间比较差异仍有统计学意义，治疗后针刺组临床治愈率为 50%，假针刺组为 41%，随访期针刺组临床治愈率为 53%，假针刺组为 42%；与药物对照组相比，治疗后针刺组对偏头痛患者头痛发作频率的影响明显优于药物组，组间比较差异有统计学意义，但是组间差异不能维持到随访期，治疗后 3 个月针刺组临床治愈率为 57%，药物组为 46%，治疗后 6 个月针刺组临床治愈率为 59%，药物组为 54%。相比 2009 年分析结果，虽然目前的研究结果证实针刺防治无先兆的临床疗效优于假针刺组，但是真针刺相比假针刺的有效性仍不明显。

　　临床疗效与现代循证医学研究结果之间的巨大反差，对针灸临床实践及中医针灸疗法的声誉产生了不良影响。为此，国内研究团队进行了坚持不懈的努力，在 2017 年获得转机。2017 年发表在《美国医学会杂志内科学》的一篇临床研究为针刺治疗偏头痛的临床疗效进行了正名。该研究给予患者 1 个月 20 次电针治疗后，发现在随访期的第 13 ～ 16 周能明显降低患者头痛发作频率，改善患者生活质量，其疗效明显优于假电针组和等待治疗组，并进而认为电针的远期效应优于假电针。

2. 编者团队的研究结果

2016 年 6 月—2018 年 11 月，编者团队成员完成了一项针刺预防发作性无先兆偏头痛的多中心随机对照临床试验。研究纳入 150 例没有针灸体验的发作性无先兆偏头痛患者，以 2 : 2 : 1 的比例将患者随机分到真针刺、假针刺和空白对照组，首次采用异神经节段、非侵入性、非经非穴的假针刺对照组设置方法，系统评估针刺预防发作性无先兆偏头痛的临床疗效。

纳入标准包括：①年龄 15 ～ 65 岁，初次偏头痛发作年龄＜ 50 岁；②偏头痛病史≥ 1 年；③基线期平均每月偏头痛发作次数 2 ～ 8 次；④既往无针灸经历；⑤同意签署知情同意书。排除标准包括：①其他类型的原发性头痛；②继发性头痛；③有其他临床重大疾病（如严重的精神障碍疾病）；④怀孕或哺乳；⑤依从性差。所有患者在 8 周内接受 20 次 30 min 的针灸治疗或常规护理。真针刺组根据经络辨证，主穴取合谷、太冲、太阳、率谷、风池。配穴如下：阳明经头痛加头维穴；太阳经头痛加天柱穴；厥阴经头痛加百会穴。针刺后每穴小幅度均匀捻转行针以诱导针刺得气，然后留针 30 min，其间每隔 10 min 行小幅度均匀捻转行针 1 次。假针刺组避开经脉循行部位，于颈肩部选取 8 个非经非穴的刺激点，选用德国 asia-med 公司 streitberger 型号非侵入性针灸针（0.30 mm × 30 mm），用免缝胶带和垫圈将针固定于刺激点皮肤上，留针 30 min，其间每 10 min 模拟 1 次小幅度均匀捻转手法。

主要观察指标为患者第 1 ～ 20 周的平均偏头痛天数和每 4 周偏头痛发作次数的变化。次要疗效指标包括在第 17 ～ 20 周期间，平均偏头痛天数或偏头痛发作次数至少减少 50% 的患者比例，以及通过 VAS、偏头痛特异性生活质量问卷测量的偏头痛严重程度的变化和匹兹堡睡眠质量指数、偏头痛残疾评估、贝克焦虑量表、贝克抑郁量表Ⅱ等。

研究结果发现：在第 1 ～ 20 周期间，真针刺组的偏头痛天数和每 4 周偏头痛发作次数比常规护理组明显减少（$P < 0.01$）。与假针刺相比，真针刺在第

13～20周的偏头痛天数显著减少：第13～16周的组间差异为－1.4（95%CI：－2.4～－0.3，$P = 0.005$），第17～20周的组间差异为－2.1（95%CI：－2.9～－1.2，$P < 0.001$）。与常规护理相比，假针刺也导致在第5～20周期间偏头痛发作的减少。总的来说，在第17～20周，真针刺组的应答率明显高于两个对照组。在第20周时，真针刺组偏头痛特异性生活质量问卷的所有子量表的改善均显著高于两个对照组。VAS显示，在第20周时，真针刺组的得分下降幅度大于两个对照组。第20周时，真针刺组的匹兹堡睡眠质量指数总分和偏头痛残疾评估得分显著低于常规护理组。

在这项研究中，在没有先兆的阵发性偏头痛患者中，与假针刺和常规护理相比，20个疗程的针刺疗法产生了相对持久的偏头痛天数和偏头痛发作的减少。与常规护理组相比，真针刺组的偏头痛天数和每4周偏头痛发作次数从基线水平的减少都比开始治疗后的前4周显著增加，而显著的下降持续到最后4周的随访期（第17～20周）有明显的上升趋势。与常规护理组相比，假针刺组仅在从基线开始的每4周偏头痛发作中，从治疗后的第2个4周到最后4周的随访期间表现出显著减少。在过去的4周时间里，降幅略有下降。在真针刺组和假针刺组之间的比较中，真针刺组在第13～16周和17～20周偏头痛天数的减少显著大于假针刺组，并且在第17～20周偏头痛发作的减少幅度更加显著。总的来说，真针刺组的疗效出现得更早、更大，持续时间更长。

同时，编者团队还对入组患者的中医体质进行了分析，发现在基线期，无先兆偏头痛患者的中医体质分布情况依次为阳虚质（42.2%）、气虚质（40.8%）、血瘀质（28.9%）、痰湿质（28.6%）、湿热质（27.9%）、气郁质（23.8%）、阴虚质（12.3%）、平和质（11.6%）、特禀质（9.5%）。

在治疗期，无先兆偏头痛患者平和质人群比例3组间比较差异有统计学意义（$P = 0.018$），真针刺组平和质人群比例为32.1%，高于假针刺组（15.5%）和常规护理组（10.3%）。组间比较发现，真针刺组平和质人群比例和常规护理组相比，差异具有统计学意义（$P = 0.008$），但是真针刺组平和质人群比例和假针刺组相比，差异无统计学意义（$P > 0.05$）。

在随访期，真针刺组气郁质人群比例明显低于假针刺组，差异具有统计学意义（$P = 0.030$）；真针刺组平和质人群比例明显高于常规护理组，差异也具有统计学意义（$P = 0.022$）。但是，其余7种病理体质人群比例3组间比较，差异均无统计学意义（$P > 0.05$）。

本研究中，治疗期和随访期真针刺组平和质人群比例及平和质评分，均高于常规护理组和假针刺组，这表明针刺治疗可能促使无先兆偏头痛患者中医体质向平和质转变，提高平和质的人群分布，并且针刺对中医体质的改善具有较长期的持续作用。经过较长时间的随访（随访12周）后，发现针刺组患者气郁质患者人群和评分明显减少，而平和质人群和评分明显增加，说明针刺对患者体质的改善具有一定的后效应。

编者团队的研究结果发现传统针刺能显著降低无先兆偏头痛患者的月发作天数和次数，证实了针刺效应的经穴特异性。同时，假针刺组与空白对照组相比，偏头痛的月发作次数也降低了，提示针刺非特异性效应也是针刺疗效构成的一部分。《英国医学杂志》对此研究成果进行新闻发布，并特邀专家 Heather Angus-Leppan 为本文撰写述评："此研究的一个亮点是作者对于对照组干预的设置，这是非药物研究中的一个主要难点……我们现在有很好的证据表明针灸是发作性偏头痛的一种有效疗法……该研究有助于将针灸从替代医学中未证实疗效的地位提升成为可接受的循证证据支持的疗法。"此研究成果得到国际学术界认可，《新英格兰医学杂志·杂志观察》评价："对于那些不能耐受药物或预防性药物治疗无效的患者，针灸可能是一种可行的选择。"《针灸医学》发表专文"Establishment of appropriate sham acupuncture and successful patient blinding"，正面评价并讨论此研究在假针刺对照组设置方法和成功"盲"住受试者等方面的成功之处以及对未来针灸临床研究设计上的诸多启示。

五、小结与思考

虽然随机对照临床试验是建议临床证据的金标准，但只是对具有标准化、精确化、可重复操作的治疗方法的疗效有较好的验证作用。针刺疗法是多种疗效因素复杂整合的结果，包括特异性穴位、针刺手法、得气与否、留针时间、针刺间隔、刺激强度和频率和心理效应等，难以达到高度精确与绝对标准化。此外，传统中医针灸理论中的个体化辨证施治的思想往往导致能够发挥最大疗效的个体干预方法的变异性较大，较大的变异性使得如何设计合适的随机对照试验以凸显针刺特异性疗效成为针灸临床研究中的一大挑战。编者团队认为这可能是早期研究报道针刺治疗偏头痛是安慰效应的原因之一。

编者团队的研究亮点之一，是在针刺治疗偏头痛的临床研究中设置了科学可行的安慰针刺方法，并成功对受试者施盲，选用了基于远端非经非穴的非破皮式安慰针刺法，尽量避免破皮式安慰针刺产生的特异性治疗效应。很多使用Streitberger安慰针的临床研究证实，患者不能区分真针和假针，证明这种假针刺方法可以"盲"住受试者。而在假针刺组刺激部位的选择上，不是避免选择临近治疗穴位的非经非穴，而是选择位于远部的非经非穴，即将位于与头痛部位不同节段区域的8个非经非穴作为"假穴"。同时，真/假针刺两组患者接受完全一致的针刺流程，针刺仪式和医患交流的引导语流程，导致患者致盲成功。但是，本研究仍有一些不足之处。比如，很难在治疗过程中做到医生盲态，医生非盲态可能对实验结果会造成一些影响。通过尽量避免医生与患者的直接交流，可能将医生因素引起的疗效差异降到最低。

综上，在无先兆发作性偏头痛的未接受针灸治疗的患者中，与安慰针刺或常规护理相比，手动针刺治疗可显著减少偏头痛发作天数和发作次数。针灸可作为一种预防性治疗方法。在与患者讨论预防性治疗策略时，临床医生应向他们提供有关针灸的信息作为临床决策的选择之一。

（王伟　董浩旭　余玲玲）

第二节　针灸治疗周围性面瘫的疗效分析

周围性面瘫，古称"口僻"，现代医学称面神经麻痹，以贝尔麻痹最常见，以一侧口角歪斜、额纹消失、白睛外露、面部肌肉瘫软无力为主症，伴有流泪、鼻唇沟变浅、听力下降、味觉减退等症状和体征，多由卫气不固，风寒风热之邪乘虚侵袭面部经络，以致气血运行障碍，肌肉拘急纵缓而成。

现代医学认为该病与微循环障碍、病毒感染及免疫异常有关。从解剖生理来看，面神经由面神经核发出后，在颅内自小脑中脚下缘出脑后进入内耳门，穿过内耳道底进入弯曲狭窄的面神经管。面神经是人体内居于骨管中最长的神经，血运局限，侧支代偿差，容易引起缺血性损害。面神经在管内分为鼓索和岩大神经两大分支，出茎乳孔后分为颞支、颧支、颊支、下颌缘支、颈支五个分支，支配额肌、皱眉肌、眼轮匝肌、颊肌、口轮匝肌、颈阔肌等面颈部肌肉。面神经炎的病变主要是面神经管内的面神经营养血管痉挛、缺血，导致面神经水肿、脱髓鞘。其早期多为可逆性的神经病变，严重者可导致轴突变性或神经完全性损伤。

传统西医观点对本病的治疗主张早期以改善局部血液循环、消除面神经的炎症和水肿为主，后期以促进神经功能恢复为主要原则。有学者回顾了近10年来面瘫的治疗趋势，推荐外科面神经减压术的一致性越来越高。此外，除了类固醇或类固醇和抗病毒药物的联合治疗，各种新型药物和治疗方法已经被尝试过，但是，这些方法疗效并不确切，且存在创伤和副作用。对于面瘫患者长期存在面瘫和面瘫后联合运动后遗症，面瘫患者的面部复苏越来越受到重视。

针灸是中医学的重要组成部分，其疗效独特，为中华民族的健康做出了巨大贡献。针灸治疗面瘫具有提高治愈率、缩短恢复期及防治后遗症的作用，因此临床上将针灸作为本病的主要治疗方法之一。大多数医家主张针灸应在面神经炎急性期尽早介入，若能早期就诊，迅速减轻水肿，改善局部缺血，消炎和减压，能有效逆转面神经病变，阻止面神经变性或损伤。现将针灸治疗周围性面瘫的有关内容介绍如下。

一、针灸治疗周围性面瘫临床疗效研究现状分析

近年来，针灸治疗周围性面瘫的临床研究呈大幅度增长趋势，编者团队回顾了最近有关面瘫指南的文献，通过电子数据库检索，确定2016—2021年（含）发表的针灸治疗面神经麻痹的临床研究、系统综述和meta分析。文献检索使用"贝尔麻痹""周围性面瘫""针灸"作为关键词，共检测到符合要求的文章48篇。其中，SCI收录18篇，中文核心期刊收录30篇。从文章类型来看，随机对照临床试验14篇，经验交流8篇，系统评价和综述7篇，研究方案7篇，个案分析5篇，meta分析和系统综述6篇，队列分析3篇，fMRI机制研究2篇，肌电图机制探讨1篇，相关性分析1篇。这些研究为针灸治疗周围性面瘫提供了一些临床证据，促进了针灸治疗该病的技术推广。

现今针灸治疗周围性面瘫仍以传统针刺为主，但是普遍认为，在不同的阶段，针刺合并电刺激、艾灸、拔罐等综合疗法能有效促进单纯针刺的临床疗效。叶婷欣等探索针灸综合疗法治疗周围性面瘫的有效方法，收集中国期刊网全文数据库2007年7月至2015年2月的随机对照临床试验，然后根据文献的纳入标准及排除标准，筛选、收集102篇研究文献，纳入患者9121例。Meta分析结果显示灸法、放血疗法、火针、中药疗法、罐法配合针刺均优于单用针刺。刺血、刺络拔罐、推拿、隔物灸、艾灸、TDP、热敏灸、中药内服、穴位敷贴、中药外敷、闪罐、拔罐、温针灸配合针刺均优于单用针刺，差异具有统计学意义

（$P < 0.05$）。麦粒灸、中药熏蒸、火针配合针刺疗效与单用针刺相当，差异无统计学意义（$P > 0.05$）。单用刺络拔罐、火针、穴位埋线（有效率）优于单用针刺，差异具有统计学意义（$P < 0.05$）。单用推拿、隔物灸、闪罐及穴位埋线（治愈率）疗效与单用针刺相当，差异无统计学意义（$P > 0.05$）。单用针刺优于单用中药内服，差异具有统计学意义（$P < 0.05$）。根据研究结果，针灸治疗面瘫以灸法、火针、刺络、针罐、中药外敷等结合针刺的综合疗法为主，由此认为，临床将面瘫笼统于经脉病之中，单纯针刺难免收效不佳，而选用综合疗法治疗。

二、针灸治疗周围性面瘫的介入时机

一般认为，周围性面瘫针灸介入时机应尽早，早期介入才能有效逆转神经损伤。

李瑛团队探讨了针灸治疗周围性面瘫的最佳介入时机和针灸择期治疗本病的临床优势方案。将 900 例贝尔麻痹患者随机分为分期针刺、分期针刺加灸、分期针刺加电针、分期针刺加经筋排刺及不分期针刺五个治疗组，分别接受 4 个疗程的治疗，并在入组、治疗 4 个疗程后及治疗后 1 个月、3 个月随访中分别采用 House–Brackmann（H–B）面神经功能分级量表、面部残疾指数量表、面神经麻痹程度分级评分表等进行疗效评价。结果显示：急性期、静止期介入治疗的痊愈率分别为 50.1%（223/445）、52.1%（162/311），均优于恢复期的 25.9%（35/135）（均 $P < 0.001$）。5 种治疗方案各期疗效比较差异均没有统计学意义（均 $P > 0.05$）。分期针刺、不分期针刺在急性期介入均优于恢复期介入（均 $P < 0.01$）。分期针刺加经筋排刺对鼓索以上和鼓索以下神经定位的疗效比较差异有统计学意义（$P < 0.01$），鼓索以下疗效优于鼓索以上。由此得出结论，针灸治疗贝尔麻痹的最佳介入时机为急性期和静止期，即发病后的 1～3 周；5 种治疗方案均为贝尔麻痹的优势治疗方案。在医疗资源有限的情况下，急性期治疗推荐使用单纯毫针刺；对鼓索以上患者不推荐使用经筋排刺疗法。

冯蕾等将 204 例周围性面瘫患者根据发病距离针灸介入的时间分为 A、B、C 三组，A 组为发病第 1～3 天介入治疗者，B 组为发病第 4～7 天介入治疗者，C 组为发病第 8～10 天介入治疗者。3 组统一按分期治疗原则进行针灸治疗，急性期以患侧少针浅刺配合肢体远端取穴为主，静止期以患侧多针浅刺为主，恢复期采用患侧深刺或透刺，每天治疗 1 次，10 次为 1 个疗程。分别于治疗第 1、2、3 个疗程末统计疗效。结果显示：第 1 个疗程末 3 组总有效率分别为

58.8%（40/68）、69.7%（53/76）、46.6%（28/60），第2个疗程末3组总有效率分别为85.3%（58/68）、90.8%（69/76）、71.6%（43/60），第3个疗程末分别为89.7%（61/68）、97.4%（74/76）、83.3%（50/60），同一疗程组间差异均有统计学意义（均 $P < 0.05$），总体疗效B组最优，A组次之，C组最差。根据结果认为面瘫发病后第4～7天为针灸介入治疗的最佳时期。

靳丹丹等系统评价了针灸于急性期介入与非急性期介入治疗周围性面瘫在有效性和安全性方面的差异。通过检索中国科技期刊全文数据库、万方期刊全文数据库、维普中文科技期刊数据库、中国生物医学文献数据库、PubMed、谷歌学术数据库，搜集针灸治疗周围性面瘫临床试验文献，检索时限均为建库至2019年5月31日，由2位研究者独立对纳入文献进行资料提取和质量评价后，使用 Rev Man 5.3 软件进行 Meta 分析。共纳入11篇文献，病例数1741例，Meta 分析结果提示：针灸治疗周围性面瘫急性期介入的治愈率高于非急性期介入（OR = 2.45，95%CI：1.91～3.14，$Z = 7.06$，$P < 0.01$）；针灸急性期介入治疗周围性面瘫的平均痊愈时间短于非急性期介入（WMD = 5.26，95%CI：3.44～7.08，$Z = 5.67$，$P < 0.01$）；对于随访6个月面瘫后遗症发生率，针灸急性期介入的后遗症发生率低于非急性期介入（OR = 2.71，95%CI：1.26～5.84，$Z = 2.56$，$P < 0.05$）。基于相关文献证据认为，针灸急性期介入治疗周围性面瘫的疗效优于非急性期介入，可促进疾病的痊愈和缩短疗程，减少后遗症的发生。

三、不同针灸方法对周围性面瘫分期治疗的疗效分析

刘立安等比较周围性面瘫急性期不同干预方法的疗效，将131例贝尔麻痹急性期患者随机分为3组：针刺组（44例），针刺地仓、颊车、合谷、阳白、太阳等穴；电针组（45例），取穴及针刺方法与针刺组相同，并在地仓、下关、太阳、阳白进行电针治疗；针药组（42例），在急性期内口服泼尼松、阿昔洛韦，肌内注射维生素 B_1、维生素 B_{12}，静止期、恢复期治疗方法同针刺组。以 H-B 面神经功能分级量表判定治疗效果并观察随访1、3个月时患者未愈率。结果显示：针刺组愈显率为79.6%（35/44），电针组为93.4%（42/45），针药组为78.6%（33/42），电针组优于针刺组和针药组（$P < 0.05$）。针刺组病位在鼓索以上者痊愈率为54.2%（13/24），电针组为85.2%（23/27），针药组为48.0%（12/25），电针组优于针刺组和针药组（$P < 0.01$），各组鼓索以下者痊愈率经统计学分析，差异无统计

学意义（$P > 0.05$），电针组随访 1、3 个月未愈率均明显低于针刺组和针药组（均 $P < 0.01$），提示周围性面瘫的针刺治疗宜电针早期介入。

黄亚丽等将 48 例面神经磁共振检查正常的周围性面瘫患者随机分为针药组和针刺组，每组 24 例。针药组采用针刺联合醋酸泼尼松片治疗，针刺组采用单纯针刺治疗，两组针刺治疗的方法相同，急性期不给予电针，电针在急性期后使用。结果发现针刺组治疗 3、8 周后治愈率分别为 50.0%（12/24）、83.3%（20/24），均略低于针药组的 58.3%（14/24）、87.5%（21/24），但两组间差异均无统计学意义（均 $P > 0.05$），针刺组治愈患者疗程为（31.2±17.0）d，略长于针药组的（29.5±12.8）d，但两组间差异无统计学意义（$P > 0.05$），提示单纯针刺治疗面神经磁共振检查正常的周围性面瘫能取得针刺联合药物治疗同等的疗效。

王静华等探讨急性期针刺患侧反应点治疗周围性面瘫的疗效。将 90 例急性期周围性面瘫患者随机分为反应点组、常规针刺组和理疗组，每组 30 例。3 组均予相同基础用药，反应点组急性期针刺患侧反应点和患侧面部局部穴位（地仓、颊车、颧髎、下关、阳白、太阳等），静止期加用电针；恢复期加足三里；常规针刺组急性期针刺患侧翳风和患侧面部局部穴位（地仓、颊车、颧髎、下关、阳白、太阳等），静止期加用电针，恢复期加足三里；理疗组急性期予患侧翳风以超短波治疗，静止期和恢复期治疗同常规针刺组。3 组均每日治疗 1 次，5 次为 1 个疗程，共治疗 4 个疗程。在治疗前后分别采用 H–B 面神经功能分级量表、面部残疾指数（FDI）量表、症状体征积分量表进行功能评定，并比较 3 组患者的临床疗效。结果显示：治疗后各组患者 H–B 面神经功能分级均优于治疗前（$P < 0.01$），治疗后组间比较，差异无统计学意义（$P > 0.05$）；治疗后，反应点组痊愈患者所需的疗程较常规针刺组和理疗组短（$P < 0.01$）；3 组患者治疗后躯体功能评分、社会功能评分均优于治疗前（$P < 0.01$），治疗后组间比较，差异无统计学意义（$P > 0.05$）；3 组患者治疗后症状体征积分均低于治疗前（$P < 0.01$），治疗后组间比较，差异无统计学意义（$P > 0.05$）；H–B 面神经功能分级量表和 FDI 量表作为疗效标准，反应点组痊愈率为 66.7%（20/30），常规针刺组为 50.0%（15/30），理疗组为 46.7%（14/30），反应点组痊愈率优于其他两组（$P < 0.05$），反应点组愈显率为 83.3%（25/30），常规针刺组为 70.0%（21/30），理疗组为 63.3%（19/30），反应点组愈显率均优于其他两组（$P < 0.05$）；症状体征积分作为疗效评价标准，反应点组治愈率为 66.7%（20/30），常规针刺组为 50.0%（15/30），理疗组为 46.7%（14/30），反应点组治愈率均优于其他两组

（$P < 0.05$）。提示与常规针刺和理疗相比，急性期针刺患侧反应点治疗周围性面瘫能缩短疗程、提高疗效。

有关急性期是否能使用电针是存在争议的。一些临床专家认为在急性期不宜采用电刺激和强刺激，否则容易引起面部肌肉痉挛等不良反应，虽然并没有相应的临床证据报道，但是黄亚丽、王静华等团队的研究明确说明电针只在周围性面瘫静止期或急性期后使用。冯蕾等也提倡急性期以患侧少针浅刺配合肢体远端取穴为主，静止期以患侧多针浅刺为主，恢复期采用患侧深刺或透刺，每天治疗1次，10次为1个疗程。这种治疗方法在面瘫发病后 4～7 d 介入可获得最佳疗效。

四、针灸治疗周围性面瘫的临床研究思考

在构成针灸治疗周围性面瘫效应的众多因素中，针刺后所产生的得气感被认为是针灸获得最佳疗效的必要条件。得气是中医针灸理论的核心。有学者认为，在评价针灸疗效时，得气是不可或缺的重要参数，针灸临床试验应进一步纳入得气的客观量化评价体系，阐明得气与疗效之间的关系。很多 meta 分析和大样本随机对照临床研究发现真针刺的临床疗效并不优于假针灸对照组。纵观这些临床研究，一部分未提及得气，而其他提及得气的研究不仅没有对真/假针灸组的得气效应进行科学有效评估，也缺乏标准化的针刺手法刺激去诱导得气效应的发生。忽视针刺得气效应的临床研究难以凸显针灸效应的最大化，从而难以发现针灸效应的特异性。

编者团队选择急性特发性周围性面神经麻痹作为研究载体，通过前瞻性多中心随机对照试验盲法评估的循证医学方法，研究得气相关手法技巧和得气程度与临床疗效之间的关系。具体见第四章"针刺得气对贝尔麻痹临床疗效的影响研究"。

五、针灸治疗周围性面瘫的临床机制探讨

唐宏图等观察针刺患侧地仓、合谷、后溪穴在周围性面瘫患者脑功能区的激活区相关性，揭示"面口合谷收"的科学机制。将 18 例左侧周围性面瘫患者随机分为合谷组、地仓组、后溪组，每组 6 例。各组分别电针刺激左侧合谷、地仓、后溪，同时行全脑 fMRI 扫描，分析电针不同穴位的脑功能图像。结果发现：电针左侧合谷穴引起左侧中央前回、中央后回等区域的激活；电针左侧地仓穴引起

了右侧中央前回、双侧中央后回等区域的激活；电针左侧后溪穴未发现中央前回、中央后回区域的激活。由此可见来自肢体远端的合谷穴与来自颜面部的地仓穴的感觉传入信息能在脑感觉区与运动区发生汇聚，表面肌电图检测可客观记录患者面神经损伤程度，随着肌电图的广泛应用，其在针灸治疗周围性面瘫应用中的临床报道也在不断增加。刘立安团队观察根据表面肌电图选穴电针与常规电针治疗周围性面瘫的临床疗效差异，将60例周围性面瘫患者随机分为观察组与对照组，各30例。病程第15天两组均进行常规电针治疗，取下关、颊车、地仓、阳白、太阳、颧髎、合谷穴，每日1次。病程第15天之后，观察组根据表面肌电图检测面肌的情况，在原针刺穴位的基础上，重新选取相应穴位连接电针；对照组仍采用常规电针治疗，隔日1次至病程第35天。分别于病程第5、15、35天对两组患者进行表面肌电图检测，记录、分析患者患健侧颊肌群、口轮匝肌群、额肌群及鼻肌群的均方根（RMS）平均值比值。研究结果显示：两组组内病程第15天较第5天、第35天较第15天患健侧颊肌群、口轮匝肌群、额肌群、鼻肌群RMS比值高，差异均有统计学意义（均$P < 0.01$）；观察组第35天与第15天患健侧各肌群RMS平均值比值差值高于对照组，差异有统计学意义（均$P < 0.05$），由此可见表面肌电图辅助电针选穴治疗周围性面瘫疗效显著，且优于常规电针治疗。

六、小结

随着对针灸治疗周围性面瘫研究的不断深入，人们对针灸治疗该病的介入时机、取穴规律、治疗方法、效应因素、效应机制有了更深的认识。针对周围性面瘫不同的疾病阶段，给予不同的针灸方法和针刺得气效应，对针灸治疗周围性面瘫的临床疗效有重要意义。

（王伟　余玲玲）

第三节　针灸抗脑缺血再灌注损伤的实验研究

脑血管疾病是人类三大死因之一，由于其高致残率和高致死率，对其发病机制、临床诊治的研究格外受到重视。其中缺血性脑血管疾病的发病率在我国高达70%，国外高达80%以上。脑缺血再灌注损伤是涉及自由基、钙离子、兴奋性氨基酸、NO、ET 等多方面因素的复杂的病理生理过程。各种原因可引起脑动脉血流中断，局部脑组织神经元发生缺血缺氧性变性坏死，继而出现相应神经功能缺损。

海马与学习、记忆、动机及情绪等功能密切相关。局灶性脑缺血可引起其损伤远隔部位的海马出现神经元丢失及神经胶质细胞增殖，形成一种类似海马硬化的病理改变。海马神经元丢失是引发认知障碍的基础病理变化之一。缺血早期活化增殖的胶质细胞对于维持脑微环境及防止神经元死亡起一定的作用，但过度活化的胶质细胞可以释放有害因子，如 TNF、白介素、干扰素等，导致迟发性神经元死亡（DND）。缺血性脑血管病从证候特点来看，属于中医"中风"的范畴。针刺是中医治疗脑缺血的重要方法，针刺可以促进卒中患者语言、运动和记忆的恢复，疗效确切。针刺普遍多用于中风缓解期和后遗症期的辅助治疗。对于急性期（24～48 h），特别是超早期（3～6 h）的运用，还须对各种方案做进一步评估、筛选和优化，但不少证据已经显示针刺对缺血性脑损伤具有保护作用，如增加脑血流量、缩小脑梗死面积、抑制细胞凋亡等。因此，针刺超早期介入的意义值得重视。

针刺抗脑缺血再灌注损伤的机制研究较多，包括改善脑血流，减轻自由基、钙超载和兴奋性氨基酸的损害，抑制凋亡基因的表达等，但对细胞周期的调控方面鲜有报道。细胞周期素 D1（Cyclin D1）和细胞周期素依赖性激酶 4（CDK4）在细胞周期的启动阶段占据重要地位，只在细胞周期的 G_1–S 期表达，是细胞周期从 G_1 期进入 S 期的关键因子。成体的神经细胞是失去分裂增殖能力的终末分化细胞。最近的研究发现部分 Cyclin 和 CDK 出现在不可能进行增殖分裂的受损害的中枢神经细胞中，细胞周期因子出现在不可能进行增殖分裂的缺血后中枢神经细胞，绝不是发挥其在细胞周期中的作用，有可能直接启动了神经细胞的凋亡过程，也有可能与其他因子相互作用而最终导致神经细胞凋亡。

编者团队关于针灸抗脑缺血再灌注损伤的实验观察了针刺对局灶性脑缺血再灌注损伤后大鼠海马细胞周期因子 Cyclin D1 和 CDK4 蛋白表达的影响，为进一步阐明针刺的作用机制提供新的理论，为临床脑缺血损伤后的治疗提供实验依据。实验选取成年健康雄性 Sprague-Dawley 大鼠 30 只，分为对照组、缺血再灌注组和针刺组。采用大脑中动脉线栓法建立脑缺血再灌注损伤模型，针刺组大鼠造模成功后给予针刺治疗。应用免疫印迹法检测 Cyclin D1 和 CDK4 的表达，采用流式细胞计数法检测细胞凋亡率。

HE 染色结果：光镜下可见对照组海马 CA1 区结构完整，神经元形态正常，缺血再灌注组神经元数目减少，细胞核固缩，核仁消失，细胞质疏松，胞体缩小变形，染色变浅，间质水肿，血管周围间隙增宽。针刺后神经元损伤情况明显改善。

再灌 48h 后进行 Bederson 评分，结果显示对照组大鼠未出现任何神经功能缺乏体征；缺血再灌注组大鼠出现不同程度的神经功能缺损，对侧前肢无力，行走时明显向对侧转圈或倾倒，提尾倒立时对侧前肢内收屈曲，对来自同侧推力的抵抗力下降，提尾向对侧偏转及自发活动少；针刺组大鼠的神经功能缺乏体征相对于缺血再灌注组有所改善，但差异没有统计学意义（$P > 0.05$）。再灌 7 d 后进行 Bederson 评分，可见针刺组大鼠的神经功能缺乏体征明显轻于缺血再灌注组（$P < 0.05$）。

免疫印迹结果显示缺血再灌组 Cyclin D1、CDK4 蛋白表达明显升高（$P < 0.01$），针刺后 Cyclin D1、CDK4 蛋白表达明显降低（$P < 0.01$）。此外，缺血再灌注组 GFAP 蛋白表达量较对照组明显增加（$P < 0.05$），针刺组 GFAP 蛋白表达量明显低于缺血再灌注组（$P < 0.05$）。

海马组织凋亡 TUNEL 染色结果显示对照组凋亡细胞很少，脑缺血再灌后，细胞凋亡率显著升高（$P < 0.05$），针刺治疗后细胞凋亡率明显下降（$P < 0.05$）。

有学者于 1996 年依据脑损害发生后的进展、减轻、稳定、恢复等动态过程，提出了在脑卒中治疗机会上存在多个"治疗时间窗"的概念，包括"初级预防窗"、"次级预防窗"、"脑缺血超早期干预窗"及缺血损害发生后的恢复期可能存在的"治疗机会窗"。对于针灸治疗中风病的介入时间，尚没有统一的定论。石学敏等采用了醒脑开窍针刺法治疗不同病理阶段的缺血性中风患者 1922 例，结果表明，急性期疗效优于恢复期和后遗症期，恢复期优于后遗症期，说明针刺治疗中风病并不是单纯用于恢复期和后遗症期的辅助治疗。一般认为针刺介入的时机愈早愈好，所以本实验选择的针刺介入时间是缺血后恢复灌流即开始针刺。

传统观点认为，成熟神经元是终末分化的不再增殖细胞，始终处于休眠状态（G0 期）。然而，越来越多的实验证据表明，在脑受到损伤后，终末分化的神经细胞试图重新进入细胞周期。有证据表明，细胞凋亡的某些阶段与细胞增生间存在某些相似特性，有人认为细胞凋亡和有丝分裂过程可能存在某些共同途径，也许细胞凋亡就是异常的有丝分裂。近来有研究表明正常发育的神经细胞的凋亡由两种不同的机制调控，一种涉及细胞周期蛋白，另一种即经典的 Caspase 通路。

相关研究发现部分 Cyclin 和 CDK 出现在不可能进行增殖分裂的受损害的中枢神经细胞中，尤其 cyclin D1 和 CDK4 备受关注。在大鼠局灶性脑缺血后发现 cyclin D1 和 CDK4 表达升高，表达高峰在缺血后 24 ~ 48 h。应用细胞周期素依赖激酶抑制剂可以明显保护脑缺血后的神经元凋亡。在由神经生长因子（NGF）撤除或缺氧因素造成的体外培养成年大鼠交感神经细胞和成年兔脊髓神经细胞凋亡研究和脑创伤研究中，CDK4 及其激活因子 Cyclin D1 同时在即将凋亡的神经细胞中表达，并且加入 CDK4 抑制剂可以明显抑制神经细胞凋亡。有学者认为脑缺血后细胞周期蛋白的表达以其在凋亡机制中的作用为主，而不是在细胞周期中的作用，部分凋亡由细胞周期的异常调控所致。另有学者认为，当细胞 DNA 受损程度低于死亡阈值时，可能诱导 Cyclin D1 和 CDK4 的高表达，介导细胞休眠和修复损伤的 DNA，如果损伤太重则 DNA 难以修复而引起细胞凋亡。动物实验显示局灶性脑缺血后 Cyclin D1 和 CDK4 蛋白的异常表达是神经元凋亡的诱导因子。这些结果表明在缺血性脑损伤后，细胞周期因子的表达并不一定是起到了重要的调节作用，而更有可能是直接导致神经细胞凋亡。调控细胞周期有望成为发挥脑缺血后神经保护作用的一条途径。

柏志全等采用结扎大鼠双侧颈总动脉造成脑缺血 – 再灌注模型，并测定不同时间电针前后海马内丙二醛含量和 SOD 活性，结果表明电针可以降低缺血 – 再灌注后大鼠海马的丙二醛含量及提高 SOD 和 GSH-Px 的活性。提示电针能提高大鼠抵抗脑缺血 – 再灌注的损伤能力。梁宪如等研究证实脑缺血再灌注损伤后再灌注脑组织钙元素及含水量显著增高，而镁元素含量显著降低，用温通针法治疗后脑组织含水量及钙元素含量明显降低，镁元素含量明显升高。马惠芳等研究发现脑血后脑组织活性钙调素（CaM）明显升高，电针可使全脑缺血再灌注模型大鼠缺血区脑组织活性 CaM 含量明显降低，发挥脑保护作用。马岩凡等的研究表明"醒脑开窍针法"对实验性脑梗死缺血区脑组织 *HSP70* mRNA 的转录有显著增强作用。余晓慧通过研究证实，针刺可明显减轻局灶性脑缺血损伤，提高 Bcl-2 蛋白的表达，进而抑制细胞凋亡，可能是其脑保护作用的分子机制之一。陶陶等采用大鼠大脑中动脉闭塞模型造成脑局灶性缺血模型，经电针治疗后有抗脑缺血 – 再灌注后神经细胞凋亡的作用。另有实验研究发现电针足三里能显著抑制全脑缺血引起的海马 CA1 区细胞凋亡。GFAP 是星形胶质细胞中间丝蛋白的主要组成部分，其表达量的增加通常被作为星形胶质细胞在中枢神经系统损伤后活化和增殖的标志。研究认为，星形胶质细胞的有益作用主要发生在损伤后的早期，如分泌胶质源性神经营养因子（GDNF）的高峰在缺血后的 6 ～ 12 h，而大量活化增殖的星形胶质细胞不仅能分泌损伤神经元的有害因子，还能形成胶质瘢痕。此外，胶质增殖、肿胀压迫毛细血管，导致局部微循环障碍，可导致神经元凋亡和坏死。同时反应性星形胶质细胞可产生大量 NO，通过对大分子特别是 DNA 的修饰产生毒性作用，可导致 DND。因此有必要调控脑缺血后星形胶质细胞的反应，使之最大程度上发挥有利作用而抑制其有害作用。

编者团队此次研究所得结论如下。

（1）针刺 2 d 后，发现针刺对脑缺血再灌损伤的大鼠形态结构有所改善，但对脑缺血再灌损伤的大鼠功能改善不大，原因可能是脑缺血再灌损伤造成的功能损害的恢复需要一个过程，而本研究的针刺治疗时间不够，功能的变化还不能显现出来。针刺 7 d 后，发现针刺可以明显改善脑缺血再灌组大鼠的结构和功能损伤，为针刺抗脑缺血再灌注损伤提供了较为有效的参考资料。

（2）脑缺血再灌注后海马 Cyclin D1、CDK4 蛋白表达升高，凋亡细胞增多，这与国外报道相符，由于 Cyclin D1、CDK4 蛋白表达高峰在 24 ～ 48 h，而凋亡高峰在 48 ～ 72 h，另外本研究发现，连续切片的 Cyclin D1、CDK4 蛋白和凋亡表达在空间上具有一致性，这从时间上和空间上表明 Cyclin D1、CDK4 蛋白是凋亡的诱导因子。编者团队认为脑缺血再灌注损伤导致了细胞周期因子 Cyclin D1、CDK4 蛋白的异常表达，异常表达的细胞周期因子 Cyclin D1、CDK4 蛋白诱导了海马神经元的凋亡。在本研究中，针刺能减少脑缺血再灌注后神经元凋亡，同时使升高的 Cyclin D1、CDK4 蛋白表达下降，由于大量研究表明 Cyclin D1、CDK4 蛋白是凋亡的诱导因子，由此推测，针刺对 Cyclin D1、CDK4 蛋白的调控作用有可能是针刺抗脑缺血后神经元凋亡的又一机制。针刺有可能对脑缺血再灌注损伤后异常表达的 Cyclin D1、CDK4 蛋白进行调控，抑制 Cyclin D1、CDK4 蛋白的表达，从而减少脑缺血再灌注损伤后 Cyclin D1、CDK4 蛋白对神经元凋亡的诱导，抑制神经元的凋亡，对脑缺血再灌注损伤起到保护作用。至于针刺对细胞周期的其他相关因子是否也有类似的作用，还有待进一步研究。

（3）缺血再灌后 7 d GFAP 蛋白表达升高，表明缺血诱导了胶质细胞增生；而针刺后 GFAP 蛋白表达下降，表明针刺能够抑制胶质细胞的增生。大量活化增殖的胶质细胞不仅能分泌损伤神经元的有害因子，还能形成胶质瘢痕；此外，胶质增殖、肿胀压迫毛细血管，导致局部微循环障碍并可引起神经元凋亡和坏死；所以针刺对胶质增生的抑制作用对于脑缺血后神经功能的重建是非常有利的，可以避免大量活化增殖的胶质细胞带来的损害，为神经元的再生和修复提供一个良好的微环境，促进神经元的存活。

细胞的增殖离不开细胞周期，胶质细胞增生同样是细胞周期调控的结果。本研究的结果显示，脑缺血后第 2 天细胞周期素 Cyclin D1、CDK4 蛋白表达明显升高，针刺后表达降低，表明针刺对细胞周期具有调节作用。脑缺血后第 7 天 GFAP 表达明显升高，针刺后表达降低，表明针刺能抑制胶质细胞增生。编者团队认为针刺对 GFAP 蛋白和胶质增生的抑制作用与针刺对细胞周期 Cyclin D1、CDK4 蛋白的调控有关，针刺可能通过下调细胞周期因子 Cyclin D1、CDK4 蛋白的表达从而减少 GFAP 蛋白的表达，抑制星形胶质细胞增殖和胶质增生，从而为神经再生和功能重建提供更有利的生存环境。

（甘云波）

第八章　针灸对功能性肠病的研究

功能性肠病，或称脑－肠互动异常，发病机制与胃肠动力障碍、内脏高敏、肠黏膜免疫功能异常、肠道微生物群改变及中枢神经系统异常等相关，全球发病率高达40%，严重影响患者身心健康和生活质量，导致医疗成本增高。功能性肠病的常见分类主要包括功能性消化不良、功能性腹泻/便秘和肠易激综合征等。针对功能性肠病的治疗手段主要包括药物治疗（如质子泵抑制剂、促胃肠动力药、抗抑郁药、5-HT3拮抗剂等）、调整饮食结构、生物反馈疗法及肠道菌群移植等，但因疗效欠佳、难以耐受或副作用大等多方面原因，越来越多的学者将目光投向补充替代医学疗法。

近几十年来，针灸在功能性肠病中的研究层出不穷，包括临床疗效评价、机制探讨等。研究显示，针灸除了可以增加便秘患者自主排便次数外，还可以减少腹泻型肠易激综合征患者和功能性腹泻患者的排便次数，缓解腹部疼痛症状，并且不良反应少。此外，针灸在调节胃肠动力、胃适应性舒张、胃肠激素、心理健康、生活治疗和中枢自主功能等多方面均能发挥积极作用。因此，对于不能耐受药物或药物疗效欠佳的功能性消化不良患者来说，针灸治疗是个不错的选择。

针灸治疗功能性肠病的疗效机制涉及多个方面，如调节胃肠激素、阻断脑－肠异常互动、调节肠道菌群等，但均无统一定论。因此，国内外对于针灸治疗功能性肠病的研究热情持续高涨。过去几十年，全世界各地的学者开展了大量的针灸研究，呈现出"井喷式"的增长。与此同时，针灸治疗功能性肠病的临床研究文献发表率也呈现快速增长，积累了大量的针灸临床研究数据。如针灸治疗功能性便秘、功能性腹泻、功能性消化不良、肠易激综合征等多项多中心随机对照临床研究成果相继发表在如《内科学年鉴》《胃肠学》《美国胃肠病学杂志》等国际医学顶级期刊上，标志着针灸临床研究质量的提升。此外，关于针灸治疗功能性肠病的机制研究热度也持续不减。这些研究成果的出现，对中、西医医学工作者都产生了重大影响，部分研究成果已经得到学术界的普遍认可，并且被纳入西医的临床实践指南之中，成为中西医优势互补的内容之一。

编者团队在黄光英教授带领下，围绕针灸治疗功能性肠病（功能性便秘、功能性腹泻）开展了临床和基础研究，取得了可喜成果，相关研究成果在国际知名医学期刊发表，先后荣获湖北省科学技术奖一等奖、中国中西医结合学会科学技术奖一等奖等多项科技奖励，对阐释针灸疗效的作用机制、促进针灸的临床应用做出了重要贡献。

第一节　针灸对功能性腹泻的临床疗效研究

功能性腹泻是一种临床常见的慢性腹泻，表现为大便次数增多和大便性状松散，不伴有肠道器质性变化。与腹泻型肠易激综合征所不同的是，功能性腹泻并没有腹痛或腹部不适症状。功能性腹泻不仅严重影响患者的生活质量，也消耗了大量的医疗资源。其发病机制尚不明确，可能与脑肠轴功能失调、黏膜屏障破坏、胃肠道动力障碍、菌群失调、炎症、内脏高敏、心理因素、饮食和遗传相关。功能性腹泻的常规治疗药物是止泻药，如地芬诺酯或洛哌丁胺，均可缓解症状。然而，由于受到长期使用引起药物耐受及便秘和腹胀等药物不良反应的影响，近年来，越来越多患者选择补充替代疗法，针灸就是其中之一。

针灸作为中国传统疗法，治疗胃肠疾病的历史悠久。针灸能在不同的生理条件下加快或抑制胃肠运动，通过调节神经内分泌免疫系统和抗炎作用修复胃肠屏障，改变胃酸分泌，降低内脏敏感性和调节脑肠轴、脑肠肽。也有研究显示了针灸治疗功能性腹泻的有效性。但是，以往的研究大多为比较手针与电针的疗效，或者用电针来论证不同穴位的疗效。其实电针的强度也有可能影响其治疗效果，是临床治疗中的一个重要参数。为规范和优化针灸临床应用，研究者应确定合适的刺激强度，以达到更好的治疗效果。大多数研究者认为较低强度的刺激产生的效应较小，而较高强度的刺激产生的效应较大。但一些临床和动物实验却揭示了相反的结果。而关于电针治疗功能性腹泻的最佳刺激强度的研究则更是少见。因此，编者团队设计了一项多中心随机对照试验，目的是观察并比较不同强度的电针刺激对功能性腹泻患者的临床症状、焦虑抑郁状态和生活质量的改善作用及其疗效是否存在差异。

一、试验设计及疗效评价指标

本临床研究针刺穴位选择大肠俞（BL25）和天枢（ST25），其分别为大肠之背俞穴和募穴，临床上普遍将其用于功能性腹泻患者的治疗。实验研究表明，电针大肠俞（BL25）、天枢（ST25）可以通过降低腹泻型肠易激综合征大鼠结肠 EC 细胞数量、结肠色氨酸羟化酶（TPH）表达及 5-HT 含量，调节交感神经兴奋性，发挥治疗腹泻的作用。近期研究亦发现，电针大肠俞（BL25）、天枢（ST25）可以降低功能性腹泻大鼠下丘脑、结肠组织中 $5-HT_{1A}R$ 和 c-fos 蛋白的表达，还可以通过下调结肠 M3R 和 $5-HT_{3A}R$ 的表达，降低 IBS 大鼠的肠道敏感性，改善功能性腹泻症状。本研究共招募了 73 名功能性腹泻患者，随机分配到低刺激电针组、高刺激电针组和药物对照组。电针组针刺双侧大肠俞和天枢，并用 2/50Hz 的疏密波进行电流刺激。其中，低刺激组的刺激电流强度调节到患者感觉舒适即可，高刺激组的刺激电流强度调节达到患者能够耐受的最大阈值为止。电针治疗时间为 4 周，前 2 周每周 5 次，后 2 周每周 3 次，每次治疗时间为 30 min。药物组则服用盐酸洛哌丁胺片，每天 3 次，每次 1 片，持续 4 周。治疗结束后随访 4 周。实验的观测指标包括周自主排便次数、粪便性状评分、符合有效周定义的人数、符合有效月定义的人数、SAS 评分、SDS 评分和 SF-36 评分。

二、研究结果

在排便次数的改善上，相比于治疗前，低强度、高强度电针和药物均能有效减少功能性腹泻患者周自主排便次数，并且都有一定的延续作用，但高强度电针组和药物组起效更快些（表 8-1）。在粪便性状的改善上，无论是低强度、高强度电针组还是药物组，相对于治疗前均有明显改善（$P < 0.05$），同时这一效应能够一直维持至随访结束（表 8-2）。在符合有效周定义的人数比例上，治疗期和随访期的 8 周中 3 组之间两两比较并无明显差异（$P > 0.05$）（表 8-3）。在符合有效月定义的人数比例上，这 8 周中 3 组之间两两比较也无明显差异（$P > 0.05$）（表 8-4）。在焦虑与抑郁的改善上，低强度电针治疗后，SAS 和 SDS 评分较治疗前显著降低（$P < 0.05$），而且治疗前后 SDS 评分的改善程度显著优于药物组（$P < 0.05$）；高强度电针组患者治疗后 SAS 评分较治疗前显著降低（$P < 0.05$），SDS 评分无明显改变（$P > 0.05$）；药物组患者经治疗后两者评分较治疗前均无显著性改变（$P > 0.05$）（表 8-5，表 8-6）。在生活质量的改善上，低强度电针组的精力、精神健康和总体健康这 3 个维度的评分较治疗前有明显提高（$P < 0.05$），

其他5个维度的评分则无明显改变（$P > 0.05$）。高强度电针组的总体健康的评分较治疗前有明显改善（$P < 0.05$），其他维度评分无明显变化（$P > 0.05$）。药物组各维度评分较治疗前均无明显变化（$P > 0.05$）（表 8-7）。

表 8-1　各组的周排便次数比较

时期	周数	低刺激电针组	高刺激电针组	药物组
基线期	0 周	11.57 ± 6.10	13.6 ± 7.40	12.63 ± 7.89
治疗期	1 周	10.43 ± 5.07	12.36 ± 6.45	8.95 ± 5.17[2]
	2 周	10.04 ± 4.52	12.16 ± 6.35[1]	9.95 ± 5.29[1]
	3 周	9.74 ± 4.31	10.88 ± 5.09[2]	8.95 ± 4.77[2]
	4 周	10.04 ± 5.08	11.32 ± 5.58[1]	9.11 ± 5.47[1]
随访期	5 周	9.96 ± 4.26	11 ± 5.89[2]	11 ± 7.23
	6 周	9.61 ± 4.67[1]	11 ± 6.03[2]	13.84 ± 12.61
	7 周	9.57 ± 4.20[1]	10.6 ± 5.4[2]	9.79 ± 6.8[2]
	8 周	9.26 ± 3.85[2]	10.8 ± 5.32[2]	10.16 ± 6.44[2]

注：[1]表示与基线期比较，$P < 0.05$；[2]表示与基线期比较，$P < 0.01$

表 8-2　各组的粪便性状分型评分比较

时期	周数	低刺激电针组	高刺激电针组	药物组
基线期	0 周	5.46 ± 0.60	5.51 ± 0.52	5.58 ± 0.61
治疗期	1 周	4.76 ± 0.91[2]	4.98 ± 0.66[2]	4.26 ± 1.11[2]
	2 周	4.64 ± 0.75[2]	5.14 ± 0.64[2]	4.37 ± 1.19[2]
	3 周	4.59 ± 0.79[2]	4.96 ± 0.72[2]	4.39 ± 1.09[2]
	4 周	4.65 ± 0.64[2]	5.00 ± 0.80[2]	4.45 ± 1.12[2]
随访期	5 周	4.57 ± 0.96[2][3]	5.11 ± 0.66[1]	4.65 ± 0.90[2]
	6 周	4.60 ± 0.74[2]	4.84 ± 0.63[2]	4.99 ± 0.94[1]
	7 周	4.46 ± 0.84[2][4]	4.90 ± 0.70[2]	4.98 ± 0.85[1]
	8 周	4.58 ± 0.80[2]	4.92 ± 0.80[2]	4.76 ± 0.77[2]

注：[1]表示与基线期比较，$P < 0.05$；[2]表示与基线期比较，$P < 0.01$；[3]表示与同时间点高刺激电针组比较，$P < 0.05$；[4]表示与同时间点药物组比较，$P < 0.05$

表 8-3　各组符合有效周定义的人数比较

周数	是否符合	低刺激电针组（n = 23）	高刺激电针组（n = 25）	药物组（n = 19）	P 值
1 周	是	6	6	6	0.851
	否	17	19	13	
2 周	是	8	4	7	0.226
	否	15	21	12	
3 周	是	9	8	9	0.589
	否	14	17	10	
4 周	是	6	8	9	0.341
	否	17	17	10	
5 周	是	11	7	8	0.355
	否	12	18	11	
6 周	是	10	9	5	0.518
	否	13	16	14	
7 周	是	12	8	6	0.273
	否	11	17	13	
8 周	是	9	9	8	0.919
	否	14	16	11	

表 8-4　各组符合有效月的人数比较

周数	是否符合	低刺激电针组（n = 23）	高刺激电针组（n = 25）	药物组（n = 19）	P 值
治疗期	是	9	9	9	0.744
	否	14	16	10	
随访期	是	12	9	6	0.348
	否	11	16	13	

表 8-5　各组的焦虑状态评分比较

周数	低刺激电针组	高刺激电针组	药物组
0 周	41.74±13.58	39.55±8.78	39.41±8.87
2 周	35.71±7.90[①]	36.1±9.76[①]	39.28±8.19
4 周	35.54±7.38[②]	36.85±10.26[②]	39.67±10.94
治疗前后改变量	− 6.20±11.58	− 2.7±6.38	0.26±5.86

注：①表示与基线期比较，$P < 0.01$；②表示与基线期比较，$P < 0.05$

表 8-6　各组的抑郁状态评分比较

周数	低刺激电针组	高刺激电针组	药物组
0 周	41.52±10.29	38.75±11.02	38.75±10.26
2 周	36.85±9.17[①]	36.9±11.7	38.03±9.58
4 周	35.98±9.38[①]	37.8±12.29	40.13±11.62
治疗前后改变量	− 5.54±9.75[②]	− 0.95±6.5	1.38±4.37

注：①表示与基线期比较，$P < 0.05$；②表示与药物组比较，$P < 0.01$

表 8-7　各组的 SF-36 评分比较

条目	时期	低刺激电针组	高刺激电针组	药物组
生理功能	0 周	93.70±7.72	91.4±10.75	91.84±9.31
	4 周	90.87±14.11	92.2±13.77	87.89±22.93
	改变量	− 2.83±10.32	0.8±6.07	− 3.95±20.65
生理职能	0 周	77.17±31.9	69±42.87	88.16±24.11
	4 周	76.09±37.29	77±37.44	80.26±34.94
	改变量	− 1.09±44.26	8±32.85	− 7.89±44.92
身体疼痛	0 周	68.96±19.08	64.56±21.3	77.95±15.63
	4 周	74.87±15.85	68.48±21.98	82.42±15.63
	改变量	5.91±23.35	3.92±21.82	4.47±16.26
总体健康	0 周	50.65±18.11	56.8±17.37	63.42±19.72
	4 周	62.17±16.71[①]	64.4±19.38[①]	65.79±22.06
	改变量	11.52±17.15	7.6±22.65	2.37±16.02
精力	0 周	68.26±16.21	69.6±18.87	67.89±16.53
	4 周	74.57±14.69[②]	72.6±20.62	74.47±19.29
	改变量	6.30±13.33	3±11.18	6.58±15.37
社会功能	0 周	85.87±18.19	84±18.58	85.53±15.17
	4 周	88.59±14.06	86±14.12	87.5±18.16
	改变量	2.72±13.57	2±13.83	1.97±14.59
情感职能	0 周	69.57±38.81	62.67±43.38	78.95±35.5
	4 周	73.91±38.87	76±40.28	84.21±30.16
	改变量	4.35±47.46	13.33±38.49	5.26±22.94

续表

条目	时期	低刺激电针组	高刺激电针组	药物组
精神健康	0 周	72.70±15.43	76.96±15.55	77.68±13.75
	4 周	80.36±15.06[2]	80±14.61	76±16.65
	改变量	7.30±15.62	3.04±12.96	−1.6±14.81

注：[1]表示与基线期比较，$P < 0.01$；[2]表示与基线期比较，$P < 0.05$

三、小结

本研究表明，低强度、高强度电针均能有效减少功能性腹泻患者排便次数、改善粪便性状，其治疗效果与药物治疗相当，并且都有一定持续性作用。此外，低强度电针治疗能够显著改善患者的生活质量、焦虑和抑郁状态，高强度电针治疗能够改善患者的生活质量和焦虑状态，而药物治疗对此均无改善作用，说明低强度电针在改善焦虑抑郁状态和生活质量方面可能略有优势，但由于本研究样本量过小，所得结果还需更多临床研究来验证，其作用机制也尚待阐明。

（许啸虎　吴笑）

第二节　针灸对功能性便秘的临床疗效研究

功能性便秘是一种临床常见的胃肠功能紊乱性疾病，临床表现为排便次数减少、便质硬或呈分离块状和排便困难。功能性便秘可发生于任何年龄段，在不同地区不同人群中普遍存在，其发病率有逐年递增的趋势，并且在女性及 65 岁以上的人群中更高。不合理的饮食结构、久坐、缺乏运动、心理压力、滥用药物等均被认为是与功能性便秘发病相关的危险因素。功能性便秘已成为一个影响广泛的公共卫生问题，极大地损害患者的健康及生活质量。

在体及离体研究均表明，针灸对胃肠蠕动和胃酸分泌有一定的调节作用。与手针相比，电针用均匀的电流刺激取代提、插、捻、转等手法刺激，不仅可以减少手法操作带来的疼痛和组织损伤，还有利于规范临床操作和研究针灸量化，因此，电针在临床上应用甚为广泛。但电针的技术参数较多，如频率、波形、电流强度、刺激时间等，大量实验研究表明电针参数是影响电针效应的重要因素，因此，各种关于电针参数的研究已成为针灸量化研究的热点。其中，有关电针频率的研究较多，其他参数的研究相对较少。

一、不同电流强度电针治疗功能性便秘的有效性和安全性研究

1. 试验设计及疗效评价指标

试验研究周期共为 9 周，分为 1 周基线期，4 周治疗期，4 周随访期。以 0 周代表为基线期，1 ～ 4 周代表治疗期，5 ～ 8 周代表随访期，患者在研究期间需要完成 4 次随访，时间分别为入组 0 周、入组 2 周、入组 4 周和入组 8 周。研究期间，患者需要每天记录并填写排便日记卡，从基线期到随访期共 9 周。日记卡内容包括每天自主排便次数、粪便性状和排便困难程度。自主排便次数指不使用任何通便药或手抠等可自行排便的次数，粪便性状根据粪便形状量表判断。

本研究共招募了 201 例年龄在 18 ～ 70 周岁且符合诊断标准Ⅲ的功能性便秘患者，采用计算机数字随机法按照 1∶1∶1，随机分为低强度电针组、高强度电针组和药物对照组，选择功能性便秘推荐药物莫沙必利作为对照药物。在电针组中，患者在曲池（LI11）和上巨虚（ST37）双侧取穴，分别接受低强度、高强度电流刺激。低强度电流刺激和高强度电流刺激的定义同本章第一节。在 4 周的治疗期内，电针组的患者共接受 16 次电针治疗：第 1、2 周每周 5 次，每天 1 次，连续 5 d，休息 2 d；第 3、4 周，每周 3 次，隔天 1 次。每次电针时间 30 min。药物对照组患者口服枸橼酸莫沙必利 5 mg，每天 3 次，共治疗 4 周。主要疗效评价指标是指在 4 周的治疗期内至少有 3 周自主排便次数大于等于 3 次，且与基线期相比增长 1 次以上的患者的比例。次要疗效指标包括每周自主排便次数、每周粪便性状评分、每周排便困难程度评分、治疗前后每周自主排便次数改变量、治疗前后粪便性状评分改变量和治疗前后排便困难程度评分改变量。其他指标包括便秘患者生活质量自评量表（PAC-QOL）、SAS、SDS。

2. 研究结果

结果显示在低强度、高强度电针组和莫沙必利药物对照组中，满足主要疗效指标要求的患者比例分别是 53.45%、66.15% 和 52.24%，但三组之间比较差异无统计学意义（$P > 0.05$）。

与基线期相比，低强度、高强度电针组与莫沙必利药物对照组在治疗期和随访期均能显著提高患者周自主排便次数，但各时间段三组进行组间比较，无显著性差异。具体见表 8-8。

表 8-8　各组每周自主排便次数与基线期比较

时期	低强度电针组（$n = 58$）	高强度电针组（$n = 65$）	药物对照组（$n = 67$）	P 值
基线期	2.85（2.32，3.38）	2.81（2.37，3.25）	2.84（2.38，3.30）	0.98
1 周	3.85（3.22，4.48）[1]	4.67（4.10，5.24）[1]	4.45（3.93，4.97）[1]	0.06
2 周	4.38（3.78，4.98）[1]	4.76（4.22，5.30）[1]	4.47（4.02，4.92）[1]	0.58
3 周	4.47（3.79，5.15）[1]	4.84（4.31，5.37）[1]	4.35（3.81，4.89）[1]	0.23
4 周	4.40（3.74，5.06）[1]	5.05（4.53，5.57）[1]	4.66（4.15，5.17）[1]	0.21
5 周	3.94（3.35，4.53）[2]	4.70（4.13，5.27）[1]	4.30（3.74，4.86）[1]	0.17
6 周	4.11（3.45，4.77）[1]	4.81（4.25，5.37）[1]	4.25（3.67，4.83）[1]	0.10
7 周	4.40（3.78，5.02）[1]	4.48（3.99，4.97）[1]	4.40（3.85，4.95）[1]	0.96
8 周	4.23（3.57，4.89）[3]	4.83（4.32，5.34）[1]	4.43（3.94，4.92）[1]	0.19

注：数据描述为 Mean（95%CI）。[1]、[2]、[3]分别表示与基线期比较，$P < 0.0001$、$P < 0.01$、$P < 0.001$，它们之间的比较采用 Signed-Rank 检验。P 值一栏为三组之间比较，基线期、组间比较用方差分析检验，治疗期和随访期比较用协方差分析检验

与基线期相比，低强度、高强度电针组与莫沙必利药物对照组在治疗期和随访期均能显著提高患者每周粪便性状平均评分，但在各时间段三组进行组间比较，无显著性差异。具体见表 8-9。

表 8-9　各组每周粪便性状评分与基线期比较

时期	低强度电针组（$n = 58$）	高强度电针组（$n = 65$）	药物对照组（$n = 67$）	P 值
基线期	2.40（2.12，2.68）	2.46（2.21，2.71）	2.28（2.01，2.55）	0.57
1 周	2.86（2.57，3.15）[1]	3.10（2.80，3.40）[2]	3.09（2.84，3.34）[2]	0.12
2 周	3.04（2.74，3.34）[2]	3.44（3.12，3.76）[2]	3.23（2.98，3.48）[2]	0.27
3 周	3.20（2.88，3.52）[2]	3.38（3.09，3.67）[2]	3.04（2.78，3.30）[2]	0.77
4 周	3.24（2.91，3.57）[2]	3.33（3.04，3.62）[2]	3.22（2.97，3.47）[2]	0.93
5 周	3.25（2.97，3.53）[2]	3.39（3.10，3.68）[2]	3.11（2.86，3.36）[2]	0.89
6 周	3.35（3.03，3.67）[2]	3.35（3.07，3.63）[2]	3.10（2.85，3.35）[2]	0.72
7 周	3.30（3.06，3.54）[2]	3.25（2.96，3.54）[2]	3.05（2.81，3.29）[2]	0.73
8 周	3.43（3.19，3.67）[2]	3.34（3.06，3.62）[2]	3.09（2.85，3.33）[2]	0.73

注：数据描述为 Mean（95%CI）。[1]、[2]分别表示与基线期比较，$P < 0.01$ 和 $P < 0.001$，它们之间的比较采用 Signed-Rank 检验。P 值一栏为三组之间比较，基线期、组间比较用方差分析检验，治疗期和随访期比较用协方差分析检验

与基线期相比，低强度、高强度电针组与莫沙必利药物对照组在治疗期和随

访期均能显著改善患者每周排便困难程度。其中，在第3周，高强度电针组优于药物对照组，其余时间段三组进行组间比较无显著性差异。具体见表8-10。

表8-10 各组每周排便困难程度与基线期比较

时期	低强度电针组（$n = 58$）	高强度电针组（$n = 65$）	药物对照组（$n = 67$）	P 值
基线期	1.20（1.04，1.36）	1.33（1.19，1.47）	1.23（1.07，1.39）	0.43
1 周	0.99（0.83，1.15）[1]	0.91（0.77，1.05）[2]	0.95（0.78，1.12）[1]	0.09
2 周	0.73（0.58，0.88）[2]	0.87（0.70，1.04）[2]	0.88（0.72，1.04）[3]	0.13
3 周	0.85（0.67，1.03）[3]	0.78（0.62，0.94）[2][4]	0.91（0.75，1.07）[1]	0.03
4 周	0.78（0.62，0.94）[2]	0.81（0.63，0.99）[2]	0.83（0.67，0.99）[2]	0.38
5 周	0.86（0.66，1.06）[2]	0.82（0.64，1.00）[2]	0.83（0.68，0.98）[2]	0.46
6 周	0.67（0.52，0.82）[2]	0.82（0.65，0.99）[2]	0.90（0.74，1.06）[2]	0.40
7 周	0.74（0.59，0.89）[2]	0.79（0.62，0.96）[2]	0.85（0.70，1.00）[2]	0.39
8 周	0.66（0.50，0.82）[2]	0.76（0.58，0.94）[2]	0.92（0.76，1.08）[3]	0.20

注：数据描述为 Mean（95%CI）。[1]、[2]、[3]分别表示与基线期比较，$P < 0.01$、$P < 0.0001$、$P < 0.001$，它们之间的比较采用 Signed-Rank 检验。[4]表示与药物组比较，$P < 0.05$，用最小显著差异法检验，P 值一栏为三组之间比较，基线期、组间比较用方差分析检验，治疗期和随访期比较用协方差分析检验

与基线期相比，各治疗组治疗前后每周自主排便次数、排便性状评分和排便困难程度改变量均有显著改善。此外，各组严重便秘患者所占的比例均显著减少，在随访期第8周，与低强度电针组和莫沙必利组相比，高强度电针组可更好地减少严重便秘患者所占比例。具体见表8-11。

表8-11 各组严重便秘患者的人数和所占比例

时期	低强度电针组（$n = 58$）	高强度电针组（$n = 65$）	药物对照组（$n = 67$）	P 值
基线期	34（58.62）	32（49.23）	34（50.75）	0.54
2 周	20（34.48）[1]	12（18.46）[2]	17（25.37）[1]	0.13
4 周	15（25.86）[2]	12（18.46）[2]	17（25.37）[1]	0.54
8 周	15（25.86）[2]	6（9.23）[2][3][4]	17（25.37）[1]	0.03

注：[1]、[2]分别表示与基线期比较，$P < 0.01$ 和 $P < 0.001$，它们之间的比较用 Signed-rank 检验。[3]表示与低强度电针组比较，$P < 0.05$；[4]表示与药物组比较，$P < 0.05$，它们之间的比较用最小显著差异法检验。P 值一栏为三组之间比较，基线期组间比较用方差分析检验，治疗期和随访期比较用协方差分析检验

　　与基线期相比，各治疗组在各时间段均有显著改善的 PAC-QOL 条目评分（表 8-12）。与基线期相比，在第 2 周，低强度、高强度电针组与莫沙必利药物对照组均能显著改善患者的 SAS 和 SDS 评分，组间比较差异均无统计学意义（表 8-13）。

表 8-12　各组治疗前后 PAC-QOL 量表各条目改变量

条目	时期	低强度电针组 （ $n = 58$ ）	高强度电针组 （ $n = 65$ ）	药物对照组 （ $n = 67$ ）	P 值
总分	基线期	1.87（1.73，2.01）	1.75（1.60，1.90）	1.72（1.56，1.88）	0.38
	2 周	0.67（0.55，0.79）①③	0.63（0.49，0.77）①②	0.40（0.26，0.54）①	0.00
	4 周	0.72（0.59，0.85）①	0.82（0.68，0.96）①②	0.47（0.35，0.59）①	0.00
	8 周	0.78（0.64，0.92）①	0.93（0.77，1.09）①②	0.56（0.42，0.70）①	0.00
躯体不适	基线期	1.99（1.80，2.18）	1.80（1.62，1.98）	1.80（1.61，1.99）	0.27
	2 周	0.74（0.56，0.92）①	0.67（0.49，0.85）①	0.53（0.34，0.72）①	0.26
	4 周	0.88（0.72，1.04）①	0.92（0.74，1.10）①②	0.56（0.39，0.73）①	0.01
	8 周	0.91（0.72，1.10）①	1.08（0.90，1.26）①	0.72（0.53，0.91）①	0.06
心理不适	基线期	1.13（0.93，1.33）	1.10（0.88，1.32）	1.11（0.90，1.32）	0.98
	2 周	0.44（0.31，0.57）①	0.34（0.23，0.45）①	0.27（0.12，0.42）①	0.12
	4 周	0.47（0.33，0.61）①	0.49（0.33，0.65）①	0.32（0.18，0.46）①	0.10
	8 周	0.57（0.43，0.71）①	0.63（0.43，0.83）①	0.44（0.28，0.60）①	0.22
担心焦虑	基线期	1.80（1.61，1.99）	1.69（1.51，1.87）	1.67（1.47，1.87）	0.60
	2 周	0.71（0.57，0.85）①③	0.63（0.46，0.80）①②	0.42（0.26，0.58）①	0.02
	4 周	0.75（0.59，0.91）①	0.86（0.69，1.03）①②	0.52（0.37，0.67）①	0.01
	8 周	0.79（0.60，0.98）①	0.99（0.81，1.17）①②④	0.60（0.43，0.77）①	0.01
满意度	基线期	3.08（2.94，3.22）	2.89（2.73，3.05）	2.72（2.51，2.93）	0.20
	2 周	0.92（0.67，1.17）①	1.02（0.78，1.26）①②	0.45（0.26，0.64）①	0.01
	4 周	0.93（0.69，1.17）①	1.15（0.89，1.41）①②④	0.52（0.33，0.71）①	0.00
	8 周	1.00（0.78，1.22）①	1.18（0.91，1.45）①②	0.54（0.30，0.78）①	0.00

注：数据描述为 Mean（95%CI）。①表示与基线期比较， $P < 0.0001$ ；比较用 Signed-Rank 检验。②表示高强度电针组与莫沙必利药物组比较， $P < 0.05$ ；③表示低强度电针组与莫沙必利药物组比较， $P < 0.05$ ；④表示与低强度电针组比较， $P < 0.05$ ；②、③、④比较用最小显著差异法检验。 P 值一栏为三组之间比较，基线期、组间比较用方差分析检验，治疗期和随访期比较用协方差分析检验

表 8-13　各组治疗前后 SAS、SDS 量表总分改变量

与基线期改变量		低强度电针组($n = 58$)	高强度电针组($n = 65$)	药物对照组($n = 67$)	P 值
SAS	2 周	2.28(0.77, 3.79)[①]	2.90(1.05, 4.75)[①]	2.06(0.44, 3.68)[①]	0.61
	4 周	1.82(0.01, 3.63)	3.37(1.49, 5.25)[①]	0.72(−0.91, 2.35)	0.16
SDS	2 周	2.82(0.82, 4.82)[①]	1.48(−0.12, 3.08)[①]	2.84(1.14, 4.54)[①]	0.62
	4 周	3.19(0.97, 5.41)[①]	3.21(1.55, 4.87)[①]	1.51(−0.33, 3.35)	0.22

注：数据描述为 Mean（95%CI）。①表示与基线期比较，$P < 0.01$。P 值一栏为三组之间比较，基线期、组间比较用方差分析检验，治疗期和随访期比较用协方差分析检验

3. 小结

研究过程中共有 4 例（2.11%）患者报告不良事件，均来自莫沙必利药物对照组。1 例患者（1.49%）报告腹泻，2 例患者（2.99%）报告胃部不适，1 例患者（1.49%）报告上呼吸道感染。不良事件发生率电针组与莫沙必利药物对照组比较，有显著性差异。总的来说，在提高周自主排便次数、改善粪便性状和排便困难程度方面，电针的治疗效果与莫沙必利药物治疗效果相当。对于功能性便秘的治疗，在两种不同电流强度下，电针都是安全有效的。此外，电针在改善患者生活质量和治疗满意度方面优于药物治疗，并且不良事件更少。该项研究为电针治疗功能性便秘提供了有力的循证医学证据。

二、假电针对功能性便秘的效应分析

1. 试验设计及疗效评价指标

以上研究部分肯定了针灸对功能性便秘的疗效，但是却无法明确其疗效是否属于安慰效应，不能有助于进一步肯定针灸和穴位的特异性作用，这与临床实际大相径庭。为此，编者团队开展了一项随机对照试验，以确定针刺是否比假针刺或促胃肠动力药更有效地改善功能性便秘患者的症状和生活质量。共招募了 96 例功能性便秘患者，随机分为电针（EA）组、莫沙必利（MC）组及假电针和莫沙必利对照（MS）组。电针组采用曲池穴（LI11）和上巨虚穴（ST37）双侧针刺16 次，前 2 周每周 5 次，后 2 周每周 3 次。MC 组患者服用枸橼酸莫沙必利，每日 3 次，每次 5 mg，4 周为 1 个疗程。在 MS 组，患者接受假电针和与 MC 组相同的枸橼酸莫沙必利治疗。主要结果是每周自发排便的次数。次要结果包括大便性状、排便困难程度、SF-36 评分、SAS 评分、SDS 评分和 PAC-QOL 评分。

2. 研究结果

与基线相比，电针能显著改善每周排便次数、大便性状和排便困难程度（$P < 0.05$）。与 MC 组或 MS 组相比，还能部分改善 PAC-QOL 评分、SF-36 评分、SAS 评分和 SDS 的评分（$P < 0.05$）。然而，在肠功能结果和 PAC-QOL 评分方面，MC 组和 MS 组之间没有观察到显著差异。以上结果表明，假电针治疗对于功能性便秘患者的排便功能并没有表现出明显的治疗效果，只是对其焦虑状态及部分生活质量有一定影响。

与此同时，编者团队通过检索文献，对针刺治疗功能性便秘的疗效进行荟萃分析，共纳入 19 项临床试验，共 1679 名患者。结果显示，针刺在短期内明显优于药物治疗，不到 15 d 的短疗程可起到明显的疗效，并且针刺产生不良反应的可能性明显低于药物治疗。研究表明，与药物治疗相比，针刺治疗功能性便秘疗效更好，不良反应率更低，2 周的短疗程就足以达到良好的效果，这与本研究结果基本一致。

三、电针改善功能性便秘的可能机制探讨

以上结果提示，电针能有效改善功能性便秘患者的肠道功能、精神状态和生活质量。因此，电针对于功能性便秘的临床疗效值得肯定。但以上研究仅涉及临床研究，对针刺治疗功能性便秘的可能机制并没有做深入探讨。为了进一步探索不同强度电针改善功能性便秘的可能机制，编者团队对电针治疗前后血清皮质醇（CORT）、SP 和血管活性肠多肽（VIP）水平进行了测定。结果显示，与基线期相比，采用低强度和高强度电针治疗 4 周后血清 CORT 水平明显下降（$P < 0.05$），血清 SP 和 VIP 水平明显升高（$P < 0.05$），而莫沙必利药物组血清 CORT 和 VIP 水平显著升高（$P < 0.05$）。低强度电针治疗 4 周后血清 SP 水平显著高于莫沙必利药物组（$P < 0.05$）。

另外，编者团队还对功能性便秘患者电针和药物治疗前后体内重要的胃肠激素如胃泌素（GAS）、生长抑素（SST）进行了比较。结果显示，经电针治疗后，功能性便秘患者血清 SST 水平显著下降（$P < 0.05$），血清 GAS 水平显著上升（$P < 0.01$）；药物组血清 SST 水平无显著变化（$P > 0.05$），血清 GAS 水平显著上升（$P < 0.01$）。见表 8-14。

表 8-14　电针组与药物组血清 GAS 和 SST 水平比较

组别	例数	GAS		SST	
		0 周	4 周	0 周	4 周
药物组	34	6.55±4.01	9.71±4.52[①]	20.03±18.02	22.45±18.77
电针组	58	5.33±3.12	7.87±3.85[①]	26.96±23.50	15.74±17.24[②]

注：与同组基线期相比[①] $P < 0.01$，[②] $P < 0.05$

以上结果表明，低强度和高强度电针治疗均能改善功能性便秘患者排便次数、缓解焦虑和抑郁情绪。其机制可能通过降低血清 CORT、SST 水平，提高 GAS、SP 和 VIP 水平，进而增加胃肠平滑肌蠕动从而发挥作用。

四、总结

近年来的研究证实，胃肠道和大脑关系密切，脑-肠轴是中枢神经系统与胃肠道功能之间相互作用的双向调节轴。为了探索电针上巨虚（ST37）改善功能性便秘的可能机制，编者团队利用 fMRI 脑功能成像比较不同强度电针刺激后脑功能磁共振成像的异同。具体内容详见第三章第三节。此外，编者团队还通过 BOLD-fMRI 比较不同强度电针刺激健康志愿者上巨虚（ST37）前后脑功能活动的差异，以观察电针的后续效应。具体内容参见第三章第四节。从以上开展的临床研究结果看出，电针的治疗作用不仅表现为治疗期间症状的改善这一即时效应，还表现为治疗结束之后仍有一定的持续效应。

以上研究从临床、基础研究及 fMRI 脑功能成像多方面、多角度阐释针灸调节功能性便秘的疗效及可能的作用机制，为针灸治疗功能性便秘提供了有力的循证医学证据。

（许啸虎　吴笑）

第九章　针灸对其他系统疾病的研究

针灸以经络学说作为理论核心，具有操作简便、起效迅速、创伤小等优势。作为中医学的重要组成部分，针灸除了应用于妇科疾病、神经系统疾病及肠病等方面，还对关节炎性疾病及慢性疲劳综合征具有良好疗效，现将有关研究内容阐述如下。

第一节　针灸对关节炎性疾病的研究探讨

关节炎性疾病是常见的以关节痛和活动受限为主要表现的疾病，其中以慢性非创伤性关节炎性疾病最为常见，主要包括类风湿关节炎（RA）、骨性关节炎（OA）和痛风性关节炎（GA）。尽管这3种疾病的西医学病因和病理机制完全不同，但在中医学中同属于"痹症"范畴，又有"顽痹""历节风""尪痹"之称。《素问·痹论》曰"风寒湿三气杂至，合而为痹也"，即强调痹症的主要病因为风寒湿三气杂合侵袭人体，阻塞经络，留于关节，使气血运行不畅，日久而起病。但是，痹症的发生以正气亏虚为本，风寒湿热、痰浊、瘀血痹阻等内外之邪痹阻经络为标。在先天禀赋不足和后天失养的基础上，机体营卫失调或脏腑内伤，卫外不固，外邪遂乘虚而入导致痹症起病。因此，关节炎性疾病的中医治疗以祛邪扶正为原则，在辨证论治的前提下，祛邪根据邪气偏盛采用祛风、散寒、除湿、化痰、清热、通络等治法，扶正以补益肝脾肾为主。

针灸疗法是中医治疗疾病常用的治疗手段之一。根据世界卫生组织（WHO）2012年全球传统医药调查结果，针灸疗法已被全球113个国家认可，居所有传统医药之首；关节炎是WHO推荐适宜针灸治疗的病症之一。针灸治疗在关节相关疾病中应用广泛，"疏通经络、活血化瘀、扶正祛邪"是其传统中医理论机制，现代医学机制为"镇痛、改善微环境、影响激素及炎性介质的释放"。目前对于针刺治疗关节炎性疾病的研究，主要体现在临床应用、治疗机制和疗效评价上，因此下面将从这 3 个方面展开针灸对 RA、OA 和 GA 的研究探讨，旨在为针灸治疗关节炎性疾病提供更多科学理论。

一、针灸对 RA 的研究

1.RA 概况

RA 是一种以侵蚀性关节炎为主要临床表现的自身免疫性疾病，可发生于任何年龄，以 30～50 岁为发病高峰。流行病学调查数据显示，RA 的全球发病率为 0.5%～1%，中国大陆地区发病率为 0.42%。RA 主要表现为以双手和腕关节等小关节受累为主的对称性、持续性多关节炎；基本病理表现为滑膜炎、血管翳形成，并逐渐出现关节软骨和骨破坏，最终导致关节畸形和功能丧失，可并发肺部疾病、心血管疾病、恶性肿瘤及抑郁症等。RA 致残率高，且随着病程延长，残疾及功能受限发生率升高，不仅造成患者身体功能、生活质量和社会参与度下降，还给患者家庭和社会带来巨大的经济负担。

RA 病因和发病机制复杂，涉及遗传、感染、环境诱因等多因素的相互作用，自身免疫反应导致的免疫损伤和修复是 RA 发生和发展的基础。免疫功能紊乱是主要的发病机制。活化的 $CD4^+$ T 淋巴细胞和 MHC–Ⅱ型阳性的抗原提呈细胞浸润关节滑膜，一些体内产生的内源性物质可作为自身抗原被提呈给活化的 $CD4^+$ T 淋巴细胞，启动特异性免疫应答，导致相应的关节炎病变。B 细胞、巨噬细胞及滑膜成纤维细胞等细胞活化也参与了滑膜炎性病变，分泌炎性介质，导致关节炎或累及其他系统。此外，细菌、支原体和病毒等可能通过感染激活免疫细胞，分泌致炎因子，产生自身抗体，导致自身免疫反应。因此，RA 关节病变是由炎性细胞浸润及其释放的炎性介质导致的。

2015 年美国风湿病学会指南提出 RA 的主要治疗目标是控制症状、改善功能及提高日常生活能力，以最大限度改善健康相关的生活质量，治疗内容包括缓解疼痛、减轻炎症、保护关节结构、维持功能、控制系统受累。在治疗方法上，药物治疗是最重要的部分，常用药物为 5 类，即非甾体抗炎药、传统改善病情抗风湿药、生物制剂、糖皮质激素和植物药制剂。

2. 针灸治疗 RA 的临床应用

针灸疗法有多种形式，各类针灸疗法治疗 RA 有助于缓解关节症状、降低炎症指标，且各具特点。毫针针刺疗法可以发挥疏通经络、调和营卫、调理气血的作用，可缓解关节局部症状，改善疼痛程度。电针通过电刺激增加针刺得气程度，因而较毫针针刺在改善关节症状方面的优势更大。灸法善于温经散寒、祛风通络，对寒、湿痹证疗效显著，其中艾灸为灸法中最重要的一种，以隔物灸、悬起灸应用最广泛；艾灸与针刺相结合的温针灸有助于温经通脉、行气活血，临床应用于 RA 也有较好疗效。火针功效温经散寒、活血化瘀，适用于寒、湿痹阻证类，但不适用于着痹、热痹等。颊针在短时间内镇痛效果明显优于体针。三棱针刺络放血法也可用于治疗 RA，主要是在特定穴位或相关区域寻找瘀络，通过三棱针刺以畅通气血、疏通经络，进而达到散瘀消肿止痛的作用。浮针通过针刺入皮下，配合扫散活动，以振奋皮部阳气，促使经脉气血运行，内达脏腑和骨节，对治疗早期 RA 的临床疗效较好。

在针灸治疗 RA 的选穴和组方规律方面，基于文献研究、数据挖掘，以及涉及 120 条针刺组方和 143 个穴位的研究发现，选穴频次最高的前 3 位穴位分别是足三里、曲池和阳陵泉，并且不同关节部位处存在使用频次较高的穴位组合，包括下颌关节为昆仑－解溪，指关节为八邪－足三里，腕关节为阳溪－阳池，肘关节为曲池－足三里，肩关节为肩髃－足三里，脊柱关节为腰阳关－身柱，髋关节为秩边－环跳，膝关节为肾俞－阳陵泉，踝关节为昆仑－解溪，趾关节为八邪－足三里，全身关节为阳陵泉－足三里。经熵聚类分析得出不同关节病变部位 RA 的针刺治疗配穴处方共计 30 个。研究还发现，临床针灸治疗 RA 取穴以"补益"为主，足三里、肾俞、关元、脾俞、肝俞等穴使用频次高；在针灸处方选穴配伍中，以肾俞－肝俞、肾俞－肝俞－足三里、足三里－三阴交等穴位配伍支持度最高；在取穴经络上同样是以固本培元为目的的，足太阳膀胱经、足阳明胃经及足太阴脾经上的腧穴选用最多；穴位处方中使用最多的特定穴为五腧穴。

针灸疗法具有适应证广、接受程度高、不良反应小等优势，可以作为 RA 药物治疗的辅助治疗手段，有助于缓解症状、改善功能。针灸治疗 RA 需长期坚持、系统治疗，根据不同时期及不同症状表现，动态调整治疗方案，可多靶点、多手段联合治疗，将辨证论治和随症施治结合起来进行临床应用。

3. 针灸治疗 RA 的机制研究

针灸对 RA 的治疗机制主要体现在调节机体免疫功能、改善血液流变学和微循环、调节皮质醇分泌及镇痛等。目前研究针灸对 RA 的免疫调节机制报道较多，认为针刺治疗 RA 可改善涉及免疫细胞、细胞因子、免疫活性物质及神经内分泌免疫网络等参与的多个复杂过程。

胶原性关节炎动物模型、佐剂性关节炎动物模型等是研究 RA 较为理想的动物模型，可以模仿 RA 的关节受累症状、增生性滑膜炎的病理表现和免疫功能的改变。编者团队在针灸治疗 RA 方面取得的研究成果中，主要为针刺对实验性关节炎大鼠模型的镇痛和免疫调节机制。

针刺对佐剂性关节炎模型的镇痛作用，是从外周到中枢各级水平，涉及神经、内分泌、免疫多因素相互作用，包括致痛和抗痛对立统一两个方面的复杂动态整合过程。脊髓的节段调制，以及脊髓以上的高位中枢（主要包括丘脑中央核 – 前脑回路 – 束旁核环路、中脑 – 边缘镇痛环路、下行抑制系统和丘脑中央下核 – 腹外侧眶皮质 – 中脑导水管周围灰质通路）的下行调制是针刺镇痛的主要中枢机制。外周神经中 C 纤维是参与针刺镇痛的主要成分，针刺产生的针感传入 C 纤维通过激活中缝大核对疼痛的负反馈调节机制，进而发挥范围广、后效应长的镇痛作用。此外，神经递质是针刺镇痛重要的物质基础，针刺主要激活以阿片样肽为主的内源性痛觉调制系统，单胺类递质、SP、NO 等神经递质也参与了针刺镇痛效应。

基于对 Cx43 与经穴信号传导有高度相关性的前期发现，编者团队进一步以 Cx43 为分子靶点，展开针刺对 RA 的免疫学机制研究。以 *Cx43* 基因敲除小鼠杂合型和野生型为研究对象，诱导胶原性关节炎小鼠模型，给予针刺双侧足三里穴。研究结果发现：①针刺可抑制野生型胶原性关节炎小鼠 Th1 细胞分泌，进而降低 Th1/Th2 比值；②针刺可降低野生型胶原性关节炎小鼠关节炎指数，降低外周血血清 IL-1β 和 TNF-α 的水平；但针刺对 *Cx43* 基因敲除杂合型胶原性关节炎小鼠则无明显影响。研究表明针刺疗效与 Cx43 相关，可能通过 Cx43 的经穴信号传导功能，进一步通过调节 Th1/Th2 平衡、减少 Th1 型细胞因子分泌发挥针刺对关节炎的免疫调节作用。

昼夜节律研究和代谢组学研究为针灸治疗 RA 相关机制研究带来了新进展。RA 临床症状的昼夜节律变化可归因于细胞因子和激素水平的昼夜振荡，针刺有助于良性调整下丘脑 – 垂体 – 肾上腺轴的节律，以及调整细胞因子和疼痛发作的昼夜节律，这些作用可能是通过调节 *BMAL1*、*CRY1*、*PER1* 和 *PER2* 等核心生物钟基因的表达来实现的。基于 GS-MS 技术的代谢组学则发现，针刺可能通过纠正与氨基酸代谢、糖代谢有关的代谢通路，改善丙氨酸、色氨酸、柠檬酸盐等代谢物含量，进而达到治疗 RA 的作用。

4. 针灸治疗 RA 的疗效评价

尽管针灸治疗 RA 有较丰富的理论基础和较广泛的临床应用，但针刺作为国际上的一种补充替代医学疗法，随机对照临床试验评估针刺治疗 RA 有效性和安全性的结论仍存在争议。来自"循证医学图书馆"（Cochrane Library）2005 年的系统评价和荟萃分析仅纳入 2 项随机对照试验，研究结果表明电针可能会缓解 RA 关节疼痛，但由于临床研究数量少、样本量小等方法学局限，给出的主要结论是几乎没有证据表明手针或电针能够缓解 RA 关节症状。2008 年一项系统评价纳入 8 项随机对照试验，也同样得出尚无足够证据证实针刺或电针对治疗 RA 有益的结论。另有系统评价纳入 13 项随机对照试验，证据表明针灸干预可能对改善 RA 关节疼痛、身体功能和生活质量有积极影响；然而由于研究异质性和方法学局限性，证据仍不足以形成最佳实践指南。有学者对不限于随机对照试验的针灸治疗 RA 相关研究进行更为全面的系统综述，纳入文献 43 篇，结论认为针灸单独或与其他治疗方式联合应用对改善 RA 临床症状有益，可以改善功能和生活质量，且无明显不良反应。

由于已有多篇系统评价分析针灸治疗 RA 的疗效，国内学者对这些系统评价的二次评价纳入了 14 项研究，结果显示针灸治疗 RA 总体有效率优于对照组，但在晨僵、关节肿胀、VAS 评分、类风湿因子、红细胞沉降率、C 反应蛋白等结局指标方面未见明显优势。针灸治疗 RA 的荟萃分析方法学质量中等、证据等级质量偏低，但综合近年来该方面的研究进展，仍推荐针灸作为一种补充替代疗法来改善 RA 临床症状。

二、针灸对 OA 的研究

1.OA 概况

OA 是一种慢性退行性骨关节病，以关节软骨退行性变和继发性骨质增生为特征，主要临床表现为疼痛、活动受限和畸形，可累及膝关节、髋关节、脊柱及远侧指间关节等部位。OA 是一种常见疾病，好发于中老年人，国内流行病学研究结果显示症状性膝关节 OA 患病率达 8.1%，而 65 岁以上人群中 OA 患病率可达 50%。OA 严重影响患者生活质量，致残率高达 53%，对患者个人和社会均造成巨大负担。

OA 病因尚未完全明确，其发生与年龄、创伤、肥胖、炎症、代谢及遗传因素等有关。年龄是主要的高危因素；女性绝经后 OA 发病率增加，可能与机体 E 水平下降、骨质疏松发生有关。OA 分为原发性 OA 和继发性 OA，原发性 OA 多发生于 50 岁以上的中老年人群，继发性 OA 可发生于青壮年，常见继发于创伤、炎症、关节不稳定、积累性劳损或先天性疾病等。OA 主要病理表现为关节软骨退变、变性和磨损，软骨下骨囊性变或硬化，关节边缘骨赘形成，伴有滑膜病变、关节囊挛缩、韧带松弛或挛缩、周围肌肉萎缩等，最终关节面完全破坏和畸形。

OA 的治疗并不能逆转其病理学改变，治疗的主要目的是缓解或消除症状，延缓关节退行性变，最大限度地保持和恢复日常活动。OA 症状较轻者首选非药物疗法，包括适度活动、运动治疗、物理治疗、行为辅助等，关节疼痛重者可采用药物疗法，包括非甾体抗炎药局部外用或全身应用、关节腔内药物注射、缓解OA 症状的慢作用药物等；OA 晚期出现持续疼痛、活动受限、畸形等，则需要采取外科手术治疗。

2. 针灸治疗 OA 的临床应用

文献研究针灸在 OA 中的临床应用以骨性膝关节炎（KOA）相关报道最多。我国膝骨关节炎中医诊疗指南中将针刺列为 OA 不同分期（发作期、缓解期和康复期）使用的强推荐疗法，艾灸和推拿手法是缓解期和康复期使用的强推荐疗法。《素问·脉要精微论》曰："膝者筋之府，屈伸不能，行则偻附，筋将惫矣。"《类筋》曰："筋虽主于肝，而维络关节以立此身者，惟膝腘之筋为最，故膝为筋之府。"中医古籍指出肝主筋，而膝部之筋为最，中医学者提出"筋痹"是 KOA发生和发展的必经阶段，最终可发展为"骨痹"，因而提出"筋为骨用""骨病治筋""筋骨同治"。在治疗"筋痹"方面，《灵枢·经筋》曰："治在燔针劫刺，以知为数，以痛为输。"《灵枢·官针》曰："关刺者，直刺左右，尽筋上，以取筋痹。""恢刺者，直刺傍之，举之前后，恢筋急，以治筋痹也。"这体现了针灸治疗方法的多样性，除常规的毫针针刺疗法之外，电针、浮针、灸法、温针灸、拔罐、刺络拔罐、三棱针、火针、穴位注射、针刀疗法等，以及联合中药、推拿、理疗等综合疗法也得到了广泛应用。不同的刺灸法适用于疾病的不同层次，围针浅刺用于"皮痹"，刺络放血用于"脉痹"，经筋针刺、针刀关刺、火针、温针灸等用于"筋痹"，刺骨疗法用于"骨痹"。

通过分析近 20 年临床观察类研究有关针灸治疗 KOA，总结出的腧穴配伍规律是以下肢局部取穴为主，其中内膝眼使用频次最高，其次为犊鼻、血海、阳陵泉、梁丘、足三里等穴，表明临床选穴多从调节气血运行、散寒祛湿、健脾强胃、滋补肝肾这四方面来考虑；使用频次最多的经脉为足阳明胃经和足太阴脾经，脾、胃经循行均在膝关节周围，是针灸近部取穴"经脉所过，主治所及"理论的体现，同时脾胃为气血生化之源，针灸脾经、胃经腧穴有助于调节整体及膝关节局部气血，使气血化生有源；配穴方式以表里经配穴为主，尤其注重脾经与胃经腧穴的应用；特定穴以五腧穴使用最多，其次为交会穴和下合穴。

3. 针灸治疗 OA 的机制研究

随着越来越多的研究关注针灸治疗 OA，与其相关的研究进展已将针灸治疗 OA 的机制总结为镇痛、改善血液流变学和微循环、调整机体免疫功能、改善氧化应激损伤及调控神经 - 免疫 - 内分泌网络系统的平衡。针灸治疗 OA 的分子生物学机制也表明，针灸作用于细胞因子、基质金属蛋白酶及其抑制物、氧自由基、脂肪因子、内啡肽、玻璃酸钠、基因表达和信号转导通路，从而发挥对 OA 的治疗作用。这里主要对近几年针灸治疗 OA 的机制研究新进展做进一步补充，主要体现在调控信号通路介导的免疫反应、改善氧化应激损伤和镇痛三个方面。

在针灸调控 OA 相关信号通路介导的免疫反应方面，有以下研究报道。① Toll 样受体（TLR）是固有免疫中模式识别受体的重要类型，研究表明 TLR 如 TLR2、TLR4，在 OA 关节软骨和滑膜细胞中异常高表达，提示 TLR 相关信号通路参与了 OA 的病理发生和发展。电针治疗 KOA 模型兔可通过抑制 TLR 介导的滑膜固有免疫反应，降低 TLR/NF-kB 信号通路相关转录元件的表达，抑制下游炎性因子 TNF-α、IL-6 和金属基质蛋白酶 MMP3 的释放，从而缓解膝关节 OA。② 趋化因子 MCP1/CCR2 轴在 OA 炎性疼痛中发挥促炎介质的作用，激活单核细胞和巨噬细胞的募集，促进其炎性细胞因子和 NGF 的分泌，从而加剧 OA 进展。电针 OA 模型大鼠的犊鼻穴和足三里可以明显缓解膝关节痛觉敏感度和软骨退变，并减少神经信号传导；其机制可能是通过抑制 MCP1/CCR2 轴，进而减少软骨和滑膜组织中的炎性因子和 NGF。③ Wnt/β- 连环蛋白信号通路与炎性反应密切相关，电针干预 KOA 模型大鼠可能通过调控 Wnt/β- 连环蛋白信号通路，减少关节软骨组织金属基质蛋白酶 MMP13 的表达，减少滑膜组织炎性因子 IL-1β 的生成，从而抑制软骨基质降解和软骨细胞凋亡，改善软骨形态和结构。

在针灸改善 OA 氧化应激方面，研究发现温针灸降低了 KOA 大鼠足底机械缩足反射阈值，改善了关节病理结构，并且减少了 KOA 大鼠膝关节软骨组织的脂质过氧化物含量，以及 NADPH 氧化酶 2 和 IL-1β 的表达，同时增加了超氧化物歧化酶 2 的表达，表明温针灸通过调节氧化和抗氧化的平衡、抑制软骨组织氧化应激损伤发挥对 KOA 的治疗作用。

针灸对 OA 的镇痛机制，主要体现在中枢机制、外周机制和神经递质三个方面。①脑干中的中脑导水管周围灰质和中缝核，以及它们与皮质区域相互作用，是大脑感知慢性疼痛的重要结构。通过 fMRI，研究发现针刺增强了 OA 患者背侧中缝核和右侧壳核之间的功能连接，这体现了针刺缓解 OA 慢性疼痛的中枢机制。②电针 OA 大鼠模型足三里显示出的镇痛效应，是通过 5-HT1、5-HT3 受体，以及毒蕈碱胆碱能受体所介导的。此外，OA 模型大鼠给予蜂毒针灸足三里的镇痛效应可被 δ- 阿片受体拮抗剂和 α_2- 肾上腺素能受体拮抗剂所阻断，表明 δ- 阿片受体和 α_2- 肾上腺素能受体参与介导了针灸镇痛机制。③外周 CB2 大麻素受体被认为是炎性疼痛和神经病理性疼痛的潜在分子治疗靶点，CB2 受体激活可改善关节疼痛，并参与诱导阿片样肽系统的痛觉调制。研究发现电针可增加 KOA 小鼠成纤维细胞中 CB2 受体的表达，减少膝关节半月板 IL-1β 的表达，小鼠 CB2 受体敲除后阻断了电针的镇痛作用和对 IL-1β 表达的影响，表明电针可以通过激活外周 CB2 受体来降低 IL-1β 的表达，从而缓解 OA 模型中的慢性疼痛。

4. 针灸治疗 OA 的疗效评价

来自 Cochrane Library 2010 年的系统评价纳入 16 个随机对照试验，包含3498 位膝关节 OA 或髋关节 OA 患者。研究结果表明，与未施行盲法的等待组相比，针刺能够改善 OA 短期内的疼痛和功能，且能达到研究预先定义的临床相关性阈值；与实施盲法的假针刺相比，针刺对 OA 短期内疼痛和功能的改善程度未能达到临床相关性阈值；若随访 6 个月以观察长期效应，针刺对 OA 长期的疼痛和功能无明显改善。因此该研究结论认为，针刺对 OA 的效应可能至少部分是由患者的心理预期或安慰剂效应造成的。Cochrane Library 于 2018 年的系统评价仅评估针刺治疗髋关节 OA 的疗效，共有 6 个随机对照试验，包含 413 位患者，结论仍然提示针刺能改善髋关节 OA 疼痛和功能的证据不足，可能包含心理预期作用，而与针刺治疗相关的副作用较少。

更多的随机对照试验和系统评价针对 KOA 评估了针灸的临床疗效。2013 年一项网状荟萃分析纳入 114 个研究，共计 9709 名患者，以比较针刺与其他物理疗法（包含假针刺、脉冲电刺激、按摩疗法、有氧运动、肌肉强化锻炼等）缓解KOA 疼痛的效果，结果提示针刺是缓解 KOA 短期疼痛的最有效的疗法，但证据质量仍不足以充分支持。2016 年另一项荟萃分析比较了针刺与假针刺、常规护理或不干预对 KOA 的疗效，结果发现针刺对 KOA 短期内（随访 13 周内）的关节疼痛和身体功能均有改善作用，也能缓解长期（随访 26 周内）的身体功能，但未能在缓解疼痛上显示长期效应。

2021 年国际顶级风湿病学期刊《关节炎和风湿病学》发表了由北京中医药大学刘存志教授团队牵头完成的针刺治疗 KOA 的多中心随机对照试验。研究共纳入 480 例 KOA 患者，随机分为电针组、手针组和假针组，针刺主穴为犊鼻、内膝眼、曲泉、膝阳关和阿是穴，治疗每周 3 次，每次 30 min。经过 8 周治疗后，电针组、手针组和假针组的有效应答率分别为 60.3%、58.6% 和 47.3%，电针组疗效显著优于假针组，并经过长期随访，其疗效可持续至第 26 周。手针组与假针组在治疗 8 周后无显著差异，但在随访至 16 周和 26 周时，假针疗效消失，手针则显示出持续的治疗效果。该项研究为针刺治疗 KOA 的有效性提供了科学依据，为优化 KOA 慢性疼痛管理的针灸方案提供了指导，且强调了临床研究中针灸剂量（如针刺频次、穴位数量、针刺深度）、疗效评估时点、安全性评估的重要性。应用系统评价方法学质量评价工具（AMSTAR2）及推荐分级的评估、制定与评价（GRADE）系统，对多个评估针灸治疗 KOA 疗效的系统评价的结果进行综合，即系统评价的再评价，已被 3 项研究报道，均支持了针灸治疗 KOA 的有效性和安全性；同时也指出，未来的针灸研究中应重视原始研究，需开展高质量、大样本、方法学更规范的随机对照试验，以提供更高级别证据支持针灸对 KOA 的临床应用。

三、针灸对 GA 的研究

1. GA 概况

GA 是由体内嘌呤代谢紊乱和（或）血尿酸排泄障碍引发的一种代谢性疾病，尿酸盐结晶沉积在关节腔及其周围组织引起关节炎性反应，主要表现为反复发作的急性关节炎、痛风石及关节畸形。急性关节炎期间受累关节红肿、发热、疼痛、出现功能障碍，可自行缓解，痛风未经规范治疗可发展至慢性关节炎，受累关节不规则肿胀、疼痛，关节内大量沉积的痛风石可造成关节骨质破坏。我国痛风患病率在 1%～3%，近年来呈逐年上升趋势，并且存在地域、年龄和性别等方面的差异。

GA 是痛风累及骨关节的表现，痛风的发生来源于高尿酸血症。原发性痛风由遗传因素和环境因素共同致病，导致尿酸排泄障碍。继发性痛风主要由肾脏疾病、药物、肿瘤放化疗等所致。当关节腔内尿酸浓度达到过饱和状态，尿酸盐结晶沉积于关节，诱导白细胞趋化聚集，激活免疫炎症信号通路并释放各种炎性介质而产生急性 GA，病理表现为关节滑膜内层细胞过度增生，巨噬细胞、单核细胞和淋巴细胞渗出。长期尿酸盐结晶沉积可形成异物结节即痛风石。

痛风急性发作时，应迅速控制急性关节炎发作，秋水仙碱、非甾体抗炎药和糖皮质激素是治疗急性 GA 的一线药物。对于慢性 GA 或痛风石，应进行降尿酸治疗，使血尿酸降至 6 mg/dl 以下，主要为使用抑制尿酸生成和促进尿酸排泄的药物；必要时可采取手术治疗。此外，对于 GA 患者，保持健康的生活方式和具备自我管理意识也很重要。

中医"痛风"之病名首见于《格致余论·痛风论》"痛风者，四肢百节走痛，方书谓之白虎历节风证是也"，系属中医学"历节病""白虎历节""痹证"等范畴，临床多见于热痹证。《金匮要略·中风历节病脉证并治》曰"历节疼不可屈伸，此皆饮酒汗出当风所致"，指出不良饮食习惯是本病的诱发因素。虽然不同医家对痛风的认识不同，总结其病理因素主要为湿热、痰浊、瘀毒，所涉及内脏主要有肝、脾、肾，治法上主要是清热泄浊化瘀、调理脏腑气机。中医在临床实践中形成了多样的治疗 GA 的方法，如口服汤药、外敷药膏、针刺、熏洗及多方法组合治疗等，均取得了良好的治疗效果。

2. 针灸治疗 GA 的临床应用

针灸治疗 GA 主要以全身调节与局部治疗相结合，注重循经取穴和局部取穴相结合，健脾益肾、清热解毒、祛湿化瘀、疏肝理气、通络止痛为主要治法。急性 GA 发作时，以单侧足大趾处的第一跖趾关节最为常见，足大趾为脾、胃、肝经循行部位，故多选用足太阴脾经、足阳明胃经和手阳明大肠经之腧穴，针刺治疗目的在于化湿、降浊、祛瘀、通络；急性期针刺手法以提插捻转泻法为主，恢复期则以平补平泻为主。此外，急性 GA 发作时，针刺原则是"热则疾之""菀陈者除之"，可结合脏腑辨证，按"经脉所过，主治所及""急则治其标"的原则选穴。除了毫针针刺，火针围刺法、火针点刺放血有助于活血祛瘀、消肿止痛、化湿除痹，三棱针放血疗法可泻壅遏经脉的热毒之邪，电针、温针灸、针刀、刮痧、埋线及针刺结合拔罐、中药外敷、中药内服等均在临床观察性研究中被报道对治疗 GA 有效。

通过数据挖掘探寻针刺治疗 GA 的选穴规律，发现腧穴归经主要以脾经、胃经、大肠经为主，出现频次最多的腧穴依次是三阴交、足三里、曲池、太冲、阴陵泉、血海、合谷、阳陵泉、犊鼻、太溪等；针刺补泻手法上，毫针提插捻转泻法运用最多，补法运用相对较少；三棱针、梅花针、火针等刺血疗法对缓解 GA 急性发作疼痛有重要作用。最近一项研究对 147 篇文献，共计 111 个腧穴进行分析，报道应用最频繁的腧穴为三阴交（110次）、足三里（104次）、阴陵泉（89次）、阿是穴（87次）、太冲（77次），归经上多属足太阴脾经、足阳明胃经；关联分析结果表明三阴交 - 足三里的支持度最高，三阴交、足三里 - 太冲的置信度最高，因而推荐针刺治疗GA以三阴交、足三里、阴陵泉、阿是穴、太冲作为主要取穴。

3. 针灸治疗GA的机制研究

目前研究针灸治疗GA的机制主要采用模式动物，对炎症相关因子和炎性介质的研究报道较多。针灸对急性GA减轻炎性反应的作用，主要体现在以下几点。①抑制炎性因子分泌。温针灸可减少急性GA家兔血清中IL-1、IL-8和TNF-α含量。蜂毒针灸有助于减轻GA大鼠的关节疼痛和肿胀，其机制是通过减少关节滑膜组织的促炎因子（TNF-α、IL-1β、IL6、COX2和iNOS）和趋化因子（MIP-1α、MIP-1β、MCP-1、GRO-α和MIP-2α）的表达，从而减轻尿酸盐结晶诱导的关节炎性反应。②促进抗炎因子释放，如IL-4、IL-2、IL-12等。③改变相关基因或蛋白表达。火针对急性GA大鼠可同时减少血清和关节滑膜IL-1β、NALP3表达，表明其机制可能与抑制NALP3炎性体活化和IL-1β分泌有关。电针急性GA大鼠能增加关节滑膜组织的热休克蛋白HSP70蛋白表达，从而减轻关节局部炎症反应。电针急性GA大鼠可降低关节滑膜中的组织蛋白酶B表达和活性，抑制NLRP3炎性小体激活，从而减少下游炎性因子IL-1β、IL-18的生成。④改变炎性信号转导通路。电针有助于调节急性GA大鼠踝关节TLR/髓样分化因子88信号通路相关蛋白表达，从而减轻炎症反应。电针急性GA大鼠可通过抑制关节滑膜组织髓样细胞表达激发受体 -1蛋白表达，进而减少炎性细胞因子TNF-α和IL-1β的分泌。"通经利浊"针刺疗法对急性GA可能通过抑制关节组织NF-kB/Ik-Bα信号通路激活来减轻炎性反应，减少炎性细胞因子IL-1β、IL-6和TNF-α的水平。电针急性GA大鼠增加了关节滑膜组织激活腺苷酸活化蛋白激酶（AMPK）的磷酸化水平，可能通过激活AMPK信号，进一步上调滑膜组织精氨酸酶 -1表达，下调一氧化氮合酶2、IL-1β和NLRP3的表达，促进巨噬细胞从M1促炎表型转换为M2抗炎表型，进而抑制炎性反应。

基于超高液相色谱联合质谱分析针刺治疗对GA模型大鼠血浆和尿液代谢组学的影响，结果表明针刺有助于改善GA状态下的异常代谢网络，另一项针刺治疗GA大鼠尿液代谢组学研究从16种差异代谢物中筛选出5种与急性GA相关的潜在生物标志物，α- 酮戊二酸、γ- 氨基丁酸、肌醇、半乳糖苷、柠檬酸，并通过差异代谢物富集得到 4 条代谢通路，包括丁酸代谢，三羧酸循环，丙氨酸、天冬氨酸和谷氨酸代谢，半乳糖代谢；表明针刺可能通过影响这些代谢通路来改善 GA 的炎症、加速局部代谢循环。

学者总结针灸治疗 GA 的机制，主要体现在减轻炎症、镇痛、改善微循环、改善嘌呤代谢、调节免疫、促进修复等多个方面。但目前对针刺治疗 GA 的机制仍较少，且较表浅，缺乏更充分、更深入的基础实验验证，不同针灸方法、不同配穴等作用机制的差异性尚未明确，仍值得进一步深入研究。

4. 针灸治疗 GA 的疗效评价

2013 年第一项针刺治疗 GA 的系统评价和荟萃分析纳入了 10 项随机对照试验，包含 852 名 GA 患者，研究结果显示针刺对减轻关节疼痛和降低尿酸水平有效。2016 年另一项系统评价和荟萃分析纳入了 28 项随机对照试验，包含 2237 名 GA 患者，研究结果表明与常规药物治疗相比，针刺能更有效地缓解疼痛症状，也能更有效地降低血清尿酸及血沉等指标；研究结论表示可谨慎地肯定针刺治疗 GA 的有效性和安全性。然而，纳入的随机对照试验在方法学上的缺陷，可能会造成针刺潜在的有益作用被夸大。2021 年的一项系统评价纳入 14 项随机对照试验，包含 1065 例患者，以评估针刺联合中药治疗 GA 的有效性和安全性，发现针药结合在改善临床疗效、降低尿酸和改善疼痛方面优于单用针灸或单用中药及常规疗法，且安全性高。

尽管目前基于系统评价工具反映出针刺治疗 GA 是有效和安全的，但现有的随机对照试验基本均于国内进行，方法学质量和研究报告较不完善，缺乏高质量随机对照试验证据，因而造成循证依据的不足。因此，针灸治疗 GA 的有效性和安全性仍需要通过高质量随机对照试验进一步验证。

（张青）

第二节　针灸治疗慢性疲劳综合征的系统评价和荟萃分析

慢性疲劳综合征（CFS）又称肌痛性脑脊髓炎，是一种原因不明的、持续 6 个月以上的、以慢性疲劳为特征的疾病，常伴有劳累后不适、睡眠障碍、认知受损、自主神经失调、免疫紊乱、肌肉骨关节疼痛等。根据最常用的 1994 年美国疾病控制与预防中心（CDC-1994）诊断标准，全球范围内 CFS 平均患病率为 0.89%，女性患病率约为男性的 1.5 ～ 2 倍。尽管 CFS 不会危及生命，但它严重影响患者的生活质量，并造成社会经济负担。

迄今为止，CFS 发病机制尚未明确，可能与多种因素有关，包括大脑结构和功能、免疫功能、神经内分泌反应、病毒感染、睡眠结构、生物心理社会模型等。目前尚缺乏针对 CFS 的特效药物，CFS 治疗主要体现在缓解症状上，治疗方法有补充维生素、免疫抑制、抗病毒、认知行为疗法、分级运动疗法、补充替代医学疗法等，但由于缺乏大样本临床研究证据，这些治疗的效果尚无定论。

从祖国医学角度，中医古籍《金匮要略·血痹虚劳病脉证并治》中记载的"虚劳里急……四肢酸痛""虚劳腰痛"等均符合该病特征，除了乏力、疲劳、肢痛等症状，还有心悸、失眠、焦虑等躯体心理症状，这些症状则符合中医"不寐""脏躁""郁证"等范畴。CFS 的病因可总结为脏腑阴阳失调、气血不足。针灸是祖国中医学的重要组成部分，是临床广泛应用的中医适宜技术，对 CFS 具有潜在的治疗效果。针刺通过刺激经络腧穴，达到疏肝、健脾、补肾等功效，使机体处于脏腑气血阴阳调和的状态。灸法包括艾炷灸、温针灸、隔物灸、扶阳灸法、督灸等多种疗法，可振奋阳气、温通经络、有效激活免疫功能、改善疲劳之功效。

针灸疗法是国际上重要的补充替代疗法之一，针灸治疗 CFS 的效果得到了国内外学者的关注，开展了一系列临床试验研究。然而，这些研究的质量各不相同，结果也不尽相同，因此编者团队对其进行了系统综述和荟萃分析，严格遵守国际上系统评价和荟萃分析的首选报告标准（PRISMA），旨在评估针刺治疗 CFS 的临床疗效。

截至 2018 年 3 月，编者团队检索了 PubMed、Embase、Web of Science、万方期刊全文数据库、中国知网、中国生物医学文献数据库、中文科技期刊全文数据库及临床试验注册网站，对文献进行筛选和分析。

本研究对纳入的文献设定了以下标准。研究类型：随机对照试验或类随机对照试验。研究对象：诊断为 CFS 的患者，不限制年龄、性别、种族或国籍。干预方法：实验组需要接受针刺干预，采用手刺激或电针刺激穴位。对照设置：对照组包括以下几种。①假针（浅刺、非穴位针刺或不透皮的安慰针刺）。②其他对 CFS 可能有治疗效果的干预措施，如西药、中药、认知行为疗法等。③无干预或常规护理。评价指标：至少含 1 种评价指标，包括总体缓解率（完全或部分改善疲劳症状的患者比例）、疲劳严重程度、不良事件。

经过逐级筛选，本研究最终纳入 16 项研究，总计评估了 1346 名 CFS 患者。其中 13 项研究的 CFS 诊断采用了 CDC-1994 诊断标准，其他 3 项研究未明确诊断标准。针灸师的经验年限仅在 2 项研究中得到报道。仅 1 项研究使用了电针，其他均为手针。各研究根据不同的中医学理论和原则选择针刺穴位，研究中最常用的穴位是足三里（ST36）、肝俞（BL18）、肾俞（BL23）、百会（GV20）、脾俞（BL20）。在文献质量评估上，多数文献呈现不确定的风险偏倚，与其报告内容的不完善和数据缺失有关。主要荟萃分析结果如下。

编者团队首先对 CFS 总体缓解率进行数据合并和荟萃分析，一共有 9 项研究，包含 734 例受试者，荟萃分析结果显示针刺更能有效改善总体缓解率（RR = 1.55，95%CI：1.25 ~ 1.91，$P < 0.01$），但研究间的异质性较高（$I^2 = 80\%$，$P < 0.01$）。根据对照类型进行亚组分析，结果显示针刺比假针刺（4 项研究，281 例受试者，RR = 2.08，95%CI 为 1.4 ~ 3.1，$I^2 = 64\%$）、中药（3 项研究，290 例受试者，RR = 1.17，95%CI 为 1.07 ~ 9，$I^2 = 0\%$）更有效。

编者团队进一步分析了 Chalder 疲劳量表评估的疲劳程度，对 4 项以假针刺作为对照、包含 640 例受试者的研究进行数据合并分析。Chalder 疲劳量表是一个包含 14 个条目的自我报告量表，包括心理疲劳评估和身体疲劳评估两个方面。有 3 项研究支持针刺能改善心理疲劳评分和身体疲劳评分，但异质性较高（心理疲劳评分：MD = - 1.62，95%CI 为 - 2.15 ~ - 1.29，$P < 0.01$，$I^2 = 81\%$。身体疲劳评分：MD = - 1.34，95%CI 为 - 1.95 ~ - 0.72，$P < 0.01$，$I^2 = 70\%$）。而一项研究显示，两组间 CFS2 的心理疲劳评分和身体疲劳评分均无显著差异。

在不良反应上，纳入的大多数研究都没有提到任何不良事件。3 项研究称没有受试者经历不良事件。仅一项研究报告了两种可能与针刺有关的轻微不良事件（发红和瘙痒、右拇指麻木和疼痛）。

本荟萃分析结果表明，从总体缓解率来看，针刺治疗 CFS 似乎比假针刺、中药更有效，并且针刺能减轻 CFS 疲劳严重程度。由于目前还没有治疗 CFS 的特效药物，因此针刺治疗 CFS 的疗效有着积极的意义。在中国，许多 CFS 患者倾向于寻求中医治疗来缓解症状，但疗效因人而异，因而强调针对个体特征进行辨证施治的个性化治疗。本综述的结果显示，根据纳入的研究，手针比电针应用更广泛，最常用的穴位是 ST36、BL18、BL23、GV20 和 BL20，并且基于辨证的个性化选穴的针刺治疗效果要优于固定穴位配方，这为针刺治疗 CFS 的临床实践提供一些参考信息。

本系统评价也反映了目前研究评估针刺治疗 CFS 有效性的一些问题。研究设计欠佳，在针刺干预、对照设置、假针实施方法和指标评价上都有较大差异，这使得数据合并分析的难度增加。尽管本研究对异质性的可能来源提出了先验假设，但由于数据有限、信息不足或缺失等问题，无法进行检验。此外，针刺治疗 CFS 的安全性评价报道很少。多数研究的方法学质量较不完善，基于 GRADE 分级系统得到的证据等级和推荐强度较低。

另外，以灸法为主治疗 CFS 的系统评价和荟萃分析已有数篇文献报道，现简要介绍如下。

在 2008 年一项针灸治疗 CFS 的系统评价中，纳入的研究中仅 3 篇采用灸法治疗 CFS，常用穴位包括百会（GV20）、气海（CV6）、关元（CV4）、足三里（ST36）、背俞、神阙（CV8）等。2017 年的一项系统评价和荟萃分析纳入数量更多的随机对照试验，其中 13 篇采用灸法与针刺联合治疗 CFS，荟萃分析结果提示灸法与针刺联用的疗效优于中药治疗（8 项随机对照试验，RR ＝ 1.17，95%CI：1.09 ～ 1.25）和单用针刺 / 灸法（5 项随机对照试验，RR ＝ 1.23，95%CI：1.12 ～ 1.36）；通过对所有治疗方法进行网状荟萃分析，结果提示灸法联合针刺治疗 CFS 最有效，其次是单用针刺 / 灸法、中药、西药。

为评估灸法为主治疗 CFS 的临床疗效，一项系统评价检索了截至 2021 年 1 月的数据，纳入以各种灸法为主治疗 CFS 的随机对照试验，对照组包括西药、针刺、认知行为疗法、分级运动疗法、无治疗。研究最终纳入 15 项随机对照试验，均在国内各省开展，共计 1030 名 CFS 患者。所有这些随机对照试验均报告了 CFS 缓解的有效率，荟萃分析提示灸法缓解 CFS 的有效率优于对照组（OR ＝ 5.19，95%CI：3.58 ～ 7.53），并通过亚组分析提示灸法的疗效优于针刺疗法（OR ＝ 4.58，95%CI：2.85 ～ 7.35）和西药（OR ＝ 6.36，95%CI：3.48 ～ 11.59）。7 项随机对照试验采用疲劳量表 FS-14 评估疲劳程度，研究间的异质性较高（$I^2 ＝ 98\%$），合并结果提示灸法改善 FS-14 评分的效果优于对照（WMD ＝ － 2.20，95%CI：－ 3.16 ～ － 1.24），并且灸法改善 FS-14 评分的疗效优于针刺疗法（WMD ＝ － 1.76，95%CI：－ 2.22 ～ － 1.30）和西药（WMD ＝ － 4.17，95%CI：－ 4.41 ～ － 3.93）。由于异质性较高，研究进一步根据灸法方式进行亚组分析，结果提示扶阳灸、督灸、隔姜灸和盘龙灸相较于针刺疗法能进一步改善 FS-14 评分，其中以扶阳灸的疗效最好（WMD ＝ － 2.53，95%CI：－ 3.31 ～ － 1.74，P ＜ 0.01）。3 项随机对照试验采用疲劳评定量表 FSI 评估疲劳程度，合并结果同样提示灸法改善 FSI 评分较针刺疗法更优（WMD ＝ － 16.36，95%CI：－ 26.58 ～ － 6.14，P ＜ 0.01）。因此，该项系统评价的汇总分析表明，灸法在缓解疲劳症状（通过 FS-14 和 FAI 量表评估）和提高临床疗效方面优于针刺疗法。尽管证据有限，以灸法为主治疗 CFS 仍被认为是一种安全有效的补充疗法。

小结：综合目前系统评价的证据，无论是单用针刺／灸法，还是针刺与灸法联用，对治疗 CFS 均体现出了较好的疗效，且安全性高，值得临床进一步推广和应用。但局限于目前有限的研究数量、较高的异质性及方法学质量普遍不高，目前无法得出有效性的明确结论，仍需要大样本、设计严谨的随机对照试验确定针灸治疗 CFS 的有效性，使其在国际上能够得到更广泛的接受和应用。尽管假针是否是一种有效的安慰对照方法仍存在争议，但如果能得到合理设计和执行，并确保盲法，假针在针灸随机对照试验的研究设计中优于其他对照形式。同时，针灸治疗 CFS 的有效性研究应更关注针对 CFS 患者的特异性结局指标和不良事件的评估。针灸随机对照试验应按照针灸临床试验干预措施报告标准指南来规范研究报告，并提供有关针灸干预的详细信息。

（张青）

下篇　针灸研究的现状与展望

　　针灸是世界上应用广泛的传统中医疗法，追溯其传播历史发现，针灸疗法在公元6世纪传入朝鲜和日本，其后在东南亚地区传播。17世纪由传教士传入欧洲，在20世纪70年代开始得到欧美国家主流界关注。截至2021年，中医针灸已经传播到世界上183个国家或地区，67个国家或地区承认中医针灸合法地位。

　　伴随着针灸在全世界范围的广泛应用，对针灸的研究国内外学者也做了大量工作。20世纪70年代，我国针刺镇痛、针刺麻醉研究成果引起了国际医学界的关注，引发了第一轮世界针灸热潮。1979年，中国针灸学会正式成立；1985年，中国针灸学会被提升为中国国家一级学会。1987年，世界针灸学会联合会这一国际性针灸学术组织在北京成立。这两个学术组织的成立，为针灸研究和传播创造了有利条件。本篇从基础到临床，总结针灸研究的有关现状，并分析其面临的挑战，同时对未来针灸研究方向做出展望。

第十章　针灸效应机制研究现状

　　针灸的作用主要是通过体表穴位的物理刺激（如针刺、电刺激、按压、艾灸等），来激活机体的内源性自愈系统，促使人体自我调整以达到功能正常化的作用。历经数千年的临床实践，针灸防病治病的显著疗效赢得了普遍赞誉，随着现代科学技术的发展，其科学价值和丰富内涵也逐渐被人们所揭示。本节对针灸镇痛、抗炎、治疗脑病、疗效特异性相关机制研究现状进行总结。

一、镇痛是针灸机制研究的焦点

　　针灸镇痛方法很多，针刺、电针是最常用的镇痛针灸疗法。自 1965 年以来，我国众多学者在针刺镇痛的研究上取得了丰硕成果，不仅证实了针刺提高痛阈、抑制痛反应的镇痛效应，还对针刺镇痛的规律和效应机制有了深刻的认识。总体而言，针灸镇痛被认为是各种穴位刺激激活了外周感受器和神经末梢，穴位传入信号和疼痛信号在神经系统不同水平进行整合，从而抑制疼痛放电的结果，其机制可分为同神经节段镇痛机制和异神经节段镇痛机制，其规律和效应机制研究现状总结如下。

　　（1）针灸产生的镇痛效应既有全身普遍性的镇痛效果，也有局部或节段性的镇痛效果。同神经节段的针刺镇痛是指在同一脊髓节段神经支配区域产生的镇痛效应，其神经环路在同一脊髓节段内形成。在同神经节段水平，针灸只要能兴奋穴位的 A 类纤维就有明显的镇痛效应，其镇痛机制为激活粗纤维在脊髓水平对痛敏神经元起抑制作用，从而关闭了伤害性信息向高位脑中枢传递的闸门，这种机制被称为"闸门控制"。异神经节段的针刺镇痛是指穴位的传入信号需要达到一定的刺激强度，足以激活较细的 Aδ 和 C 类纤维的刺激强度才能升高全身的痛阈，即用一种伤害性刺激去抑制另一种伤害性刺激，产生广泛性的镇痛作用，这种镇痛效应需要脊髓上中枢参与，可用疼痛的"弥漫性伤害性抑制性控制"理论来解释。

　　（2）从外周到中枢，针灸镇痛有其神经结构基础。从感受器和传入神经来说，针灸的信息主要经 Aβ、Aδ 纤维传入，沿着粗纤维传入的兴奋可以在脊髓同一节段抑制背角神经元对伤害信号的感受，而激活 C 纤维可能产生更加广泛的镇痛效应。从中枢水平来说，针刺镇痛涉及整个神经系统各部分的功能。脊髓是初步对针刺镇痛进行处理、译释的第一站；脑干是针刺镇痛信息整理、辨析、激发、综合、承上启下的中继站，对针刺镇痛起到重要作用；丘脑部分对各种信息的复杂分析、综合调整，有多种神经体液参与，是加强针刺镇痛和控制镇痛的协调中枢；边缘系统及其核团和多种神经介质参与，对针刺镇痛起到协调作用；大脑皮质是最高中枢，对针刺镇痛不单是兴奋和抑制过程，而且是一个复杂的调整、指挥中枢，既能加强镇痛，又能抑制其太过，起到保持动态平衡的作用。

（3）针灸镇痛的物质基础研究发现针灸能影响内源性镇痛物质的释放，有关针灸镇痛的物质基础研究主要涉及神经递质和神经肽类。中枢神经系统中有很多神经介质（包括递质和调质）参与针刺镇痛。有些是加强针刺镇痛的，如内源性吗啡样物质、5-HT 和乙酰胆碱；有些是对抗针刺镇痛的，如 γ- 氨基丁酸（GABA）和八肽胆囊收缩素（CCK-8）。有些在中枢不同部位起不同的作用，如去甲肾上腺素在脑内对抗针刺镇痛，在脊髓加强针刺镇痛，SP 在脑内加强针刺镇痛，在脊髓对抗针刺镇痛。韩济生经过 30 余年的潜心研究，证明针刺确实引起人体内脑啡肽、内啡肽、强啡肽的含量升高，从而起到镇痛效果，但是不同频率下，激活的镇痛物质不同。在大鼠实验中发现 2Hz、15Hz、100Hz 电针分别引起脊髓中甲硫脑啡肽、强啡肽 B 和强啡肽 A 的释放，而 2～15Hz 周期性改变频率的电针刺激不仅可使脑啡肽和强啡肽 B 释放，也可使强啡肽 A 释放。

二、抗炎机制研究获得新突破

近年来，哈佛大学医学院马秋富教授团队联合上海复旦大学、中国中医科学院针灸研究所，发现电针小鼠后肢部位穴位足三里（ST36）、腹部穴位天枢（ST25）能激活自主神经反射发挥对炎症 - 免疫的调节，找到了电针抗炎规律及神经解剖学基础，提出针刺穴位部位特异性、针刺强度特异性、针刺调节效应存在双向性的效应机制假说。这项研究揭示了针刺体表穴位可以诱导多种躯体感觉 - 自主神经 - 靶器官反射通路，发挥对机体免疫 - 炎症的调节作用。这一调节效应和穴位部位、刺激强度和机体状态相关。马秋富教授团队进一步探究了电针刺激能从后肢足三里（ST36）驱动迷走 - 肾上腺轴，而不是从腹部天枢（ST25）驱动；在天枢，电针刺激反而能驱动脊柱交感神经反射。研究发现 PROKR2Cre 标记的背根神经节（DRG）感觉神经元支配后肢深层筋膜（如骨膜），而不是腹部筋膜（如腹膜），对驱动迷走神经 – 肾上腺轴至关重要。该研究为穴位驱动特定自律神经通路的选择性和特异性提供了神经解剖学基础。研究结果于 2021 年 10 月发表在《自然》杂志上，实现了针灸研究的历史性突破。尤为值得关注的是，根据此类神经的躯体分布特点，可以预测在不同部位低强度电针刺激抗炎的效果，从而为穴位相对特异性的存在提供了现代神经解剖学基础。

三、穴位的本态研究现状

朱兵教授团队通过近 20 年的研究，对穴位的本态有创新性发现，率先倡导穴位敏化的理论和"穴位敏化池"的微理化环境概念，提出穴位就是能与相应靶器官发生对话的体表位域的论点。该团队首先通过大样本多中心临床病例观察和动物实验研究，发现穴位敏化现象在疾病情况下发生，其分布有明显规律性，体表敏化区域与治疗该病的常用穴位基本一致。进一步的研究发现，内脏炎性损伤引发的体表规律性的敏化点（区）HA、5–HT、BK、SP、瞬时受体电位香草酸亚型 1（TRPV–1）以及 CGRP 等受体具有高聚集特征，其中 5–HT 受体、缓激肽 –1/2 受体分布在毛囊周围，SP 受体分布在皮下。这些结果表明穴位在致敏因素作用下局部微理化环境发生了明显变化，从而形成了具有特定生物学效应的自身"穴位敏化池"。朱兵教授认为穴位敏化是影响针灸效应的关键因素，同步激活了机体本能稳态调节的级联反应，触发病变的自我愈合与修复过程。这种自我修复的级联调控包括以下 4 个方面。①由于敏化现象使 C– 多型感受器 – 纤维激活的阈值降低和自发活动增强，而且更容易被正常不能引起该类感受器活动的触压等机械刺激而激活，它在导致局部痛觉过敏的同时也向中枢神经系统传递触发痛觉调制的"弥漫性伤害抑制性控制"系统，通过下行抑制通路发挥全身性镇痛效应；与此同时，这种传入也可激活自主神经的躯体 – 交感反射活动，发挥对内脏功能的调节。②敏化促进皮肤角质细胞等合成、分泌糖皮质激素等内分泌物质，发挥广谱的生物学调控效应。③敏化能够刺激皮肤细胞合成、分泌与免疫相关的细胞因子，而免疫反应是多数疾病病理学变化的共性物质基础。④敏化部位相关的节段背根神经节发生交感芽生现象，并与感觉神经形成偶联，诱发相应节段的交感神经活动，以促进内脏器官的自我修复；敏化穴位的机械、针刺和热灸等刺激可进一步增强交感神经的反应性。

四、耳针治疗脑病研究现状

中国中医科学院针灸研究所荣培晶研究团队原创性地提出了经皮耳穴迷走神经电刺激（taVNS）方法，明确 taVNS 抗癫痫和抗抑郁的生物学效应机制，发现 taVNS 可激活癫痫大鼠孤束核神经元放电，抑制癫痫发作；采用基因敲除技术证明 taVNS 改善抑郁大鼠抑郁样行为的关键靶点，并为明确其临床适应证提供了科学依据。团队提出了"脑病耳治"新学说，开展多中心随机对照临床试验，明确了 taVNS 治疗癫痫、抑郁症、轻度认知障碍的临床疗效，证实经皮耳穴（心、脾）电刺激治疗 24 周可显著抑制难治性癫痫发作，与临床一线抗抑郁西药艾司西酞普兰相比，疗效更好，且副作用少、安全性高、持续时间长。开展随机对照试验纳入 55～75 岁轻度认知障碍患者 60 例，证实经皮刺激耳穴（心、肾）能改善患者认知功能和生活质量；在微意识障碍患者，经皮刺激耳穴可能通过改善脑连接活动来唤醒患者意识觉醒。这些研究为"脑病耳治"新学说提供高等级循证医学证据，是中医传统疗法临床经验、西医评价标准与循证医学证据相融合的成功实践。该团队通过一系列动物试验发现：耳迷走神经刺激可通过改变乙酰胆碱、炎症因子的分泌及 Cx43 的磷酸化，促进脑缺血再灌注损伤大鼠运动功能的恢复；耳迷走神经刺激抗抑郁作用与海马 α7 nAchR/NF-κB 信号通路有关。

五、针灸效应影像学机制研究现状

针灸影像学是结合影像技术以阐明针灸效应的一门新兴交叉学科，其涵盖了医学影像学、解剖学、生理学、针灸学及神经科学等多学科的基础理论与基本知识。经过 20 余年发展，以方继良团队为代表的研究人员在以下方面获得了科研进展。

1. 阐明穴位脑效应的相对特异性

有国内学者团队的研究肯定了穴位特异性的存在，但普遍认为穴位特异性是相对的，人群特征、样本量大小、穴位配伍、针刺方法等因素均可能影响穴位特异性的脑部表征。通过刺激真穴和假穴的脑效应比较显示，针刺真穴较在脑内诱导的激活区更多，包括躯体感觉区、运动区、基底节区、额叶认知脑区、边缘系统和小脑。

2. 阐明针刺得气效应的中枢机制

关于得气效应的 fMRI 研究表明，得气与否直接影响不同脑区的激活与负激活状态。当针刺产生得气感时，引起边缘叶及皮质下灰质结构的负激活。此外，当针刺产生酸麻胀重得气感时，杏仁核、海马、海马旁、下丘脑、腹外侧区、皮质、颞极、脑岛等区域信号明显减弱，负激活区扩大；而当针刺只产生疼痛而无得气感时，上述脑区信号明显增强。这些研究表明，得气效应与疼痛脑信号的对抗现象参与针刺镇痛的中枢机制。张青等综述认为，得气的中枢响应主要表现为边缘－旁边缘脑区结构的负激活，针刺得气还可引起部分脑区的显著激活效应并参与针刺疗效机制。基于 PET 的针灸影像学研究发现，针刺健康受试者合谷、外关、足三里、委中等不同穴位得气时激活、抑制不同的脑区葡萄糖代谢。

3. 揭示针刺效应的影响因素

有临床研究显示，手针和电针正常人合谷，产生既相似又不同的激活及负激活脑功能区，在电针不同频率也发现了差异，考虑不同穴位刺激方法可能启动不同的脑效应机制。通过比较捻转、提插、捻转加提插三种不同的针刺手法引起脑效应的区别，发现提插法明显激活了部分脑区，捻转法对脑区的影响以负激活为主，体现了不同手法脑效应的相对特异性。部分研究还发现不同穴位之间的配伍具有不同的脑效应，但相关研究较少，需要进一步探索。

4. 阐明针灸的脑效应机制

在针灸影像学发展的过程中形成了多个针刺脑效应的假说。哈佛大学麻省总医院学者最早于 2000 年提出的边缘系统负激活理论，在针刺的脑效应假说中，最具国际影响力。方继良团队比较了不同穴位的针刺脑效应，于 2009 年提出了针刺调制边缘叶－旁边缘叶－新皮质网络的假说，发现针刺对默认网络的核心脑区及其对抗脑网络起到了明显的调制作用。田捷研究团队随后提出了针刺穴位具有"时空编码脑网络"的效应特异性，特别研究了针刺调控杏仁核网络等。有国外学者提出针刺调制脑默认网络及体感运动网络，针刺对以边缘叶结构为主的自主神经系统具有较特征性的调制效应。另有学者研究总结了大脑存在调控整合疼痛相关网络，称之为"疼痛矩阵"，包括扣带皮质、丘脑、脑岛、后顶叶皮质、杏仁核、前额叶皮质等脑区。

5. 针刺镇痛效应机制

针刺镇痛机制是针灸影像学关注的热点。温玉蓉的研究发现针刺治疗下腰痛的中枢机制包括了针刺治疗能够改善默认网络和疼痛网络的功能，针刺治疗下腰痛的延后效应增强了边缘叶－旁边缘叶－新皮质网络的功能连接。另有实验研究发现耳电针可以缓解偏头痛患者的头痛症状并调节丘脑皮质回路；另有研究发现了左侧额中回、颞上回和颞中回等区域的脑功能特性对针灸治疗偏头痛的结果具有预测性；张岳等总结了针刺治疗偏头痛的相关机制，认为"脑干疼痛下行抑制调节环路"是偏头痛针刺关键环路；谢玉洁等总结了针刺镇痛的研究，发现针刺可以调节默认网络、中央执行网络、疼痛矩阵、额顶网络、感觉运动网络等多个脑网络，通过大脑皮质和皮质下脑区相互作用以达到镇痛作用。

六、针药结合研究现状

近年来，针灸和药物结合作为一种治疗疾病的实用策略在世界范围内受到了广泛的关注。南京中医药大学针药结合重点实验室徐斌教授研究团队在该领域进行了多年探索。该团队在多发性骨髓瘤动物模型中，证实了针刺与硼替佐米的协同作用可延长多发性骨髓瘤模型小鼠的生存期。该团队首次尝试针药量效评价模式的探索，在不同强度电针刺激天枢的作用下，观察电针对不同剂量西沙比利促进大鼠胃运动作用的影响，结果显示，在相同电针强度下，电针抑制西沙必利促胃运动的作用随着药物浓度的变化而逐渐降低，不同强度电针抑制西沙必利促胃运动的作用相似，无线性量效关系。该团队首次开展针药结合的表观遗传学机制探索，发现电针能改善罗格列酮治疗 2 型糖尿病大鼠引起的体重增加，其机制可能是通过提高模型大鼠体内瘦素受体和转录激活因子 3 水平，降低 $PPAR\gamma$ 基因表达，从而减少大鼠摄食量，抑制体重增加。徐斌教授认为，针药结合的协调作用主要体现在几个方面：①促进药物有效成分的吸收，提高血药浓度。②促进药物的靶向性，如针刺能加强肺功能，增加紫杉醇在肺中的分布，针刺肺俞比针刺灵台更能影响紫杉醇在肺脏的分布。③调节非药物靶点，对主要脏器发挥保护作用，如针药复合麻醉中，针刺可以对心、肺、脑、肝、肾、消化道等重要脏器发挥一定的保护作用。④减少药物的不良反应，促进药物有利作用的发挥，抑制不利作用的出现，使小剂量的药物发挥较大的作用或使药物使用周期延长。

"工欲善其事，必先利其器"。针灸效应机制的研究离不开现代科学技术的发展。综上所述，随着基因工程、影像学技术、信息技术、分子生物学技术等的发展，针灸防病治病的效应机制研究有了突破性进展。其中，穴位特异性的研究最为深入，从不同疾病状态下穴位的敏化效应、穴位脑效应的相对特异性、穴位驱动特定自律神经通路的选择性和特异性，多角度深入阐明了体穴的特异性效应规律和机制。同时，在耳穴治疗脑病、针药结合等领域也取得了创新性进展。

（余玲玲）

第十一章　针灸临床研究现状

第一节　针灸的临床应用与研究概况

随着对针灸疗效的认可，国内外学者开展了广泛的针灸临床研究，有些获得了高质量的循证医学证据，本节对近年发表在国际高水平杂志上的针灸临床研究方法和结果进行总结。

一、针灸的临床应用概况

随着针灸学科的发展，针灸治疗的病种日益扩大，在国内，针灸临床治疗逐渐扩展到针刺治疗冠心病、心绞痛、胆石症、胆绞痛、急性菌痢、急性黄疸型传染性肝炎等病症，且疗效较好。在国外，针灸的运用范围在各个国家差别较大，涉及内、外、妇、儿多个学科。针灸治疗和使用方法广泛，如拔罐、艾条灸、隔姜灸、电针、体针、耳针、头针、眼针、埋针、点压等多综合应用，疗效较好。1997 年，针灸被纳为 43 种疾病的辅助或替代疗法之一。

综合国外针灸治疗疗效较好的病症包括：卡他性鼻炎（花粉过敏）等过敏性疾病；忧郁症、失眠等精神心理疾病；偏头痛、面瘫、面肌痉挛、多发性神经炎、椎间盘综合征、癫痫、瘫痪等神经科疾病；各种痛证；月经失调、痛经、不孕症、更年期综合征等妇科疾病；遗精、阳痿等男性性功能障碍；腹痛、腹泻、眩晕、感冒、咳嗽、哮喘、耳鸣、耳聋、咽喉肿痛、呃逆、风湿性关节炎、类风湿关节炎、甲状腺功能减退等内科疾病；白癜风、牛皮癣、湿疹、带状疱疹等皮肤科疾病；颈肩腰腿痛等骨伤科疾病；老年性白内障、视神经炎、视神经萎缩、眼疲劳、屈光不正等眼科疾病。

荷兰针灸学会会长安特烈·哥伦特认为，针灸对各种疼痛、心理疾病疗效较西医更理想，对脑血栓引起的中风偏瘫治愈率为 25%，总有效率达 75%。

二、针灸临床研究现状

自 1975 年以来，已有超过 1 万篇关于针灸的随机对照试验研究发表。其中，针灸治疗偏头痛、贝尔麻痹、功能性便秘、压力性尿失禁等多种疾病的临床疗效评价受到了国内外医学界的高度关注。

1. 电针治疗女性压力性尿失禁

压力性尿失禁是由腹部压力增加引起的不自主尿液自尿道口流出症状，往往在咳嗽、打喷嚏、大笑和运动时出现，发病率高达 49%，对患者个人生活造成巨大影响。2017 年，《美国医学会杂志》在线发表了中国中医科学院首席研究员刘保延教授和中国中医科学院广安门医院刘志顺主任医师团队的研究成果，证实了电针腰骶部两个穴位，能够有效控制女性压力性尿失禁。研究结果不仅为压力性尿失禁患者提供了一种安全、有效的治疗方法，彰显了中医针灸在保障女性健康方面的巨大实用价值，而且也代表了近年来中医药研究的巨大进步。

2. 电针有效降低延迟性术后肠麻痹风险

术后肠麻痹是因手术引起的术后胃肠动力障碍性疾病，其发生会延缓术后恢复、延长住院时间并增加医疗花费，临床中尚缺乏合适的治疗药物。北京中医药大学刘存志教授团队在前期临床与机制研究的基础上，结合中医合募配穴理论，选取中脘、天枢、足三里、上巨虚，形成标准化治疗方案。基于多中心研究设计，将 248 例腹腔镜结直肠癌切除术后患者随机分为电针组和假针刺组，研究结果显示，电针组患者的首次排气、排便、耐受半流质饮食和固体饮食时间均明显低于假针刺组，并且延迟性术后肠麻痹的发生风险降低近一半。研究结果刊登在《美国医学会杂志外科学》，这是《美国医学会杂志外科学》刊登的首篇针灸领域相关研究，是我国中医学领域科学研究的又一突破，为针灸的临床应用再添循证新证据。

3. 针刺缓解肾绞痛

肾绞痛通常是由泌尿系统结石导致的突然发作的剧烈疼痛。肾结石的发病率约为 7.5%，在全球范围内每年导致数百万患者前往急诊寻求医疗救治。北京中医药大学科研团队将针刺与西药相结合，使用中西医结合的方法缓解肾绞痛。该研究为单中心、随机、安慰对照试验，在首都医科大学附属北京中医医院急诊科开展。80 例泌尿系统结石引起的肾绞痛患者被随机分为针刺组和假针刺组。结果发现，针刺组镇痛的有效应答率为 77.5%，显著高于假针刺组的 10.0%。试验期间针刺组 VAS 评分均显著低于假针刺组，且未发生严重不良事件。该研究通过严谨的顶层设计和完善的质量控制保证研究的真实性，为中医针灸结合西医疗法运用于急诊科、快速缓解肾绞痛提供了高质量的循证医学证据。

4. 针刺显著改善贝尔麻痹患者面肌功能和生活质量

针灸如何传承数千年针灸的治疗经验和标准化针灸刺激手法，尤其是临床上如何确定有效的针灸刺激量，成为针灸研究、应用，乃至向世界传播的难题。中医传统理论强调针刺必须达到一定的刺激量及得气才会产生疗效。由于现有的得气研究缺乏被世界认可和理解的结果，所以现实世界上有很少的国家在针灸治疗过程中采用得气来确定针灸刺激量。

编者团队研究了针刺得气对贝尔麻痹临床疗效的影响，得出结论：诱导得气的强刺激针刺治疗贝尔麻痹疗效更佳，得气强度越强，疗效越佳。神经心理因素在针灸治疗中发挥着一定的作用，但不起主导作用。人格因素对得气有一定影响，乐群性、聪慧性、敢为性、独立性人群较为容易得气。受暗示性影响程度的大小对得气无影响，且与疗效关系不大。路透社对王伟教授课题组进行了采访，指出"强刺激模式的针灸治疗，有助于贝尔麻痹患者的功能恢复"。与只接受针具单纯刺入而不进行任何操作的患者相比，接受捻转针具刺激并产生得气感觉的患者，6 个月后面肌功能的痊愈率明显提高。

5. 全球首个针灸临床证据矩阵和图谱的建立

虽然近年来全球针灸临床试验研究蓬勃发展，针灸的临床证据大量涌现，但缺乏对这些证据的科学分析和推荐，以致有效的治疗措施无法在国际上及时转化和应用。2022 年 3 月，《英国医学杂志》刊发了广州中医药大学教授、华南针灸研究中心主任许能贵团队的最新研究成果。该研究完善了 Epistemonikos 数据库中针灸疗法的临床证据，首次构建了针灸临床证据矩阵并制定了全球首个针灸临床证据图谱。在 Epistemonikos 数据库研究人员的支持下，许能贵团队应用人工智能分析技术，完成了 20 个疾病领域的原始研究与 332 篇系统评价证据的"链接"工作，全面完善了 Epistemonikos 数据库中针灸疗法的临床证据，共构建了 77 个证据矩阵。该针灸临床证据矩阵存放于 Epistemonikos 数据库中，可供全球同行共享。在梳理全球针灸临床试验证据过程中，研究人员发现，针灸治疗疾病的范围广泛，涉及 12 个疾病领域的 77 种疾病。他们基于 GRADE 系统对证据推荐强度进行评级，通过证据统计分析及可视化方法构建证据图表，最终形成目前最优的针灸临床实践推荐方案。团队按照针灸治疗大、中、小效应量，以及高、中、低质量证据进行整理，形成了针灸治疗优势病种及针灸治疗潜力病种的分类推荐。该研究解决了针灸的优势病种与潜力病种分类不清的问题，为针灸的国际化推广应用及未来研究重点的确定奠定了基础。

针灸临床研究的发展，也有力推动了世界医疗格局的发展进步。2022 年制定的针灸治疗癌性疼痛指南提出了 3 项建议：①强烈建议对中重度癌痛患者采用针刺治疗；②对于使用镇痛剂的中重度癌痛患者，推荐针刺／指压联合治疗，以减轻疼痛强度，减少阿片类药物剂量，减轻阿片类药物相关副作用；③强烈建议对乳腺癌患者进行针灸治疗，以缓解芳香化酶抑制剂引起的关节痛。

（余玲玲）

第二节　针灸临床研究方法概述

在针灸临床研究方法中，提供研究证据等级最高的仍然是随机对照试验，根据针灸的特点，主要研究方法为前瞻性、多中心、随机、假针灸对照、有效设计，其次是真实世界研究和实施研究。

一、随机对照试验

随机对照试验是将研究对象进行随机分组，对不同组别实施不同的干预措施，以对照干预疗效的不同。随机对照试验采取随机、对照和盲法等方法，能够最大限度地避免临床试验设计、实施中可能出现的各种偏倚，平衡混杂因素，提高统计学检验的有效性，被公认为是评估医学干预措施效果的金标准。随机对照试验可以提供高质量的针刺临床有效证据，促进针灸学科发展和针刺技术的推广，成为当前针刺临床研究最主要的研究类型。研究统计，从 1975 年《新英格兰医学杂志》发表了第 1 篇英文针刺随机对照试验报告后，至 2014 年，英文期刊发表针刺随机对照试验报告 855 篇，中国发表数量最多（占 26.08%）；中文期刊发表针刺随机对照试验报告数量是英文期刊的 8 倍（7085 篇）；针刺随机对照试验研究所占比例也明显增高，从 1995 年 7.4% 增长至 2014 年的 20.3%。

二、真实世界研究

真实世界研究，即在真实世界环境下收集与患者有关的数据，通过分析，获得医疗产品的使用价值及潜在获益或风险的临床证据，主要研究类型是观察性研究，也可以是临床试验。真实世界研究的概念最早在 2010 年由中医科学家引入中国。2018 年，中国首个真实世界研究指南发布。2020 年，国家药品监督管理局发布《真实世界证据支持药物研发与审评的指导原则（试行）》，随后，中国针灸学会发布了《真实世界针灸临床研究标准体系表》，为针灸临床真实世界研究工作的开展提供技术手段和措施，是针灸临床真实世界研究工作的技术保障。

三、实施研究

实施研究属于广义真实世界研究范畴，侧重对干预实施过程及影响实施效果的因素进行研究，是一种采用策略将基于证据的干预措施整合到临床和社区环境中的科学研究范式。实施研究不仅有助于理解干预是什么，为什么起效，而且有助于理解怎样运用会有效或无效，从而寻找促进干预成功实施的方法。它可以用来解决干预临床实施中的问题，如疗效的影响因素、妨碍或促进干预措施实施的因素、干预实施的过程及结果、干预措施在真实世界环境中的实施障碍。针灸从临床实践中诞生，更适合在真实针灸实践中动态评价。在关注针灸最优方案、循证证据的同时，还应关注针灸方案的实施。开展实施研究，关注针灸实施环境及过程，有助于针灸学科的创新与发展。魏绪强等对适合针灸领域的实施研究方法进行了总结，概况为以下几大类：①实效性试验，主要研究在正常的实践环境中对所有参与者进行干预的有效性；②效果 - 实施混合试验，即将效果和实施研究的要素相结合，以评估卫生干预和实施战略的有效性；③质量改进研究，对于提升干预的实施质量及临床干预效果至关重要；④参与性行动性研究，即将研究过程中的权力和控制权分配给了主体本身的研究方法。

（余玲玲）

第十二章　针灸研究的挑战与展望

第一节　针灸基础研究的挑战与展望

针灸基础研究处于快速发展阶段，国外研究更重视针刺镇痛机制、穴位和经络神经解剖基础的研究，但缺乏中医理论指导，难以形成系统性结论；国内研究则更重视与传统针灸理论密切相关的敏化穴位、经穴特异性及针灸治病作用机制，但在融合新知识、新理念、新技术方面仍缺乏突破性进展。

一、穴位敏化的中枢机制和量效关系研究值得探讨

朱兵研究员在"针灸领域的基本科学问题"中心议题报告中指出，穴位的起源是医生诊治时的临床发现，其特异性依附于因疾病所牵涉的靶器官，离开相应靶器官的穴位原则上不具备特异性，应该从靶器官病变导致的牵涉性体表反应区来认识"穴位"的起源，体表这些部位出现的"感觉异变"特征称为"穴位敏化"。穴位必然与机体的病理过程相生、相依、相应、相克，在生理情况下穴位不具备显现的要素，只是功能"潜伏"的穴位。这种靶器官病变专属体表部位出现的牵涉性感觉异变区，即病理状态下的穴位敏化才是针灸"穴位"最重要、最基本的属性。

对于穴位敏化，以往研究更关注临床现象和敏化穴区局部小分子物质的化学变化，近年的研究更注重针灸敏化穴位效应的整体调控机制，深入研究穴位敏化相关的中枢作用机制。未来研究可以从临床问题出发，加大穴位敏化量效因素研究，以及加强高级中枢脑区参与针灸敏化穴位产生的治疗效应的机制探讨，为其临床应用提供理论依据和指导。

二、经穴的局部和中枢"解剖"特异性及针灸神经 – 免疫效应的中枢环路有待揭示

阐明经穴效应特异性是针灸学科发展的关键问题。得益于新方法的出现与运用，针灸基础研究在穴位相对特异性、经穴部位特异性和经穴 – 脏腑特异性方面均取得了突破。经穴局部解剖和经穴的中枢脑"解剖图谱"，与经穴功能特异性的联合研究，或可成为未来针灸基础研究的突破点。经穴 – 脏腑特异性和机体的神经免疫系统密切相关。前期多关注躯体 – 背根节 – 内脏间神经通路等"短反射"和体液免疫调节在经穴 – 脏腑特异性中的作用，近年来更关注中枢"长反射"通路和神经免疫调节在经穴 – 脏腑效应中的作用。参与针灸神经 – 免疫效应的具体中枢环路，尤其是孤束核及以上的神经环路，以及针刺调节内脏功能效应差异的中枢机制有待进一步揭示。

三、明确多因素交互作用或可揭示针刺镇痛外周和中枢效应的深层机制

针刺镇痛的机制研究是连接中西方医学的桥梁，近 10 年来，针刺外周和中枢镇痛机制的研究不断拓宽，对揭示针刺镇痛起效的物质基础和指导针刺精准镇痛具有启发意义。前期研究多关注中枢镇痛机制和内源性阿片样肽系统的调节，近 10 年研究重点开始向外周镇痛机制转移。外周多种物质在针刺抑制痛觉信号传入和降低外周敏化机制中发挥着重要作用，针刺发挥外周镇痛效应的物质基础与针刺手法操作和频率参数有关。

尽管近 10 年来针刺镇痛机制已取得较多成果，但仍存在许多问题无法解释。不同因素在针刺镇痛中的交互作用可能是未来针刺镇痛的研究趋势，包括外周不同受体的交互作用、中枢和外周同一受体的交互作用、针刺对痛情绪和痛感觉调节的交互作用以及量效因素结合机制因素的混合交互作用等。以上问题的明确，或将进一步揭示针刺镇痛的深层机制。

四、注重功能与结构的有机结合应是未来研究经络现象的重点

对经络现象的研究一直充满争议，经络实质到底是什么仍不清楚。20 世纪下半叶至今，以现代科学技术为基础，围绕针灸作用机制和经络实质展开了大量的多方位、多层次的研究与探索。从总的趋势看，前期研究多侧重经络可视化的

研究，如利用人体解剖、电子显微镜、生物化学、X 线显微摄影、同位素等现代较新的科学技术手段在寻找经络的形态结构上下功夫，认为从形态学的角度一定有视之可见而又稳定不移的管道。然而，人体是一个复杂的综合系统，如果忽视了中医理论对针灸临床的指导作用以及针灸临床的特点问题，必然难以得出令人较为满意与肯定的结论。近 10 年的基础研究侧重于寻找现有解剖结构和经络现象的共同点，或从理化特性等方面来侧面验证经络现象的存在，如原始管道理论、经络的间隙组织液通道学说的提出，以及认为皮肤胶原纤维束形成的组织微通道及筋膜结构是经络的组成部分等。但是所有这些对经络现象的探索均未能达成统一共识。未来研究应在现有成熟理论的基础上进一步推进，将结构和功能研究有机结合，探索更高质量的科学证据。

五、运用系统科学的方法阐释针灸临床疗效的作用机制

不仅要采用高质量临床研究证实针灸确实有效，而且要采用基础研究阐明针灸为什么有效。已有的有关针灸作用机制的研究一直借鉴西医研究方法，如采用分析、还原的方法，特别是分子生物学的应用，使得针灸治病的机制研究日趋细化和微观化。不可否认，以还原论为主体的研究方法在针灸作用机制的探索过程中为探索者带来了大量新视野，也为针灸疗法的科学性带来诸多可靠证据。针灸微观机制研究越来越细化也使得针灸的作用机制越来越零星化、碎片化，对众多环节间的相互作用和相互协调缺乏深刻的认识，与针灸本身双向、良性、整体、系统的调节作用背道而驰，这也是当下针灸基础研究存在的困境。

由于生命的复杂性，加上针灸调节作用的双向性、系统性、多靶点性和整体性，在孤立或静息状态下所看到的微观现象是无法表征其时空变化层面的生命律动过程，更无法表征其所构成的更高层次的生命系统。故以还原论为主体的微观研究很难对针灸的作用机制给出完整的答案。为弥补这个不足，从系统科学角度进行探索成为今后研究的必然趋势，其中，基于系统科学基础的研究将是针灸作用机制探索的重要方向。

运用系统科学的方法来研究针灸作用的机制和原理，就要把针灸作用在不同层面的各种靶点以及它们之间的相互作用联系起来。建立这样一个新的研究范式，为读者认识生命运动的时相规律开启广阔的空间。系统科学主要从以下两个方面进行研究。①在分子生物学水平上的系统科学研究：在基因和蛋白层面，各靶点间如何以相互作用表征细胞运动的时相规律。②在细胞水平上的系统科学研

究：在细胞层面，各类细胞如何以相互作用、反馈来表征器官系统及整体运动的时相规律。

系统科学的研究方法并非是对以还原论为主体的研究的否定，二者属于不同的研究范式，是一种互补的关系，不应将两种不同的研究方法对立起来。系统科学研究方法的运用能够让针灸作用机制研究走出碎片化微观认识的困境。

总而言之，针灸基础研究，一应促进多学科交叉在针灸基础研究领域的跨尺度探索，通过学科交叉碰撞出新的增长点，以针灸学团队整合多学科联合攻关，创新性推进针灸基础领域的发展。其中针灸中枢调控机制是针灸发挥作用的关键，脑科学是人类科学的"最终疆域"，针灸与脑科学的结合是必然的历史选择。追踪脑科学发展前沿，把握针灸学与脑科学结合的嵌入点，是针灸学科未来的发展趋势。二应注重先进前沿技术的引入，加强生物材料、人工智能、大数据等领域在针灸基础研究中的介入，提升针灸基础研究的精度、深度和广度，更好地衔接针灸基础与临床，促进基础领域科研成果的转化。

（黄冬梅）

第二节　针灸临床研究的挑战与展望

疗效是包括针灸在内的任何一类医学发展的起点与落脚点，有疗效则生，无疗效则亡。针灸之所以能够几千年不衰并走向世界，关键在于疗效。提高临床疗效，扩大治疗范围，解决更多的、其他方法解决不了的健康问题，始终是针灸学发展的内在动力，也是针灸发展的根本方向。

一、针灸的发展亟须高质量临床证据

几千年的临床实践显示，针灸具有操作简便、无不良反应、适应范围广泛、疗效确切等特点。要使针灸的这些特点转变为学术界公认的"优势"，只有产生高质量的临床研究证据，继而实现中西医优势互补。近年来针刺随机对照试验和其他类型针灸临床研究数量持续增长，针灸治疗便秘、女性尿失禁、偏头痛、变应性鼻炎、膝关节痛、慢性心绞痛等病症的临床优势已获得高质量循证医学证据，有些结果已经被纳入西医的临床实践指南之中，这成为中西医优势互补的内容之一。但这样的临床研究还远远不够，这成为限制针灸应用和学科发展的"瓶颈"。临床应用针灸可以治疗的病症涉及人体 16 个系统达 500 多种，但明确其优势并被学术界公认而纳入相关指南的还非常有限。所以产生更多的临床原始研究的高质量证据，是针灸发展和实现中西医优势互补的当务之急。

二、随机对照试验和真实世界临床研究并举，获取高质量针灸临床证据

现代医学临床流行病学和循证医学的出现，开创了临床研究的先河，临床科研设计、衡量与评价的临床研究方法，很快被引入中医针灸临床研究领域。但大量正反面的实践证明，完全的照搬并不能解决中医针灸临床评价的问题，针灸治疗的特殊性决定了其与药物治疗的本质差异，安慰对照、双盲的实施都存在着很大困难，使得国际公认的证据等级最高的随机对照试验研究无法公正客观地呈现针灸的临床疗效。尽管针灸在我国临床应用已有几千年历史，但始终没有建立起评价针灸临床疗效的方法学体系，没有合适的研究范式，没有科学表达针灸精髓和内涵的语言。

针灸临床研究欲突破"针刺疗法等同于安慰剂"的困局，就需要根据临床实际，充分考虑针灸治疗的特殊性，创新适合针灸临床特点的研究手段，建立科学、规范、公认的评价方法。作为对照的安慰或假针灸应当如何设置尤其需要深思，以非穴对照、浅刺对照、轻刺对照等作为"安慰针灸"都不够严谨，无法显现针灸的真实疗效。

根据当下针灸临床研究的特点和不足，刘保延教授提出"两法并举、两条腿走路"基本策略。一法就是按照国际通行的临床研究规则，采用"理想世界的临床研究方法"，将随机对照临床试验作为金标准，对针灸成熟的治疗方案进行净效应的验证性研究，以获取公认的、高质量的针灸临床疗效证据，再通过临床指南的推荐等推进针灸的发展；另一法是根据中医针灸个体化治疗特点，采用真实世界临床研究方法与合适的临床研究设计相结合，对个体化治疗的效果进行评价，对优势与特色治疗进行分析，不断优化和提高临床疗效，探索扩大治疗范围，同时也为发现针对群体的专方奠定基础。两法并举，在数据的支撑下使针灸疗效不断提升，并通过高质量疗效证据在主流医学体系发挥更大的作用。

三、大力发展真实世界临床研究

有关"真实世界临床研究方法"在国内已经起步，并已构建了真实世界临床

数据采集、利用的技术平台——临床科研信息共享系统，并在 30 多家医院开始使用，利用临床实际数据开展的研究报告已经有上百篇。国家针灸病例登记注册平台也已经建立，在中华人民共和国科学技术部重点研发计划支持下的针灸治疗神经元膀胱、卵巢早衰、产后抑郁、慢性荨麻疹等的国际合作研究已经起步。有关"真实世界针灸临床科研范式"的转变，必将带来临床研究的变革，这场变革将会使中医针灸变为最富有"数据"的学科，以数据为支撑的大批高质量临床证据，必将催生出针灸全球范围的大发展。

总而言之，在世界大变局的新形势下，未来针灸的发展应该遵循中医针灸发展规律，不断吸纳新理念、新技术和新方法，跨界、跨部门融合，组成国际一流的针灸研究团队和专业化研究平台，完善针灸临床疗效评价体系，加强转化和应用研究，继续推进针灸研究相关标准制订和实施。同时，以临床疗效为驱动，将高质量原创性针灸临床研究与揭示针灸科学内涵的基础研究有机结合，两者互相助力推动针灸的发展。相信在"回归本源、基于临床、吸纳新知，重构针灸理论体系"的过程中，针灸必将成为中西医融通发展的先锋，为健康中国建设以及全人类卫生健康命运共同体的形成做出更大的贡献。

（黄冬梅）

参 考 文 献

[1] 李定忠,傅松涛,李秀章.关于经络实质的探讨[J].中国针灸,2005,25(1):53-59.

[2] 刘建城,邱烈泽,刘争强,等.中医内证体察对手部不同经腧穴太赫兹波辐射光谱的影响[J].中华中医药杂志,2019,34(2):602-604.

[3] 陈英茂,田嘉禾,何义杰,等.体内^{18}F-FDG循经迁移线的三维断层及透视观察[J].中国针灸,2002,22(9):603-605.

[4] 郭义,陈爽白,张春煦,等.健康人体经穴Ca^{2+}浓度分布特异性的观察[J].上海针灸杂志,2002,21(1):37-38.

[5] DOLMETSCH R E, XU K, LEWIS R S. Calcium oscillations increase the efficiency and specificity of gene expression[J]. Nature,1998,392(6679):933-936.

[6] 蒋红芝,王琪,张明敏,等.针刺对山羊"腧穴"pH值的影响[J].中国针灸,2006,26(10):732-734.

[7] 郑翠红,黄光英,张明敏.荧光双重标记Cx43在大鼠"足三里"表达的实验研究[J].针刺研究,2005,30(4):221-224.

[8] 黄涛,王瑞红,张维波,等.不同针感与外周经皮二氧化碳释放量的关系[J].中国中医基础医学杂志,2009,15(8):615-618.

[9] 任宁,王琪,张明敏,等.穴位和非穴位氧分压和钙离子浓度在体实时监测比较[J].上海中医药大学学报,2006,20(3):61-63.

[10] 李熳,施静,刘晓春,等.电针对大鼠针刺穴位、穴旁和炎性痛病灶皮下肥大细胞数量的影响[J].中国针灸,2003,23(10):597-601.

[11] BOITANO S, DIRKSEN E R, SANDERSON M J. Intercellular propagation of calcium waves mediated by inositol trisphosphate[J]. Science,1992,258(5080):292-295.

[12] MOORBY C, PATEL M. Dual functions for connexins: Cx43 regulates growth independently of gap junction formation[J]. Experimental Cell Research,2001,271(2):238-248.

[13] REAUME A G, DE SOUSA P A, KULKARNI S, et al. Cardiac malformation in neonatal mice lacking connexin43[J]. Science,1995,267(5205):1831–1834.

[14] 蒋红芝, 黄光英, 张明敏. 针刺对局部脑缺血大鼠血管内皮生长因子表达和脑血流的影响 [J]. 微循环学杂志,2006,16(2):9–11.

[15] 黄晓琳, 韩肖华, 李春芳, 等. 电针结合磁刺激对脑缺血大鼠脑组织含水量和细胞外钙离子浓度的影响 [J]. 中华物理医学与康复杂志,2003,25(4):206–208.

[16] 龚萍, 张明敏, 王琪, 等. 针刺三阴交对痛经患者脑葡萄糖代谢的影响 [J]. 中国针灸,2006,26(1):51–55.

[17] 胡军武, 刘恒炼, 王伟, 等. 不同方法针刺足三里对脑功能调节效应的功能性磁共振成像研究 [J]. 中华物理医学与康复杂志,2012,34(9):677–680.

[18] WAGER T D, RILLING J K, SMITH E E, et al. Placebo–induced changes in fMRI in the anticipation and experience of pain[J]. Science,2004,303(5661):1162–1167.

[19] 熊繁, 黎诗琪, 王颖, 等. 不同强度电针刺激上巨虚穴脑功能磁共振成像的比较 [J]. 时珍国医国药,2020,31(3):749–752.

[20] 熊繁, 黎诗琪, 吴笑, 等. 不同强度电针刺激上巨虚后续效应磁共振成像比较 [J]. 中国中医药信息杂志,2019,26(12):26–30.

[21] WU M T, SHEEN J M, CHUANG K H, et al. Neuronal specificity of acupuncture response: a fMRI study with electroacupuncture[J]. Neuroimage,2002,16(4):1028–1037.

[22] ZENG Y, LIANG X C, DAI J P, et al. Electroacupuncture modulates cortical activities evoked by noxious somatosensory stimulations in human[J]. Brain Research,2006,1097(1):90–100.

[23] 黄涛, 孔健, 黄鑫, 等. 有关得气的误解：从历史回顾到实验研究 [J]. 中国针灸,2008,28(2):105–109.

[24] 朱兵. 针灸的科学基础 [M]. 青岛: 青岛出版社,1998.

[25] KONG J, GOLLUB R, HUANG T, et al. Acupuncture de qi, from qualitative history to quantitative measurement[J]. Journal of Alternative and Complementary Medicine,2007,13(10):1059–1070.

[26] 张青, 余玲玲, 刘诗琴, 等. 关于针刺得气中枢响应的 fMRI 研究现状与思索 [J]. 针刺研究,2018,43(5):330–334.

[27] 雷红.针刺"得气"古籍数据库的建立及"得气"对 Bell's 麻痹临床疗效影响的研究 [D]. 武汉 : 华中科技大学 ,2010.

[28] 熊瑾 , 袁琪 , 张莉娟 , 等 . 针刺得气临床初步观察 [J]. 中医杂志 ,2010,51(2):212-214.

[29] 熊瑾 , 刘芳 , 王伟 , 等 . 得气、针刺手法与针刺治疗原发性痛经疗效的关系 [J]. 辽宁中医杂志 ,2011,38(8):1482-1485.

[30] XIONG J, LIU F, ZHANG M M, et al. De-qi, not psychological factors, determines the therapeutic efficacy of acupuncture treatment for primary dysmenorrhea[J]. Chinese Journal of Integrative Medicine,2012,18(1):7-15.

[31] 黄晓桃 , 张明敏 , 黄光英 . 针刺治疗原发性痛经的临床研究 [J]. 中华物理医学与康复杂志 ,2004,26(7):50-51.

[32] 王亚峰 , 孙俊俊 , 张壮 , 等 . 得气对原发性痛经患者经穴效应影响的随机对照试验系统综述 [J]. 中国针灸 ,2017,37(7):791-797.

[33] XU S B, HUANG B, ZHANG C Y, et al. Effectiveness of strengthened stimulation during acupuncture for the treatment of Bell palsy: a randomized controlled trial[J]. Canadian Medical Association Journal,2013,185(6):473-479.

[34] CHEN J, HUANG Y, LAI X, et al. Acupuncture at Waiguan (TE5) influences activation/deactivation of functional brain areas in ischemic stroke patients and healthy people: a functional MRI study[J]. Neural Regeneration Research,2013, 8(3):226-232.

[35] LI M K, LI Y J, ZHANG G F, et al. Acupuncture for ischemic stroke: cerebellar activation may be a central mechanism following Deqi[J]. Neural Regeneration Research,2015,10(12):1997-2003.

[36] 徐赟赟 , 孙若晗 , 韩德雄 , 等 . 浅谈针感、得气、气至的相互关系 [J]. 中医杂志 ,2020,61(4):294-297.

[37] 全国妇女月经生理常数协作组 , 张其本 , 孙学诚 , 等 . 中国妇女月经生理常数的调查分析 [J]. 中华妇产杂志 ,1980,15(4):219-223.

[38] 任晓暄 , 郭孟玮 , 赵雅芳 , 等 . 电针对大鼠类痛经痛反应、脊髓 κ- 受体表达及中脑导水管周围灰质脑啡肽和 β- 内啡肽含量的影响 [J]. 针刺研究 ,2012,37(1):1-7.

[39] 刘芳 , 熊瑾 , 黄光英 , 等 . 针刺对痛经大鼠神经 – 内分泌影响的机制初探 [J].

针刺研究 ,2009,34(1):3-8.

[40] 杨雅琴 , 黄光英 . 针刺对痛经小鼠止痛作用及其机制的研究 [J]. 中国针灸 , 2008,28(2):119-121.

[41] 赵雅芳 , 李春华 , 嵇波 , 等 . 电针三阴交、血海对痛经模型大鼠子宫微循环 的影响 [J]. 微循环学杂志 ,2011,21(2):4-7.

[42] XU C, LIU W, YOU X, et al. PGF$_{2\alpha}$ modulates the output of chemokines and pro-inflammatory cytokines in myometrial cells from term pregnant women through divergent signaling pathways[J]. Molecular Human Reproduction, 2015,21(7):603-614.

[43] 林丽霞 , 肖薇 , 李深情 , 等 . 针刺对比布洛芬治疗原发性痛经临床疗效 Meta 分析 [J]. 上海针灸杂志 ,2020,39(1):102-109.

[44] 龚萍 , 张明敏 , 江利明 , 等 . 原发性痛经患者 ^{18}F-FDG PET 脑显像研究 [J]. 中华核医学杂志 ,2006,26(2):114.

[45] 郭薇 , 王琳琳 , 王洋 , 等 . 多囊卵巢综合征评估和管理的国际循证指南的建 议 [J]. 中华生殖与避孕杂志 ,2019,39(4):259-268.

[46] 逯颖捷 , 钱洁 , 李彬 , 等 . 基于数据挖掘探究针刺治疗多囊卵巢综合征选穴 规律 [J]. 中国中医药信息杂志 ,2022,29(11):33-38.

[47] 黄守强 , 徐海燕 , 熊俊 , 等 . 针灸治疗多囊卵巢综合征不孕症有效性的系统 评价 [J]. 中国循证医学杂志 ,2021,21(4):431-437.

[48] 钟志艳 , 宋玮璠 , 黄冬梅 , 等 . 黄光英教授中西医结合治疗多囊卵巢综合征 经验 [J]. 世界中西医结合杂志 ,2022,17(2): 264-267.

[49] STENER-VICTORIN E, JEDEL E, MANNERAS L. Acupuncture in polycystic ovary syndrome: current experimental and clinical evidence[J]. Journal of Neuroendocrinology,2008,20(3):290-298.

[50] 张维怡 , 黄光英 , 刘洁 , 等 . 针刺对多囊卵巢综合征大鼠卵巢转化生长因子 β-1 及其 mRNA 表达的影响 [J]. 江苏中医药 ,2009,41(4):72-74.

[51] 张维怡 , 黄光英 , 刘洁 , 等 . 针刺对多囊卵巢综合征大鼠卵巢 TGF-α、EGFR 表达的影响 [J]. 微循环学杂志 ,2008,18(4):4-7.

[52] 张维怡 , 黄光英 , 刘洁 , 等 . 针刺对多囊卵巢综合征大鼠不孕的影响 [J]. 中 国中西医结合杂志 ,2009;29(11):997-1000.

[53] 张维怡 , 黄光英 , 刘洁 , 等 . 针刺对克罗米芬治疗的多囊卵巢综合征大鼠子

宫内膜容受性的影响 [J]. 华中科技大学学报 (医学版),2009,38(5):649–654.

[54] DONG H X, WANG Q, WANG Z, et al. Impact of low frequency electro-acupuncture on glucose and lipid metabolism in unmarried PCOS women: a randomized controlled trial[J]. Chinese Journal of Integrative Medicine,2021,27(10):737–743.

[55] WANG Z, DONG H, WANG Q, et al. Effects of electroacupuncture on anxiety and depression in unmarried patients with polycystic ovarian syndrome: secondary analysis of a pilot randomised controlled trial[J]. Acupuncture of Medicine, 2019,37(1):40–46.

[56] PRACTICE COMMITTEE OF THE AMERICAN SOCIETY FOR REPRODUCTIVE MEDICINE. Testing and interpreting measures of ovarian reserve: a committee opinion[J].Fertility and Sterility,2020,114(6):1151–1157.

[57] CAGNACCI A, BELLAFRONTE M, XHOLLI A, et al. Impact of laparoscopic cystectomy of endometriotic and non-endometriotic cysts on ovarian volume, antral follicle count (AFC) and ovarian doppler velocimetry[J]. Gynecological Endocrino-logy,2016,32(4):298–301.

[58] WONG J Y C, FILIPPI A R, DABAJA B S, et al. Total body irradiation: guidelines from the International Lymphoma Radiation Oncology Group (ILROG)[J]. International Journal of Radiation Oncology Biology Physics,2018,101(3):521–529.

[59] WANG Y, YUAN Y, MENG D, et al. Effects of environmental, social and surgical factors on ovarian reserve: implications for age-relative female fertility[J]. International Journal of Gynaecology & Obstetrics,2021,154(3):451–458.

[60] 杨福霞 , 杨卓欣 . 针刺调经促孕治疗卵巢储备功能下降的前瞻性病例序列研究 [J]. 中国针灸 ,2020,40(6):619–622.

[61] 李晓彤 , 许焕芳 , 房繄恭 , 等 . 针刺调经促孕治疗卵巢储备功能下降的前瞻性病例序列研究 [J]. 中国针灸 ,2017,37(10):1061–1065.

[62] 朱萌帝 , 钟志艳 , 郑翠红 , 等 . 针刺对卵巢储备功能下降患者窦卵泡数及妊娠结局的影响 [J]. 中西医结合研究 ,2021,13(5):327–329.

[63] VALDES C T, SCHUTT A, SIMON C. Implantation failure of endometrial origin: it is not pathology, but our failure to synchronize the developing embryo with a receptive endometrium[J]. Fertility and Sterility,2017,108(1):15–18.

[64] LAWRENZ B, FATEMI H M. Effect of progesterone elevation in follicular phase of IVF-cycles on the endometrial receptivity[J]. Reproductive Biomedicine Online, 2017,34(4):422-428.

[65] 张明敏,黄光英,陆付耳,等.针刺对胚胎移植怀孕率的影响[J].中国针灸, 2002,22(8):507-509.

[66] WESTERGAARD L G, MAO Q, KROGSLUND M, et al. Acupuncture on the day of embryo transfer significantly improves the reproductive outcome in infertile women: a prospective, randomized trial[J]. Fertility and Sterility,2006,85(5):1341-1346.

[67] MADASCHI C, BRAGA D P, FIGUEIRA RDE C, et al. Effect of acupuncture on assisted reproduction treatment outcomes[J]. Acupuncture of Medicine,2010,28(4): 180-184.

[68] SMITH C A, DE LACRY S, CHAPMAN M, et al. Effect of acupuncture vs sham acupuncture on live births among women undergoing in vitro fertilization: a randomized clinical trial[J]. The Journal of the American Medical Association, 2018,319(19):1990-1998.

[69] ZHENG C H, HUANG G Y, ZHANG M M, et al.Effects of acupuncture on pregnancy rates in women undergoing in vitro fertilization: a systematic review and meta-analysis[J]. Fertility and Sterility,2012,97(3):599-611.

[70] 刘新玉.针刺改善大鼠胚泡着床障碍的实验研究[D].武汉:华中科技大学, 2007.

[71] 刘新玉,黄光英,张明敏.针刺对胚泡着床障碍大鼠胚泡着床及发育的影响 [J].中国针灸,2007,27(6):439-442.

[72] 何丹娟,黄光英,张明敏.针刺后三里、三阴交对胚泡着床障碍大鼠子宫 VEGF 表达的影响[J].微循环学杂志,2008,18(4):8-10.

[73] XIONG F, GUI J, YANG W, et al. Effects of acupuncture on progesterone and prolactin in rats of embryo implantation dysfunction[J]. Chinese Journal of Integrative Medicine,2015,21(1):58-66.

[74] 李婧.针刺对胚泡着床障碍大鼠胚泡着床及其子宫血管生成的影响[D].武 汉:华中科技大学,2012.

[75] 桂娟.针刺对胚泡着床障碍大鼠 Th1 和 Th2 型细胞因子表达的影响[D].武 汉:华中科技大学,2012.

[76] 高伟娜,唐潇,呙月,等.针刺对胚胎着床障碍大鼠子宫内膜 CCR2 的影响 [J]. 中西医结合研究,2013,5(4):176-180.

[77] 高伟娜,呙月,王丽君,等.针刺对胚胎着床障碍大鼠 CD4$^+$CD25$^+$Foxp3$^+$ 调节性 T 细胞的影响 [J]. 中国病理生理杂志,2013,29(8):1464-1470.

[78] 金志春,郑洁,夏敏,等.针刺改善体外受精 – 胚胎移植患者临床妊娠结局及其机制的研究 [J]. 中国中西医结合杂志,2018,38(10):1174-1179.

[79] 崔薇,刘莉莉,孙伟,等.电针对不同证型不孕症患者体外受精 – 胚胎移植作用的研究 [J]. 中国针灸,2008,28(4):254-256.

[80] 董浩旭.围着床期针刺对 IVF 患者子宫内膜血流动力学的影响及其调控控制性超促排卵大鼠子宫内膜血管生成和树突状细胞的机制研究 [D]. 武汉:华中科技大学,2017.

[81] LESSEY B A, YOUNG S L. What exactly is endometrial receptivity?[J]. Fertility and Sterility,2019,111(4):611-617.

[82] CHEN W, CHEN J, XU M, et al. Electroacupuncture facilitates implantation by enhancing endometrial angiogenesis in a rat model of ovarian hyperstimulation[J]. Biology of Reproduction,2019,100(1):268-280.

[83] 张青,董浩旭,钟志艳,等.母胎界面树突状细胞功能的研究进展 [J]. 华中科技大学学报 (医学版),2017,46(5):615-619.

[84] BLUMEL J E, CHEDRAUI P, BARON G, et al. A large multinational study of vasomotor symptom prevalence, duration, and impact on quality of life in middle-aged women[J]. Menopause,2011,18(7):778-785.

[85] NELSON H D. Menopause[J]. Lancet,2008,371(9614):760-770.

[86] 李由,徐玲,秦卓,等.电针 "三阴交" 对自然围绝经期大鼠下丘脑 – 垂体 – 卵巢轴的影响 [J]. 针刺研究,2014,39(3):198-201.

[87] 周胜红,孙付军,陈忠,等.补肾针刺法对围绝经期抑郁模型大鼠单胺类神经递质含量的调节 [J]. 时珍国医国药,2015,26(9):2299-2301.

[88] FU C, ZHAO N, LIU Z, et al. Acupuncture improves perimenopausal insomnia: a randomized controlled trial[J]. Sleep,2017,40(11):11.

[89] 谈勇,许小凤,卢苏,等.围绝经期综合征患者 ET、NO 的水平与中药替代治疗的研究 [J]. 中国医刊,2001,36(12):46-48.

[90] 马晓芃,戴明,吴焕淦,等.针刺对围绝经期大鼠卵巢颗粒细胞 *Fas*、*Bcl-2*

mRNA 表达的影响 [J]. 上海针灸杂志 ,2007,26(11):35-38.

[91] ZHONG Z, DONG H, WANG H, et al. Electroacupuncture for the treatment of perimenopausal syndrome: a systematic review and meta-analysis of randomized controlled trials[J]. Acupuncture of Medicine,2022,40(2):111-122.

[92] 中华医学会疼痛学分会头面痛学组 . 中国偏头痛诊断治疗指南 [J]. 中国疼痛医学杂志 ,2011,17(2):65-86.

[93] 于生元 , 万琪 , 王伟 , 等 . 偏头痛非药物防治中国专家共识 [J]. 神经损伤与功能重建 ,2021,16(1):1-5.

[94] DODICK D W, SILBERSTEIN S D, Bigal M E, et al. Effect of fremanezumab compared with placebo for prevention of episodic migraine: a randomized clinical trial[J]. The Journal of the American Medical Association,2018,319(19):1999-2008.

[95] LINDE K, STRENG A, JURGENS S, et al. Acupuncture for patients with migraine: a randomized controlled trial[J]. The Journal of the American Medical Association, 2005,293(17):2118-2125.

[96] DIENER H C, KRONFELD K, BOEWING G, et al. Efficacy of acupuncture for the prophylaxis of migraine: a multicentre randomised controlled clinical trial[J]. Lancet Neurology,2006,5(4):310-316.

[97] 吴家萍 , 谷世喆 . 针刺治疗无先兆偏头痛临床随机对照观察 [J]. 针刺研究 , 2011,36(2):128-131.

[98] 王济 , 赵永烈 , 王琦 . 国医大师王琦教授中医体质学理论在疼痛性疾病诊疗中的临床应用 [J]. 天津中医药 ,2020,37(3):255-258.

[99] 陈姣 , 杨洁 , 唐宏智 , 等 . 关于针刺疗效持续效应的探讨 [J]. 中国针灸 ,2013,33(10):957-960.

[100] 朱兵 . 穴位的效应特征 : 广谱性和特异性 [J]. 针刺研究 ,2016,41(5):388.

[101] 余玲玲 , 张青 , 徐沙贝 , 等 . 针刺对无先兆偏头痛患者中医体质的影响 [J]. 中西医结合研究 ,2023,15(1):1-8.

[102] 王伟 . 针刺得气研究现状及思考 [J]. 科技导报 ,2019,37 (15):43-48.

[103] 李瑛 , 李妍 , 刘立安 , 等 . 针灸择期治疗周围性面瘫多中心大样本随机对照试验 [J]. 中国针灸 ,2011,31(4):289-293.

[104] 柏志全 , 周丽丽 , 郑辉 , 等 . 电针对大鼠脑缺血再灌注损伤的保护 [J]. 针灸

临床杂志,2004,20(1):47-48.

[105] 马岩凡,王舒,鲁斌,等.醒脑开窍针刺法干预实验性脑梗塞大鼠热休克蛋白基因表达的研究[J].中国针灸,2001,21(2):107-112.

[106] 余晓慧,孙国杰.针刺对局灶性脑缺血大鼠脑细胞凋亡及Bcl-2蛋白表达的影响[J].针刺研究,2004,29(1):15-17.

[107] JANG M H, SHIN M C, LEE T H, et al. Acupuncture suppresses ischemia-induced increase in c-Fos expression and apoptosis in the hippocampal CA1 region in gerbils[J]. Neuroscience Letters,2003,347(1):5-8.

[108] 甘云波,黄光英,张明敏.针刺对大鼠局灶性脑缺血再灌注损伤后神经元凋亡的影响[J].中华物理医学与康复杂志,2008,30(1):28-30.

[109] 王强,王渊,牛文民,等.电针不同穴组对功能性腹泻大鼠下丘脑及结肠5-羟色胺和c-fos蛋白表达的影响[J].针刺研究,2019,44(7):501-505.

[110] XU X H, ZHANG M M, WU X, et al. Efficacy of electro-acupuncture in treatment of functional constipation: a randomized controlled trial[J]. Current Medical Science,2020,40(2):363-371.

[111] BAI T, SONG C, ZHENG C, et al. Acupuncture for the treatment of functional constipation[J]. Journal Traditional Chinese Medicine,2016,36(5):578-587.

[112] 熊繁,王颖,黎诗祺,等.电针治疗功能性便秘的临床研究[J].中西医结合研究,2014,6(3):126-130.

[113] 中华医学会风湿病学分会.2018中国类风湿关节炎诊疗指南[J].中华内科杂志,2018,57(4):242-251.

[114] MCINNES I B, SCHETT G. The pathogenesis of rheumatoid arthritis[J].New England Journal of Medicine,2011,365(23):2205-2219.

[115] 张阔,徐媛,丁沙沙,等.基于文献研究针刺治疗类风湿关节炎选穴规律[J].中国针灸,2017,37(2):221-224.

[116] 林依梦,刘珍珍,杨琪琪.基于数据挖掘分析近10年针灸治疗类风湿关节炎的取穴规律[J].风湿病与关节炎,2020,9(7):16-19.

[117] 洪寿海,丁沙沙,张阔,等.基于细胞因子的针刺治疗类风湿关节炎的镇痛、抗炎机制研究进展[J].针刺研究,2016,41(5):469-473.

[118] 宋珊珊,张玲玲,魏伟.实验性关节炎动物模型建立及病理机制研究进展[J].中国药理学通报,2011,27(12):1648-1653.

[119] 余炜昶，黄光英 . 针刺对实验性关节炎镇痛机制的研究进展 [J]. 山东中医药大学学报 ,2006,30(5):412–415.

[120] 颜灿群 . 针刺治疗胶原性关节炎 Cx43 基因敲除鼠的免疫学机理研究 [D]. 武汉 : 华中科技大学 ,2007.

[121] 颜灿群 , 占克斌 , 黄光英 , 等 . 针刺治疗鼠胶原性关节炎的免疫学研究及其与 Cx43 基因的关系 [J]. 中华物理医学与康复杂志 ,2007,29(11):745–748.

[122] 颜灿群 , 占克斌 , 黄光英 , 等 . 针刺对胶原性关节炎 Cx43 基因敲除鼠血清 TNF–α 的影响 [J]. 时珍国医国药 ,2010,21(4):1003–1004.

[123] 郑翠红 . 经穴信号传导与 Cx43 的相关性研究 [D]. 武汉 : 华中科技大学 ,2007.

[124] SECA S, MIRANDA D, CARDOSO D, et al. Effectiveness of acupuncture on pain, physical function and health–related quality of life in patients with rheumatoid arthritis: a systematic review of quantitative evidence[J]. Chinese Journal of Integrative Medicine,2019,25(9):704–709.

[125] 中华医学会骨科学分会关节外科学组 , 中国医师协会骨科医师分会骨关节炎学组 , 国家老年疾病临床医学研究中心 , 等 . 中国骨关节炎诊疗指南 (2021 年版)[J]. 中华骨科杂志 ,2021,41(18):1291–1314.

[126] 王瑞涵 , 薛平聚 , 邢海娇 , 等 . 针灸治疗膝骨性关节炎腧穴配伍规律的复杂网络分析 [J]. 针刺研究 , 2022, 47(1): 65–70,87.

[127] 张媛媛 , 李西海 , 吴明霞 . 电针调节 Wnt/β–catenin 信号通路抑制大鼠膝骨关节炎软骨退变的研究 [J]. 中国针灸 ,2019,39(10):1081–1086.

[128] 谈倩 , 李佳 , 李柏村 , 等 . 温针灸减轻膝骨性关节炎大鼠软骨组织的氧化损伤和炎性反应 [J]. 针刺研究 ,2022,47(4):321–328.

[129] CHEN J, LIU A, ZHOU Q, et al. Acupuncture for the treatment of knee osteoarthritis: an overview of systematic reviews[J].International Journal General Medicine,2021,14:8481–8494.

[130] 中华医学会内分泌学分会 . 中国高尿酸血症与痛风诊疗指南 (2019)[J]. 中华内分泌代谢杂志 ,2020,36(1):1–13.

[131] 黄叶飞 , 杨克虎 , 陈澍洪 , 等 . 高尿酸血症 / 痛风患者实践指南 [J]. 中华内科杂志 ,2020,59(7):519–527.

[132] 齐伟 , 李丽 , 张岳 , 等 . 基于 NF–κB/IκBα 信号通路探讨 "通经利浊" 针法对急性痛风性关节炎大鼠保护作用的机制研究 [J]. 中国比较医学杂志 ,2021,31

(9):24-29.

[133] 杨礼泛,饶飞,安育松,等.针灸治疗痛风性关节炎的作用机制研究进展[J].风湿病与关节炎,2021,10(12):64-67,71.

[134] 徐小珊,马伟,董成林,等.不同灸法治疗慢性疲劳综合征的研究进展[J].世界中西医结合杂志,2022,17(1):209-212.

[135] ZHANG Q, GONG J, DONG H, et al. Acupuncture for chronic fatigue syndrome: a systematic review and meta-analysis[J].Acupuncture of Medicine, 2019, 37(4):211-222.

[136] 王琪,蒋红芝,郑翠红,等.山羊膀胱经经穴 Ca^{2+} 分布特性的实验研究[J].针刺研究,2006,31(3):156-158.

[137] 王琪,蒋红芝,陈胜利等.络合 Ca^{2+} 对山羊膀胱经经穴氧分压的影响[J].针刺研究,2008,33(1):17-21.

[138] 郑翠红,黄光英,张明敏,等.缝隙连接蛋白 Cx43 在大鼠经脉线上表达的实验研究[J].中国针灸,2005,25(9):629-632.

[139] 刘芳,郑翠红,黄光英,等.Cx43 对针灸治疗原发性痛经大鼠效应的影响[J].中国针灸,2008,28(10):751-756.

[140] 余炜昶,黄光英,张明敏,等.敲除缝隙连接蛋白 Cx43 对针刺抑制内脏痛小鼠脊髓背角 c-fos 表达的影响[J].针刺研究,2008,33(3):179-182.

[141] 余炜昶,黄光英,张明敏,等.敲除缝隙连接蛋白 Cx43 基因对针刺抑制小鼠内脏痛反应的影响[J].针刺研究,2008,33(1):3-6.

[142] 吴小华,黄光英,杨雅琴,等.针刺对免疫抑制的 Cx43 基因敲除小鼠免疫功能的影响[J].针刺研究,2007,32(5):291-295.

[143] 余炜昶,黄光英,张明敏,等.缝隙连接蛋白 Cx43 基因在针刺镇痛中的作用[J].中国针灸,2007,27(3):195-198.

[144] 黄光英,郑翠红,张明敏.针刺对大鼠"足三里"穴缝隙连接蛋白 Cx43 表达的影响[J].中国针灸,2005,25(8):565-568.

[145] 余炜昶,黄光英,张明敏,等.ERK-CREB 通路在针刺缓解内脏痛中的作用及 Cx43 基因敲除对其的影响[J].中西医结合研究,2011,3(6):291-295.

[146] 杨雅琴,黄光英.针刺对 Cx43 基因敲除小鼠痛经反应的影响[J].针刺研究,2008,33(6):366-371.

[147] LIU S, WANG Z, SU Y, et al.A neuroanatomical basis for electroacupuncture to

drive the vagal-adrenal axis[J]. Nature,2021,598(7882):641-645.

[148] 何伟,吴美玲,景向红,等.穴位的本态:穴位组织细胞化学的动态变化[J].中国针灸,2015,35(11):1181-1186.

[149] 肖叶玉,杜丽,洪璧楷,等.手法针灸足三里穴脑内效应磁共振功能成像研究[J].中国中西医结合杂志,2008,28(2):122-125.

[150] 梁繁荣,吴曦.国外针灸发展现状与展望[J].中国针灸,2006,26(2):79-82.

[151] 王禹毅,王丽琼,柴倩云,等.国内针刺随机临床试验文献中对照类型的分析[J].世界中医药,2014,9(10):1264-1268.

[152] 刘保延.建立临床疗效评价体系助推针灸国际化[J].中国针灸,2018,38(5):545-546.

[153] 魏绪强,何丽云,刘保延.实施研究对针灸临床研究的启示与思考[J].中医杂志,2019,61(20):1783-1789.

[154] 陈瑜,王瑜,辛陈,等.近十年针灸基础研究要点回顾[J].中华针灸电子杂志,2022,11(3):89-94.

[155] 闫世艳,熊芝怡,刘晓玉,等.2010—2020年针灸临床研究现状及展望[J].中国针灸,2022,42(1):116-118.